HEYNE <

Über den Autor

Der Arzt und habilitierte Molekulargenetiker Dr. med. Michael Nehls entschlüsselte die Ursachen verschiedener Erbkrankheiten an nationalen und internationalen Forschungszentren. Aufgrund seiner richtungsweisenden wissenschaftlichen Entdeckungen insbesondere im Bereich der Immunologie sowie Neurologie/Psychiatrie (u.a. gemeinsam mit zwei Nobelpreisträgern) wurde er leitender Genomforscher einer US-Firma und führte später ein deutsches Biotechnologie-Unternehmen. Heute arbeitet Michael Nehls als selbstständiger medizinischer Wissenschaftsautor und Privatdozent. Er hat es sich zur Aufgabe gemacht, die Ursachen von Zivilisationskrankheiten allgemein verständlich zu erklären, und hält Vorträge an Universitäten und auf Kongressen. Bei Heyne erschienen seine Bestseller *Die Alzheimer-Lüge, Alzheimer ist heilbar* und *Die Formel gegen Alzheimer.*

Dr. med. Michael Nehls

DIE ALGENÖL-REVOLUTION

Lebenswichtiges Omega-3 –
Das pflanzliche Lebenselixier
aus dem Meer

WILHELM HEYNE VERLAG
MÜNCHEN

Sämtliche Inhalte dieses Buches wurden – auf Basis von Quellen, die der Autor und der Verlag für vertrauenswürdig erachten – nach bestem Wissen und Gewissen recherchiert und sorgfältig geprüft. Trotzdem, und darauf weist der Autor ausdrücklich hin, stellt dieses Buch keinen Ersatz für eine individuelle medizinische Beratung dar. Wenn Sie medizinischen Rat einholen wollen, konsultieren Sie bitte einen qualifizierten Arzt. Verlag und Autor haften nicht für nachteilige Auswirkungen, die in direktem oder indirektem Zusammenhang mit den Informationen stehen, die in diesem Buch enthalten sind.

FSC www.fsc.org
MIX
Papier | Fördert gute Waldnutzung
FSC® C014496

Penguin Random House Verlagsgruppe FSC® N001967

7. Auflage

Taschenbucherstausgabe 03/2022

Redaktion: Klaus Gabbert
Bildredaktion: Tanja Zielezniak
Umschlaggestaltung und Motiv:
Hauptmann & Kompanie Werbeagentur, Zürich
Satz: Satzwerk Huber, Germering
Druck: GGP Media GmbH, Pößneck
Printed in Germany
ISBN: 978-3-453-60608-1

www.heyne.de

Meinen Eltern gewidmet

INHALT

EINLEITUNG

Am Anfang allen Verstehens steht die Einsicht, was ist und was nicht sein kann, und der Trost, dass dies zu ändern nicht in unserer Macht steht.
Solomon ben Yehuda ibn Gabirol (1021–1070)

Die Würde des Menschen ist unantastbar. Zu diesem im Grundgesetz verbrieften Recht des Menschen gehört auch das Anrecht auf eine gesunde körperliche und geistige Entwicklung und damit auf eine Grundversorgung mit allem dazu Notwendigen, wie beispielsweise sauberem Trinkwasser oder schadstofffreier Luft. Werden elementare Bedürfnisse ignoriert, sind geistige und körperliche Entwicklungsstörungen sowie chronische Erkrankungen die Folge. Diese stürzen Menschen in Bedürftigkeit: Ihre Würde wird angetastet.

Zu den Stoffen, die wir zwingend über die Nahrung zuführen müssen, zählen bestimmte Bausteine von Proteinen (essenzielle Aminosäuren), eine ganze Reihe von Spurenelementen sowie sämtliche Vitamine. Eine besondere Rolle dabei spielen die F-Vitamine. Das sind pflanzliche Omega-3- und Omega-6-Fettsäuren, die in hoher Konzentration in Leinsamen vorkommen. Allerdings entdeckte man sie – im Gegensatz zu allen anderen Vitaminen (A, B, C etc.) – nicht durch Aufklärung einer Mangelkrankheit des Menschen, sondern durch eine experimentelle Mangelernährung von Ratten. Infolge einer künstlich herbeigeführten fettfreien Ernährung starben die

Tiere binnen weniger Monate. Leinsamen oder daraus gewonnenes Öl hingegen rettete die Tiere vor dem sicheren Tod.

Doch Leinöl hilft uns Menschen nur wenig, um den gesundheitlichen Folgen eines Mangels an Omega-3-Fettsäuren entgegenzuwirken. Das liegt in unserer besonderen Entwicklungsgeschichte begründet: Im Gegensatz zu Ratten waren unsere altsteinzeitlichen Vorfahren nicht nur Sammler, sondern auch Fischer! Sie lebten nämlich nicht, wie allgemein geglaubt wird, als Jäger und Sammler, die die Savannen nach Essbarem durchstreiften. Sie siedelten vielmehr küstennah und ernährten sich vorwiegend von Fischen und Schalentieren. Diese Lebensweise versorgte sie in ausreichendem Maße mit hochwertigen aquatischen Omega-3-Fettsäuren, die – im Gegensatz zu den terrestrischen Omega-3-Fettsäuren, die biologisch für uns so gut wie unwirksam sind – letztendlich entscheidend waren für die Entwicklung der außergewöhnlichen Leistungsfähigkeit des menschlichen Gehirns.

Weil diese aquatischen Nahrungsquellen in der Vorzeit unerschöpflich waren, war es für den Menschen nicht nötig, die Fähigkeit zu entwickeln, die darin enthaltenen Omega-3-Fettsäuren selbst herzustellen. Im Gegensatz zu Ratten können wir sie auch nicht effizient aus pflanzlichen Vorstufen bilden, wie man sie im Lein und anderen Landpflanzen findet. Dementsprechend ist das Vitamin F des Menschen ein anderes als das der Ratte: Nicht Öl aus terrestrischen Pflanzen, sondern Öl aus aquatischen Quellen benötigt unser Organismus und insbesondere unser Gehirn, um sich optimal zu entwickeln.

Mit der kulturellen Entwicklung vom altsteinzeitlichen Fischer und Sammler zum neusteinzeitlichen Viehzüchter und Ackerbauer vor etwa zehntausend Jahren kam es zu einer erheblichen Verringerung an aquatischen Omega-3-Fettsäuren bei der Nahrungszufuhr. Der dadurch verursachte Mangel ging einher mit einer gravierenden Verkleinerung des menschlichen Gehirns. Im Laufe des letzten Jahrhunderts kam es durch die zunehmende Industrialisierung der Nahrungsmittelproduktion zu einer weiteren, nicht weniger einschneidenden Änderung der menschlichen Ernährungsweise: Die Folge ist eine noch gravierendere Unterversorgung mit den lebenswichtigen aquatischen Omega-3-Fettsäuren, aber auch eine absolute Überversorgung mit Omega-6-Fettsäuren, die man in vielen Speiseölen und tierischen Produkten findet. Durch das Missverhältnis beider Fettsäuren ist unsere Gesundheit insgesamt und speziell die geistige Entwicklung unserer Kinder ernsthaft bedroht. Die gravierenden Einbußen beim rationalen Denken sowie der emotionalen und sozialen Intelligenz lassen sich im späteren Leben ernährungstechnisch kaum noch ausgleichen. Das Ausmaß der Problematik lässt sich auch daran erkennen, dass viele Entwicklungsstörungen und Krankheiten weltweit auf dem Vormarsch sind, die durch einen globalen aquatischen Omega-3-Mangel verursacht werden. Dazu gehören ADHS und Autismus, aber auch Herz-Kreislauf-Erkrankungen (Herz- und Hirninfarkt), die häufigsten Formen von Krebs sowie Allergien und Asthma. Nicht zuletzt sind hier auch Erschöpfungssyndrome, Angstzustände, Depressionen sowie Alzheimer und andere Demenzen zu nennen. Alle diese Krankheiten haben sich im Laufe der letzten Jahrzehnte zu regelrechten Pandemien entwickelt.

Wahrscheinlich werden Sie beim weiteren Lesen immer wieder Ihre eigene Lebensgeschichte reflektieren. Ich selbst habe mir bei jedem wissenschaftlichen Fakt, mit dem ich mich zu diesem Thema beschäftigt habe, die Frage gestellt, was ich in meinem Leben hätte anders und besser machen können, in meiner Kindheit und auch später bei der Ernährung meiner eigenen Kinder. Vieles, was ich heute weiß, war mir damals nicht bekannt, erst recht zuvor nicht meinen Eltern oder Großeltern. Vorwürfe sind daher fehl am Platz, stattdessen ist ein gutes Maß an Gelassenheit nötig: Gelassenheit, um die Dinge hinzunehmen, die wir nicht mehr ändern können. Andererseits brauchen wir auch Mut: den Mut, um zu ändern, was geändert werden muss. Dazu gehört das Korrigieren weiterer Fehlentwicklungen, die unsere eigene und die Zukunft unserer Kinder bedrohen. Weise Entscheidungen darüber, was zu ändern ist und wie man vorgehen sollte, lassen sich allerdings nur fällen, wenn man bereit dazu ist, aus der Vergangenheit zu lernen. Tun wir das nicht, wird sich die katastrophale Entwicklung hin zu einer psychisch immer kränkeren und geistig immer mehr verarmenden Gesellschaft weiter verschärfen. Diese Entwicklung hat gewiss viele Gründe, aber einer der ausschlaggebenden Faktoren wird weithin verkannt – und genau dieser Faktor ist das Thema des Buches, das Sie jetzt in Händen halten: Es ist vor allem der Mangel an Omega-3-Fettsäuren, durch den es zu einem Mangel an Weitsicht und Empathie kommt.

Die Überfischung der Weltmeere, die zunehmende Verseuchung der stetig zurückgehenden Bestände mit toxischen Schwermetallen, Pestiziden und Plastikpartikeln sowie die Auswirkungen des Klimawandels lassen die natürlichen Quellen der lebensnotwendigen, bioaktiven aquatischen Omega-3-Fettsäuren versiegen. Heute schon ist eine ausreichende Versorgung von mittlerweile 7,5 Milliarden Menschen

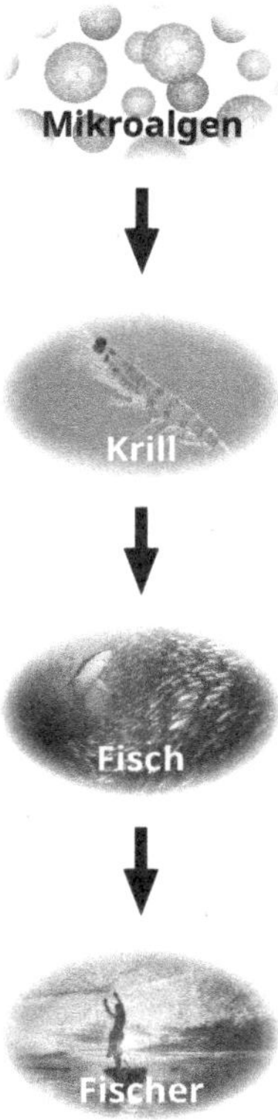

nicht mehr gewährleistet. Das Meer gibt es nicht mehr her. Es ist überlastet, überfischt und zunehmend verseucht – und daran wird sich in absehbarer Zeit auch nichts ändern! Es muss also dringend eine gleichwertige Alternative gefunden werden. In diesem Buch stelle ich Ihnen ein neues Nahrungsmittel vor, mit dem man das globale Problem in den Griff bekommen kann: Omega-3-reiches Öl, gewonnen aus Mikroalgen.

Mikroalgen sind einzellige Pflanzen, die als einzige Lebewesen in der Lage sind, eigenständig hochwertige aquatische Omega-3-Fettsäuren zu produzieren. Dazu benötigen sie einfach nur Licht und Kohlendioxid. Als wesentlicher Teil des Planktons stehen Mikroalgen seit Urzeiten am Anfang der aquatischen Nahrungskette, die über Krill sowie dann über Fische, Krebse und Muscheln verläuft und an deren Ende der Mensch steht. Dem Überfluss an aquatischen Omega-3-Fettsäuren aus Mikroalgen verdanken wir als Nachkommen prähistorischer Fischer und Sammler die Entwicklung unserer außergewöhnlichen geistigen Leistungsfähigkeit. Aus dem damaligen Vorteil einer nahezu unerschöpflichen Zufuhr dieser Hirnbaustoffe ist jedoch auch eine biologische Abhängigkeit entstanden: Wir benötigen aquatische Omega-3-Fettsäuren wie Sauerstoff zum Atmen, um geistig fit und körperlich gesund zu bleiben.

Der gewaltige Vorteil einer direkten Nutzung von Mikroalgen zum Stillen unseres Bedarfs an aquatischen Omega-3-Fettsäuren – anstatt indirekt über Fische und Meeresfrüchte – liegt darin, dass diese Algen in unbegrenzter Menge und auf ökologisch völlig unbedenkliche Weise produziert werden können. Weil die Kapazität der Meere heute nicht mehr ausreicht, ist nur auf diese Weise der Bedarf der gesamten Weltbevölkerung an hochwertigen und lebenswichtigen aquatischen Omega-3-Fettsäuren kostengünstig zu decken. Darüber hinaus könnten sich als positiver Nebeneffekt auch die Fischbestände erholen.

Wir können, um artgerecht zu leben, die Uhr nicht in die Altsteinzeit zurückdrehen. Vielmehr müssen wir den Weg vorwärts in eine (r)evolutionäre Zukunft und Ernährung wagen, die sowohl ökologisch und ökonomisch als auch ethisch unbedenklich ist – und dabei so nachhaltig, dass auch zukünftige Generationen unseren Planeten noch bewohnen können. Algenöl als neues Grundnahrungsmittel ist ein erster wichtiger Schritt in diese Richtung. Es ist vegan, lebenswichtig und – so meine Überzeugung – derzeit völlig alternativlos.

Michael Nehls, Juli 2018

DIE EVOLUTION DES MENSCHLICHEN GEISTES

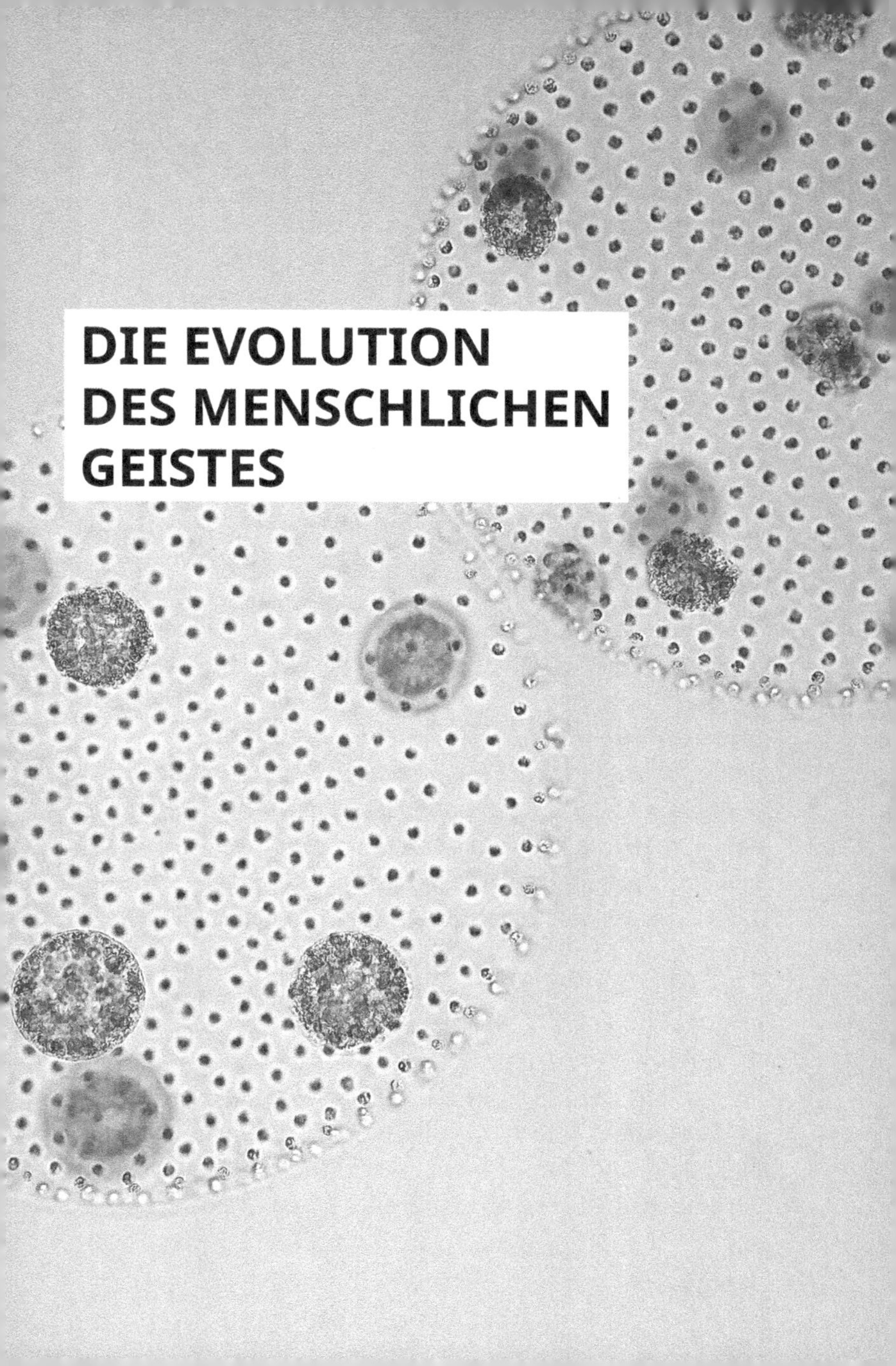

ERLEUCHTUNG AUS DEM MEER

Je weiter wir in die Vergangenheit schauen können, desto weiter können wir wahrscheinlich in die Zukunft schauen.
Winston Churchill (1874–1965)

... und es ward Licht.

Allerdings gab es für lange Zeit niemanden, der das hätte bemerken können – sogar für eine gewaltig lange Zeit.

Nachdem die Kraft der Gravitation die Sonne zum Leuchten gebracht hatte, dauerte es zunächst etwa eine Milliarde Jahre, bis erste Mikroorganismen die Ozeane unseres Planeten besiedelten. Danach musste die Erde noch weitere zweieinhalb Milliarden Mal die Sonne umkreisen, bis ziemlich plötzlich, vor etwa 540 Millionen Jahren, mehrzellige Wesen mit Augen und einem primitiven Nervensystem entstanden, die nicht nur sehen, sondern das Gesehene auch verarbeiten konnten.

Innerhalb einer relativ kurzen Zeitspanne von nur etwa zehn Millionen Jahren – geologisch betrachtet, mehr oder weniger zeitgleich – entwickelten sich nahezu sämtliche Prototypen des heutigen Tierreichs. Dieser erdgeschichtliche »Zeitpunkt« wird als *kambrische Explosion* bezeichnet. Der Begriff »Kambrium« geht zurück auf *cambria*, den lateinischen Namen von Wales, wo in den 1830er-Jahren zuallererst Gesteinsschichten aus jener Epoche untersucht

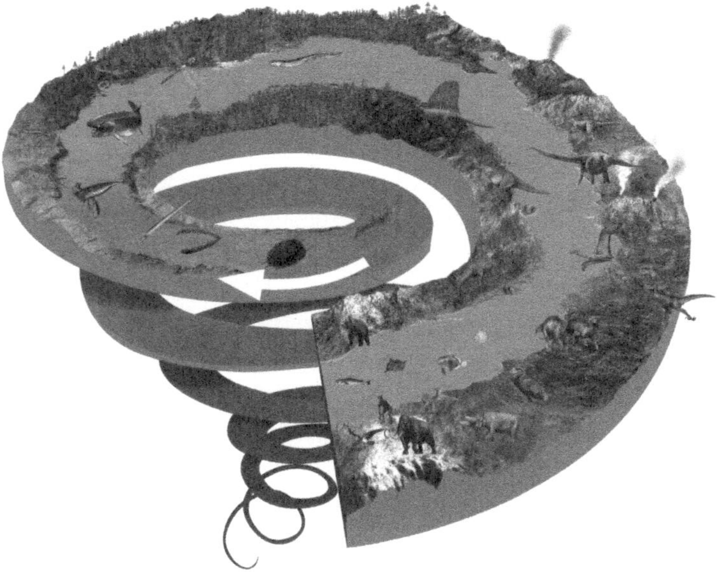

Im Kambrium (Pfeil) entstanden vor etwa 500 Millionen Jahren in erdgeschichtlich kurzer Zeit nahezu alle heutigen Tierstämme.

wurden. Später wurden dann vor allem im Burgess-Schiefer der kanadischen Rocky Mountains in etwa 500 Millionen Jahre alten Erdschichten die versteinerten Zeugen dieser Entwicklung gefunden.

Die hohe Geschwindigkeit, mit der sich damals neuartiges Leben auf so vielfältige Weise entwickelte, wirft entscheidende Fragen auf: Wieso dauerte es so lange, bis das Licht der Schöpfung gesehen wurde? Und vor allem, was ermöglichte die Entstehung von Lebensformen mit immer komplexeren

Nervensystemen? Das sind Fragen, die nicht nur die Vergangenheit der Menschheit betreffen, sondern auch deren Zukunft.

Nach der üblichen Erklärung des Evolutionsprozesses entstehen sämtliche Formen des Lebens durch zufällige Änderungen des Erbguts, die sogenannten Mutationen. Manchmal verleihen solche Mutationen den genetisch veränderten Nachkommen einen Vorteil, beispielsweise die Fähigkeit zu sehen oder eine etwas höhere Intelligenz und damit ein besser angepasstes Verhalten. Lebewesen mit solchen vorteilhaften Mutationen haben im Vergleich zu Lebewesen mit unverändertem Erbgut eine erhöhte Chance, ihr »verbessertes« (weil besser angepasstes) genetisches Material an die nächste Generation weitergeben zu können. Dies nennt man Selektion: Das Erbgut verbessernde Mutationen liefern einen Selektionsvorteil.

Doch reicht dieser evolutionsbiologische Mechanismus als Erklärung aus, um das Rätsel der kambrischen Explosion zu lösen? Schließlich fand in nur wenigen Millionen Jahren eine dramatische Entwicklung statt, die über mehrere Milliarden Jahre auf sich hatte warten lassen. Da muss noch etwas anderes gewesen sein, das die Evolution des Sehens und Erkennens ermöglichte.

Schon Charles Darwin, der Entdecker des evolutionären Prinzips, vermutete, dass die treibende Kraft beim Entstehen von völlig neuen Lebensformen nicht (nur) das Zusammenspiel zwischen Mutation und Selektion sein kann: Gravierenden Veränderungen des Erbguts müssen ebenso gravierende Veränderungen der Umwelt vorausgehen. Die Frage sollte also anders gestellt werden: Welche Umweltveränderungen ermöglichten die rasante Entstehung einer großen Artenvielfalt?

Lange Zeit war unser Planet aufgrund der damaligen chemischen Zusammensetzung seiner Biosphäre ein zu feindlicher Ort für komplexes Leben: Weil ihm eine Ozonschicht fehlte, konnte die UV-Strahlung der Sonne ungehindert die Erdoberfläche sterilisieren. Aber auch die Ozeane waren mit Kohlensäure und giftigem Schwefelwasserstoff gesättigt und nahezu frei von Sauerstoff. So konnte sich in den Ozeanen in Form von Mikroorganismen nur ein recht primitives, wenn auch sehr robustes Leben entwickeln.

Deshalb geht die Wissenschaft davon aus, dass die kambrische Explosion auf den Anstieg des Sauerstoffgehalts in den Ozeanen zurückzuführen ist (bei gleichzeitigem Abbau des Kohlendioxids, des Schwefelwasserstoffs und vieler anderer toxischer Chemikalien). Dadurch konnten sich aerobe Organismen und immer komplexere Lebensformen mit hohem Energiebedarf entwickeln. Schließlich ist die Energiegewinnung durch einen aeroben Stoffwechsel, also einen, der Sauerstoff nutzt, knapp zwanzigmal höher als durch einen anaeroben, der völlig ohne Sauerstoff auskommen muss. Insbesondere Nervensysteme sind gewaltige Energiefresser. Beispielsweise benötigt unser Gehirn, bezogen auf sein Gewicht, über zehnmal mehr Energie als unser restlicher Körper!

Für die gravierende Veränderung dieser entscheidenden Umweltbedingungen waren aquatische, das heißt im Wasser lebende Mikroorganismen verantwortlich. Deren Stoffwechsel setzte über viele Milliarden Jahre Sauerstoff als Abfall frei. Es handelt sich hierbei um Cyanobakterien, fälschlicherweise Blaualgen genannt, und um echte, meist einzellige Mikroalgen, Urformen der später entstandenen Pflanzenwelt (mehr zu deren Entstehungsgeschichte im vorletzten Kapitel). Diese Urformen des Lebens – Cyanobakterien und Mikroalgen – sind auch heute noch wesentlicher Teil des pflanzlichen Planktons und produzieren etwa die Hälfte des Sauerstoffs, den wir über die Atmung aufnehmen.[1]

Mit dem Anstieg des Sauerstoffgehalts konnte die Evolution einen wesentlich effizienteren Energiestoffwechsel hervorbringen. Dieser ermöglichte letztendlich sogar denkendes Leben. Doch zugleich entwickelte sich dadurch auch eine Abhängigkeit: So ist das Gehirn auch unser erstes Organ, das ohne Sauerstoff im wahrsten Sinne des Wortes seinen Geist aufgibt. Man muss nur einmal die Luft anhalten, um sich darüber bewusst zu werden, wie wir auch heute noch von der Produktionsleistung des Planktons abhängig sind.

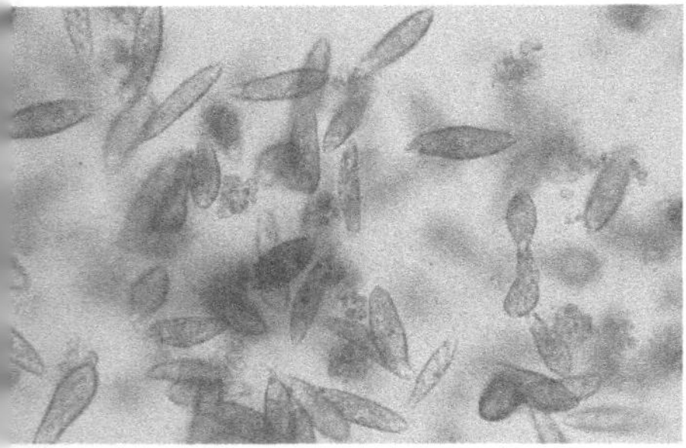

Plankton umfasst alle im Wasser lebenden Organismen, deren Schwimmrichtung vorwiegend von der Strömung vorgegeben wird. Der Begriff stammt aus dem Altgriechischen und bedeutet »das Umherirrende«. Ein wichtiger Vertreter pflanzlichen Planktons sind Mikroalgen.

Mikroalgen setzen aber nicht nur Sauerstoff frei, der die Energieversorgung zur Entwicklung sehender Nervensysteme sicherstellte. Sie produzieren auch noch einen unentbehrlichen Baustoff: Docosahexaensäure. Im englischen Sprachraum wird diese außergewöhnliche Fettsäure Docosahexaenoic Acid genannt und ist deshalb unter der Abkürzung DHA bekannt. DHA gehört zu den Omega-3-Fettsäuren. Mit ihrer Bedeutung für unsere geistige und körperliche Gesundheit werden wir uns noch ausführlicher beschäftigen. Hier nur so viel: Ohne DHA aus Mikroalgen wäre die Entwicklung des Sehens, wie wir es kennen, nicht möglich gewesen – und auch heute noch ist diese Fähigkeit von der DHA-Produktion durch Mikroalgen abhängig. DHA findet hauptsächlich über Fische und Meeresfrüchte den Weg zu uns, deshalb wird sie im Weiteren als eine aquatische Omega-3-Fettsäure bezeichnet. Sie kommt allerdings auch im Fleisch von Landtieren vor, dort jedoch in weitaus geringerer Menge.

Sehen findet durch Kommunikation zwischen Nervenzellen statt. Um die sichtbare Welt wahrnehmen zu können, müssen Lichtstrahlen in Nervenimpulse umgewandelt werden. Dafür sind Sehsinneszellen zuständig, die sich in der Netzhaut des Auges befinden. Als Nervenzellen sind sie der Teil des Gehirns, der auf Lichterkennung spezialisiert ist. In ihrer Außenhülle, der sogenannten Zellmembran, sind dafür Lichtsensoren eingebettet, wie in der folgenden Abbildung gezeigt.

Es handelt sich bei den Lichtsensoren um Proteine, die ihre Struktur verändern, wenn Licht einer bestimmten Wellenlänge auf sie trifft. Damit diese Strukturveränderung einen elektrischen Nervenimpuls auslöst, das eintreffende Licht also tatsächlich

Ausschnitt aus der Zellmembran einer Sehsinneszelle. Ihre äußere Hülle besteht aus einer doppelten Lage Fettsäuren. Weit über die Hälfte davon ist DHA. Darin eingebettet ist der Lichtsensor.

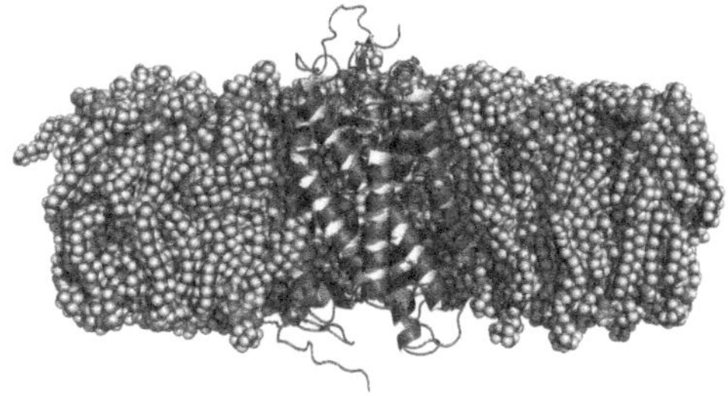

vom Gehirn wahrgenommen werden kann, wird DHA benötigt.[2] Deshalb findet sich DHA in hoher Konzentration in der Nervenzellmembran der Sehsinneszellen. In diese DHA-reichen Abschnitte der Zellmembran sind die Lichtsensoren eingebettet.[3] Beim Sehen ist die Fähigkeit von DHA, sehr viele und sehr unterschiedliche räumliche Formen annehmen zu können, von großer Bedeutung.[4] Wie man experimentell nachweisen konnte, kann keine andere Fettsäure, egal, wie nahe verwandt, DHA in dieser Funktion ersetzen.[5] Nur mithilfe von DHA kann das vom Lichtsensor empfangene Lichtsignal in ein elektrisches Signal umgewandelt und dieses als Nervenimpuls weitergeleitet werden. Somit ist DHA entscheidend für das Sehen.[6]

Auch die Evolution liefert uns für die Sonderstellung der DHA gegenüber anderen Fettsäuren einen stichhaltigen Beweis: Alle bisher untersuchten Wirbeltierarten, seien es Fische, Amphibien, Reptilien oder Säugetiere, haben um die Lichtsensoren die gleiche und mit über 50 Prozent außergewöhnlich hohe Konzentration an DHA.[7] Damit ist klar, dass sich seit der Entwicklung des gemeinsamen Vorfahrens in der kambrischen Explosion keine andere Fettsäure gegen DHA durchsetzen konnte – trotz des Experimentierens der Natur über eine halbe Milliarde Jahre. Diese Erkenntnis hat eine große klinische Relevanz: Beispielsweise benötigen Säuglinge für die Entwicklung einer guten Sehfähigkeit ausreichend DHA über die Muttermilch.[8] Darüber hinaus gibt es triftige Hinweise, dass aquatische Omega-3-Fettsäuren vor der sogenannten Makula-Degeneration schützen.[9] Sie ist die Hauptursache schwerer Sehbehinderung und Erblindung bei Menschen über 60 Jahre in der westlichen Welt.

VOM SEHEN ZUM ERKENNEN, DENKEN UND LERNEN

DHA ist aber nicht nur bei der Umwandlung von einem Lichtsignal in ein elektrisches Signal beziehungsweise in einen Nervenimpuls unverzichtbar, also bei der »Kommunikation« der Außenwelt mit unseren Nervenzellen. Auch beim Wahrnehmen des Gesehenen hat DHA eine vergleichbare Funktion, also bei der Kommunikation zwischen Nervenzellen. Auch hier muss ein Signal in einen elektrischen Impuls umgewandelt werden – und auch hier geht es nicht ohne DHA. Diese Signalumwandlung findet an den sogenannten Synapsen statt.

Synapsen entstehen, wenn die jeweiligen Ausstülpungen zweier Nervenzellmembranen sich fast, aber eben nur fast, berühren, wie in der folgenden Abbildung zu sehen ist. Über den dazwischenliegenden sogenannten synaptischen Spalt tauschen sie Informationen aus. Das funktioniert folgendermaßen: Auf der einen Seite erreicht ein elektrischer Nervenimpuls der ersten Nervenzelle ihren Teil der Synapse. Dies führt zur Freisetzung eines Botenstoffs in den synaptischen Spalt. Dieser leitet das Signal weiter, indem er über den engen Spalt zur zweiten Nervenzelle wandert. Dort wird der Botenstoff durch Sensoren (Rezeptoren) erkannt, wieder in einen elektrischen Nervenimpuls umgewandelt und in andere Bereiche des Gehirns oder zu Muskelzellen weitergeleitet.

Und hier kommt nun der Trick der Natur, der uns fühlen und erinnern, denken und planen und handeln lässt: Die Synapsen entscheiden darüber, ob es zu einer erfolgreichen

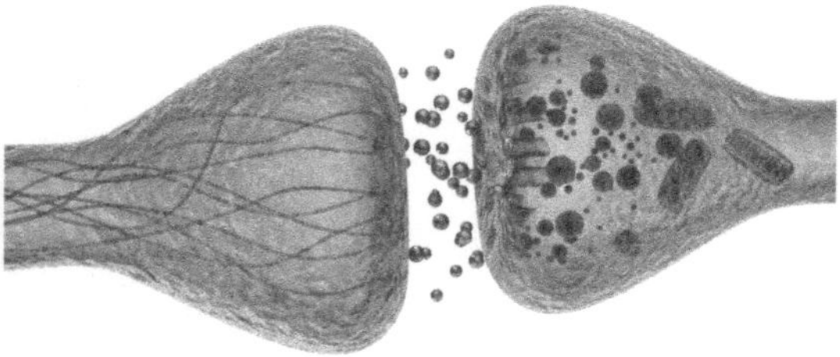

Eine Synapse ist der Ort, an dem Nervenzellen durch das Versenden von Botenstoffen miteinander kommunizieren.

Signalübertragung von einem Nervenimpuls über einen Botenstoff zu einem anderen Nervenimpuls kommt. Dabei bestimmen frühere Signalübertragungen die Wahrscheinlichkeit, ob zukünftige Signale erfolgreich übermittelt werden oder an einer Synapse enden. Das Verhalten der Synapsen steuert damit unser Verhalten! Deren Fähigkeit, sich aufgrund von Erfahrung zu »kalibrieren«, sich zu verändern und anzupassen, nennt man in der Fachsprache »synaptische Plastizität«, dies ist die Grundlage für jegliches Erinnern oder Lernen. Eine gigantische Anzahl von über einer Billiarde Synapsen ist die Basis des komplexen menschlichen Geistes. Das Zusammenspiel all dieser Synapsen, von denen jede einzelne einen winzigen Aspekt unserer gesammelten Lebenserfahrung in einer bestimmten Kalibrierung codiert hat, macht jeden von uns einzigartig. Man könnte auch sagen: Wir *sind* unsere Synapsen: Alles, was wir sehen, was wir fühlen, woran wir uns erinnern, unsere Vorstellungen, Träume und Wünsche – das alles ist die Summe aller synaptischen Prozesse unseres Gehirns.

Genauso wie DHA bei der Umwandlung eines Lichtsignals in einen elektrischen Nervenimpuls unerlässlich ist, ist diese Fettsäure auch entscheidend bei der synaptischen

Signalübertragung.[10] Dementsprechend findet sich auch in der Nervenzellmembran der Synapsen eine außergewöhnlich hohe Konzentration an DHA von über 50 Prozent.[11] Diese ist weitaus höher als im restlichen Gehirn oder in anderen Geweben.[12]

Entwicklungsgeschichtlich betrachtet, ermöglichte DHA aus Mikroalgen somit nicht nur das Umwandeln von Lichtsignalen in elektrische Nervenimpulse. Vielmehr war diese besondere Fettsäure auch entscheidend für die Evolution weiterer Signalsysteme, nämlich der von Nervensystemen und letztendlich des menschlichen Geistes.[13] Das bedeutet: *Denken ohne DHA ist nicht denkbar!*

Die vielseitigen Gehirnfunktionen der DHA

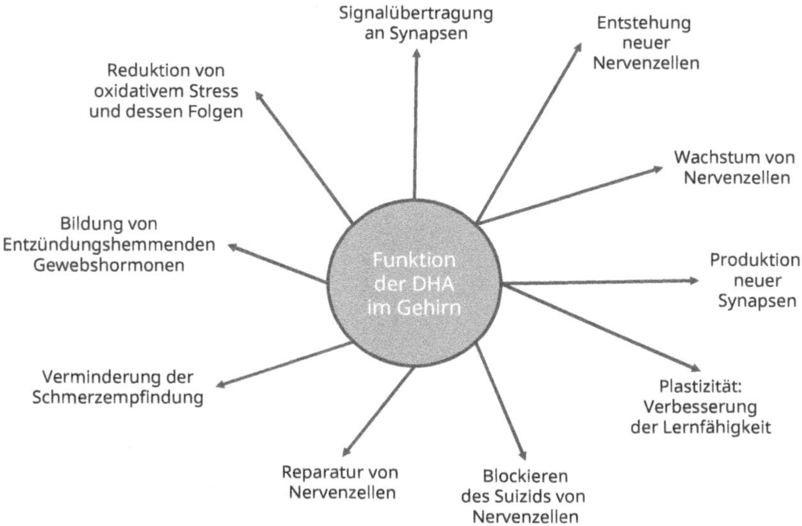

DHA ist aber nicht nur ein Baustoff für Synapsen und ermöglicht nicht nur die Kommunikation zwischen Nervenzellen. Wie die Abbildung auf der vorigen Seite zeigt und ich im Weiteren zusammenfasse, ist DHA auch ein hormoneller Wirkstoff, dessen Funktionen so vielfältig sind wie die Komplexität seiner Struktur:

- DHA stimuliert als Hormon die Produktion neuer Nervenzellen. Diesen Vorgang nennt man Neurogenese.[14] Eine ausreichende Versorgung mit DHA ist somit entscheidend für das Wachstum des menschlichen Gehirns im Kindesalter.[15] Die Neurogenese ist aber auch von außerordentlicher Bedeutung für den Erhalt der Erinnerungsfähigkeit und für das seelische Wohlbefinden. Beim Erwachsenen spricht man in diesem Zusammenhang von adulter Neurogenese.[16] Sie schützt vor Depression[17] und – wie ich zeigen konnte – auch vor Alzheimer.[18] Die Aktivierung der adulten Neurogenese ist der effektivste und sehr wahrscheinlich auch der einzige Weg zur Heilung dieser beiden Krankheiten.
- DHA stimuliert das Wachstum von Nervenzellen und die Bildung neuer Synapsen.[19] Damit hat dieses Fettsäure-Hormon enorme Bedeutung für das Reifen unserer emotionalen, sozialen und intellektuellen Fähigkeiten.
- DHA verhindert über verschiedenste Mechanismen den Tod von Nervenzellen, wenn diese unter Stress geraten und dabei geschädigt werden.[20] DHA macht Nervenzellen also stressresistent.
- DHA unterstützt auch den Prozess der Reparatur.[21] Das hat zur Folge, dass dauerhafte Schädigungen des

Nervensystems und des Gehirns, wie zum Beispiel bei einem Wirbelbruch oder nach einem Schlaganfall, unter DHA-Gabe weitaus geringer sind. Damit erhöhen sich unter DHA-Gabe die Chancen auf eine Genesung!

- DHA reduziert die Schmerzempfindung bei chronischer Nervenzellschädigung, dem sogenannten neuropathischen (vom Nerv ausgehenden) Schmerz.[22]
- DHA hemmt oxidativen Stress, das heißt die gesundheitsschädliche Wirkung von überschüssigen Sauerstoffradikalen, die infolge von Entzündungen oder eines erhöhten Energiestoffwechsels freigesetzt werden.[23]
- Nicht zuletzt bildet unser Organismus aus DHA eine Reihe weiterer Gewebshormone, die eine starke antientzündliche Wirkung entfalten. Ihre Aufgabe ist es, nachdem die Verursacher der Schädigungen beseitigt wurden, die Entzündungsreaktion zu beenden und die Reparatur des verletzten Hirngewebes einzuleiten.[24] Unter einem chronischen, relativen wie absoluten, Mangel an DHA besteht somit die Gefahr, dass eine Entzündung dauerhaft bestehen bleibt. Schwerwiegende Hirnkrankheiten sind die Konsequenz.

DHA spielt also eine umfangreiche und insgesamt entscheidende Rolle bei allen geistigen Funktionen, sowohl bei deren Entwicklung als auch deren Erhalt. Daher drängen sich folgende Fragen geradezu auf: Wenn DHA für die Evolution des Geistes seit der kambrischen Explosion vor mehr als einer halben Milliarde Jahren unabdingbar war, wieso entwickelte dann kein Tier die Fähigkeit, DHA von Grund auf selbst herzustellen? Wieso ist insbesondere der Mensch, das mutmaßlich geistig am höchsten entwickelte Lebewesen, lebenslang von einer DHA-Zufuhr aus aquatischen Quellen abhängig?

Tatsächlich ist unser Stoffwechsel nahezu völlig außerstande, DHA selbst aus schon vorgefertigten (pflanzlichen) Vorstufen effizient herzustellen. Das ist merkwürdig. Denn dass es auch anders geht, zeigt uns das Beispiel der Arachidonsäure. Arachidonsäure, englisch Arachidonic Acid, deshalb im weiteren AA abgekürzt, gehört zu den Omega-6-Fettsäuren.

> Fische und Meeresfrüchte, an denen in unserer Evolution kein Mangel herrschte, sind so reich an aquatischen Omega-3-Fettsäuren, dass unser Organismus nie lernte, sie selbst effizient herzustellen, obwohl er sie zum Leben benötigt.

AA wird uns im Weiteren ebenfalls noch ausführlich beschäftigen, denn diese Fettsäure ist für die geistige Entwicklung und den Erhalt unserer Gesundheit ebenso wichtig und unersetzlich wie DHA. Allerdings herrscht an AA kein Mangel, ganz im Gegensatz zu DHA. Deshalb müssen wir uns keine Gedanken darüber machen, ob wir ausreichend mit dieser Fettsäure versorgt sind. Dies hat mehrere Gründe. So wurde gezeigt, dass schon Säuglinge AA aus einer pflanzlichen Omega-6-Vorstufe bis zu hundertmal effizienter herstellen können als DHA aus einer entsprechenden Omega-3-Vorstufe, wie man sie in Lein und anderen pflanzlichen Quellen findet.[25] Die extrem geringe Umwandlungsrate dieser terrestrischen Omega-3-Fettsäuren in die bioaktive DHA wird in Anwesenheit von pflanzlichen Omega-6-Vorstufen sogar noch weiter gesenkt.

Zudem enthalten Fleischprodukte, insbesondere die unter den Bedingungen der Massentierhaltung produziert werden, so gut wie keine DHA, jedoch besonders viel vorgefertigte AA.

Wenn wir also auf aquatische DHA angewiesen sind, da wir sie selbst nicht ausreichend herstellen können, wenn wir hingegen AA aus chemischen Vorstufen selbst verstoffwechseln können und sie uns zudem bei terrestrischer Ernährung mehr als genügend zur Verfügung steht, dann stellt sich die entscheidende Frage: Wie haben sich unsere altsteinzeitlichen Vorfahren, an deren Lebensweise unser Stoffwechsel auch heute noch angepasst ist, primär ernährt – aquatisch oder terrestrisch, also eher von Fisch oder eher von Fleisch?

> Terrestrische AA kommt in Form von Fleisch und Wurstwaren bei den meisten Menschen der westlichen Welt nahezu täglich auf den Teller.

Das klassische Bild, das wir von unseren prähistorischen Vorfahren haben, beschrieb die auf menschliche Vor- und Frühgeschichte spezialisierte Wissenschaftsjournalistin Ann Gibbons im Jahre 2002 für das renommierte US-amerikanische Wissenschaftsmagazin *Science*. Es zeigt »stämmige Jäger, die Wildtiere nach Hause bringen, ihr Fleisch mit Steinwerkzeugen zerteilen und die Savanne nach Kadavern absuchen«.[26] Dieses Bild der sogenannten Paläodiät altsteinzeitlicher Jäger und Sammler, die sich reichlich mit Fleisch sowie Früchten und Samen versorgten, wird auch gerne bemüht, um unsere moderne Ernährung mit Fleischprodukten aus der Massentierhaltung zu rechtfertigen. Auch die Wissenschaft versuchte noch bis weit ins letzte Jahrhundert hinein, uns diese Auffassung plausibel zu machen.[27] Doch an diesem Bild kann etwas nicht stimmen! Um das Problem zu erkennen, hilft uns ein Blick auf ein grundlegendes Selektionskriterium der Evolution: die Energieeffizienz.

Alle Lebewesen benötigen ausreichend Energie. Wer auf Dauer nicht genügend über die Nahrung zuführen kann, gerät in Lebensgefahr. Da die Gefahr eines Nahrungsmangels immer eintreten kann, ist Sparen angesagt. Dementsprechend arbeitet unser Stoffwechsel von Natur aus so energieeffizient wie möglich. Das bedeutet, dass wir alle Produkte, die wir problemlos von außen zuführen können, nicht selbst erzeugen – das wäre schließlich reine Energievergeudung.

Verlässt sich ein Organismus auf vollständige Energiezufuhr über die Nahrung, spart er sogar doppelt: einerseits bei der Produktion dieser Naturstoffe und anderseits, weil er kein aufwendiges biochemisches Produktionsverfahren dafür entwickeln muss, um diese dann lebenslang für den Notfall bereitzuhalten. Allerdings bringt der Vorteil, auf diese Weise Energie einzusparen, auch einen Nachteil mit sich: die lebenslange Abhängigkeit von einer Versorgung von außen. Das bedeutet im Umkehrschluss, dass immer dann, wenn die Evolution darauf verzichtete, die genetischen Voraussetzungen dafür zu schaffen, einen lebensnotwendigen Nahrungsbestandteil bei Bedarf selbst herstellen zu können – wie beispielsweise Vitamine –, zumindest kein chronischer Mangel an einem dieser Produkte geherrscht haben konnte. Sonst hätte logischerweise die Spezies nicht überleben können.

Aufgrund dieser Überlegungen lässt sich aus der relativen Effizienz, mit der wir die beiden lebenswichtigen Fettsäuren

AA und DHA aus deren Vorstufen herstellen beziehungsweise eben nicht herstellen können, etwas Entscheidendes über die Lebens- und Ernährungsweise unserer Vorfahren ableiten:

- Da wir bei DHA extrem ineffizient sind, muss diese lebenswichtige Omega-3-Fettsäure stets Teil der altsteinzeitlichen Grundnahrung gewesen sein.
- Hingegen muss AA eher Mangelware gewesen sein, weshalb deren Herstellung aus den entsprechenden (pflanzlichen) Omega-6-Vorstufen nicht nur wesentlich höher ist, sondern sogar favorisiert wird.

Wäre der Mensch in der letzten Phase seiner Entwicklung, die uns heute noch prägt, tatsächlich Jäger und Sammler gewesen, wäre er stets reichlich mit terrestrischer AA versorgt gewesen, jedoch bloß mangelhaft mit aquatischen Omega-3-Fettsäuren. Das lässt nur einen Schluss zu: Unser Bild von der Altsteinzeit ist falsch! In diesem Sinne schlussfolgert auch Gibbons im oben zitierten *Science*-Artikel ein akkurateres Bild, nämlich »eines von Fischern – und Fischerinnen –, die durch ruhige Seen waten und bedächtig das Ufer nach Fischen, Eiern von Seevögeln, Muscheln und anderen marinen Nahrungsmitteln durchkämmen«.

VOM FISCHER UND SAMMLER

Ernährungsexperten am Imperial College in London haben diese These bestätigt. Laut ihren umfangreichen Untersuchungen ist die Überlegung, dass »die menschliche Evolution ihren Vorteil aus der marinen [aquatischen] Nahrungskette zog, durch fossile Beweise unwiderlegbar untermauert«[28]: Entscheidend für die Entwicklung des heutigen *Homo sapiens sapiens* – doppeltes *sapiens*, weil wir uns nicht nur für weise, sondern für »sehr weise« halten – war somit die Entdeckung qualitativ hochwertiger, einfach zu verdauender, DHA-reicher aquatischer Nahrungsmittel aus binnenländischem Süßwasser und vor allem aus küstennahem Salzwasser: Fische, Muscheln und Krebse. Allesamt DHA-Konzentrate!

Erst und nur durch diese aquatische Art der Ernährung wuchs das Volumen des menschlichen Schädels von vor etwa 200 000 Jahren bis Anfang der Frühsteinzeit vor etwa 12 000 Jahren auf einen Allzeitrekord.[29] Insbesondere die ersten 50 000 Jahre dieser Periode waren dafür entscheidend. Dabei hatten wir Glück im Unglück: Unglück, weil vor etwa 194 000 Jahren eine Eiszeit die zentral gelegenen Regionen Afrikas versteppen ließ. Diese Dürreperiode dauerte immerhin weit über 70 000 Jahre und brachte die damalige Menschheit langsam, aber gnadenlos an den Rand der Ausrottung. Nur wenige Menschen überlebten. So zeigen genetische Untersuchungen, dass die Entwicklung des heutigen Menschen durch eine Art Flaschenhals verlief. Laut Erbgutanalysen stammen alle Vertreter der unterschiedlichsten Ethnien von nur wenigen gemeinsamen Vorfahren ab – und zwar von denjenigen, die die damalige lang anhaltende Katastrophe überlebten.[30]

Glück hatten wir hingegen, weil die vermutlich wenigen hundert Menschen, die sich in küstennahe Regionen im südlichen Afrika retten konnten, einen Garten Eden vorfanden. Dort wuchs auch tatsächlich der Baum der Erkenntnis, und zwar in Form von Muschelbänken, so weit das Auge reichte.[31] Vielleicht wollte der allwissende Gott sehr wohl, anders als es die Bibel vorgibt, dass wir von diesem »Baum« naschen. Zumindest schufen die DHA-reichen und damit geistspendenden Meeresfrüchte beste Voraussetzungen für einen letzten Wachstumsschub eines großen wissbegierigen Gehirns – und für den Beginn der sozialen Eroberung der Erde.

> Muscheln ernähren sich von Mikroalgen, die sie aus dem Meer filtern. Dadurch werden sie selbst zu kulinarischen DHA-Bomben.

Zudem ist die südafrikanische Kap-Flora aufgrund ihres umfangreichen und eigenständigen Pflanzenreichtums ein einzigartiges Florenreich. Dort fanden schon unsere frühesten Verwandten unzählige Pflanzen mit kohlenhydrathaltigen Wurzeln wie beispielsweise diverse Arten der Fynbos-Vegetation (afrikaans für »Büsche mit feinen Blättern«, abgeleitet vom niederländischen *fijnbosch*), die ihnen auch die pflanzliche Vorstufe von AA lieferten.

Dementsprechend schreibt Curtis Marean, Professor für Humanevolution der Arizona State University in Tempe, USA, und einer der Entdecker dieses altsteinzeitlichen Gartens

Eden, in dem die Menschheit überlebte und reifte: »Wer mit einem Grabstock umzugehen versteht, kann dort praktisch nicht verhungern.«[32]

Über viele Tausend Generationen passte sich das Erbgut der in diesem Gebiet überlebenden Menschheit an die geistfördernde Ernährung aus Meeresfrüchten und Wurzelgemüse an. Auch heute noch verträgt sich diese Kost bestens mit unserer genetischen Grundausstattung. Deshalb beschert sie uns die höchste Lebenserwartung, wie man anhand einer umfangreichen Studie herausfand[33]: Danach sind Pesco-Vegetarier, kurz: Pescetarier, die neben pflanzlicher Nahrung auch Fische und Meeresfrüchte verzehren, deutlich gesünder und leben länger als Menschen, die stattdessen regelmäßig Fleisch essen. Pescetarier sind auch im Vorteil gegenüber sogenannten Lacto-Vegetariern, die artfremde Milchprodukte zu sich nehmen, und auch gegenüber Veganern, die völlig auf Fisch und Meeresfrüchte verzichten.

Das Rätsel um den Ursprung der außergewöhnlichen intellektuellen Leistungsfähigkeit des Menschen scheint damit gelöst zu sein. Dieser Ansicht ist auch Stephen Cunnane, Physiologe an der University of Sherbrooke in Quebec, Kanada: »Sobald wir [sprich: unsere Vorfahren] in die Lage kamen, die Nahrungskette an der Küste Afrikas zu nutzen – weitaus reichhaltiger und zuverlässiger als inländische Quellen von Fisch –, explodierten Gehirnentwicklung und kulturelle Evolution.«[34] Tatsächlich weisen viele Indizien in den Höhlen an Afrikas südöstlichem Kap auf eine viel frühere Evolution des menschlichen Geistes hin als lange Zeit angenommen. So entwickelte schon vor über 164 000 Jahren der damalige Mensch komplexe Technologien wie etwa das gezielte Hitzebehandeln von

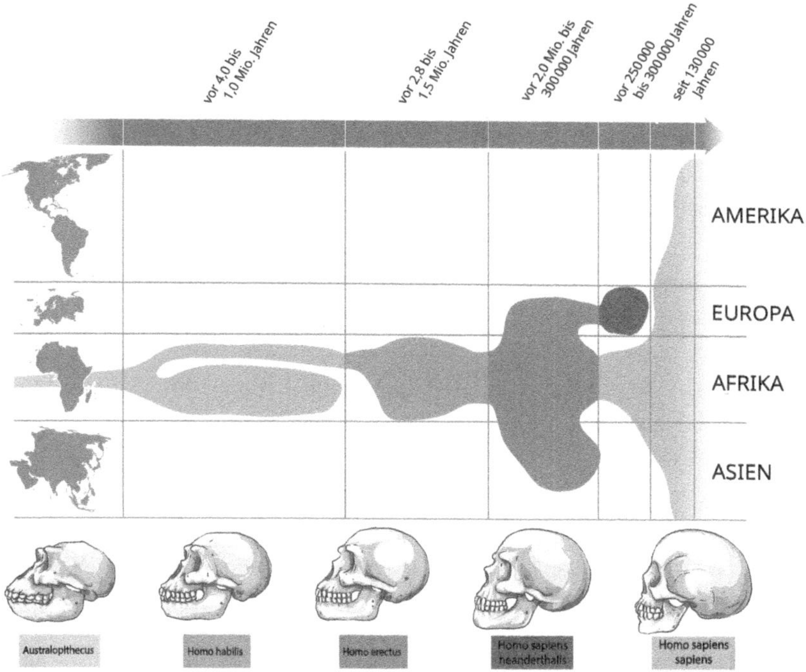

Die Wiege der Menschheit stand in Afrika. Von dort zogen unsere frühen Vorfahren wie der Homo erectus *und der* Homo sapiens neanderthalis *immer wieder aus. Doch erst dem »sehr weisen« Menschen, dem* Homo *mit dem doppelten* sapiens *in seiner wissenschaftlichen Namensgebung, gelang der nötige geistige Durchbruch, der es ihm ermöglichte, sich den gesamten Planeten untertan zu machen.*

Steinmaterialien zur Herstellung messerscharfer Klingen.[35] Hierzu waren Erfahrung und geplantes Handeln nötig, ebenso wie eine komplexe Sprache, um das erworbene Wissen und Können an die nächsten Generationen weitergeben zu können.

Die Unerschöpflichkeit lokaler Nahrungsquellen führte zur Sesshaftigkeit. Zudem genügten wenige Stunden täglich, um sich mit dem Tagesbedarf an Meeresfrüchten und nahrhaftem Wurzelgemüse zu versorgen. Damit gab es mehr freie Zeit, die kreativ genutzt werden konnte. Der Nahrungsreichtum erlaubte zudem ein Anwachsen der lokalen Population. Dieser Trend ist bei allen Wildvölkern zu beobachten, ob bei den Ureinwohnern Australiens oder denen Nord- oder Südamerikas: Wann immer eine Gemeinschaft sich vorwiegend von aquatischen Quellen anstatt terrestrischen ernährte, also als Fischer und Sammler lebte statt als Jäger und Sammler, wurde sie größer.[36]

In südafrikanischen Höhlen wurden meterhohe Abfallberge von Muscheln, Fischknochen und auch technischen Artefakten gefunden, Zeugnisse der Existenz menschlicher Gemeinschaften, ihrer Sesshaftigkeit und geistigen Schaffenskraft, die fast 200 000 Jahre zurückreicht.

Je größer eng zusammenlebende soziale Gruppen sind, desto häufiger entstehen dann auch interne Konflikte, die es zu lösen gilt – hier ist emotionale wie soziale Intelligenz gefordert. Zugleich kommt es auch zu Besitzdenken, denn die Nahrungsquellen müssen für die eigene Familie gesichert bleiben. (Für heute noch nomadenhaft lebende, vergleichsweise kleine Gemeinschaften ist Besitz weitgehend fremd.) Der sesshafte Fischer und Sammler musste aber nicht nur lernen, innerhalb der eigenen Sozialstrukturen zu bestehen. Es war auch notwendig, das gemeinsame Territorium gegen das Eindringen fremder Gruppen zu verteidigen. Dieser Umstand förderte die Evolution

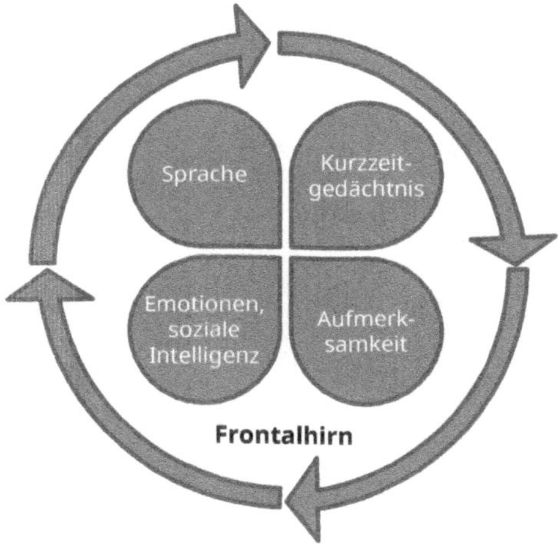

Die Exekutivfunktionen des menschlichen Frontalhirns im Zusammenspiel

kooperativen Verhaltens – eine Grundvoraussetzung für die »soziale Eroberung« der Erde durch den Menschen.[37]

Es ist daher nicht überraschend, dass insbesondere das Frontalhirn im Vergleich zu anderen Hirnregionen an Größe zunahm. Dieser Teil des Gehirns ist der Sitz unserer Exekutivfunktionen, hier wird geplant, entschieden und letztendlich gehandelt.[38] Das Frontalhirn ist zudem die Zentrale unserer emotionalen und sozialen Intelligenz, der Sprache sowie des Kurzzeit- oder Arbeitsgedächtnisses und der Aufmerksamkeit, allesamt entscheidend für kooperatives Verhalten. Im Frontalhirn findet sich nicht ganz zufällig auch die höchste Konzentration an DHA des gesamten Gehirns.[39]

Beim Frontalhirn zeigen sich auch die größten Unterschiede zum Neandertaler: Im Vergleich zu seinem

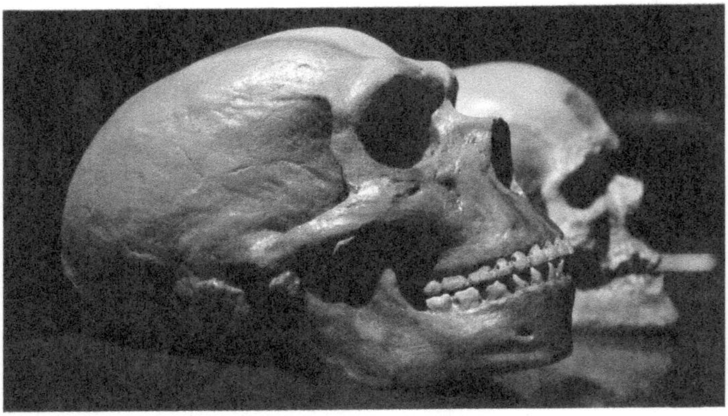

Das Gehirn des Neandertalers (Schädel im Vordergrund) war optimiert für die Jagd, seine großen Augen waren mit einem großen Sehzentrum (Hinterhaupt) verbunden. Das Gehirn des schon damals modernen Menschen (Schädel im Hintergrund) hatte hingegen ein großes Frontalhirn (Vorderhaupt), optimiert für sämtliche exekutiven Funktionen.

ausgeprägten Hinterhirn, in welchem sich sein Sehzentrum befand, war das Frontalhirn des Neandertalers weitaus weniger ausgebildet.[40] Man nimmt an, dass sein Gehirn für die Jagd optimiert war, wofür auch seine vergleichsweise großen Augen sprechen. Seine emotionalen und sozialen Fähigkeiten sowie sein Sprachvermögen dürften hingegen sehr wahrscheinlich weitaus weniger gut entwickelt gewesen sein.

Inzwischen bestätigen immer mehr wissenschaftliche Hinweise eine frühere Annahme, dass unsere Spezies, von Afrika ausgehend, vornehmlich an Wasserläufen entlang die Erde eroberte.[41] Nur so konnte die wachsende Bevölkerung sich ausreichend aquatisch ernähren. Die primären

Ausbreitungswege waren der Lauf des Nils, die Gewässer des Großen Afrikanischen Grabenbruchs, der sich über rund 6 000 km Länge vom heutigen Mosambik im Süden bis nach Syrien im Norden erstreckt, oder aber direkt übers Meer. Nach neuesten Erkenntnissen waren unsere direkten Vorfahren schon vor 130 000 Jahren (!) dazu fähig, Boote zu bauen und über das offene Meer zu navigieren.[42] Der Mensch war also schon damals alles andere als primitiv.

Noch bis vor etwa 12 000 Jahren versorgten sich die europäischen Nachkommen südafrikanischer Fischer und Sammler vorwiegend aquatisch, also mit Muscheln und Fischen.[43] Dies im Gegensatz zum Neandertaler, der sich als prototypischer Jäger hauptsächlich terrestrisch ernährte[44], also mit dem Fleisch seiner Beute. Der Jäger war dem Fischer geistig unterlegen, und letztendlich überlebte er den Konkurrenzkampf nicht.

Die jüngsten Knochen und damit letzten Lebensreste, die man von ihm fand, datieren etwa 30 000 Jahre zurück. Das sollte uns zu denken geben, denn immerhin ernährt sich heutzutage die Mehrheit der Menschheit wie einst die Neandertaler, also von den fleischlichen und pflanzlichen Produkten, die Land und Boden hergeben. Wir sind zu domestizierten Jägern und Sammlern geworden, allerdings ohne selbst zu jagen oder zu sammeln. Das überlassen wir der Agrarindustrie.

***

Die Entwicklung eines sozial denkenden, planerischen und sprachbegabten Gehirns zeichnet den modernen Menschen aus. Es ist das des altsteinzeitlichen Fischers und Sammlers.

Für dessen Evolution kamen im »Garten Eden« Südafrikas alle entscheidenden Faktoren zusammen: die Notwendigkeit komplexeren Sozialverhaltens, Zeit für kreatives (symbolisches) Denken und technologische Entwicklungen sowie eine schier unerschöpfliche Quelle aquatischer Nahrung, die ausreichend essenzielle Hirnbaustoffe dafür lieferte.

Aber diese Entwicklung hin zu mehr sozialer Intelligenz ist keine Einbahnstraße. Nimmt man nur einen dieser gehirn- und geistformenden Faktoren weg, kehrt sich die Richtung um. Eine entsprechende Studie, die im Jahr 1997 im renommierten britischen Wissenschaftsmagazin *Nature* veröffentlicht wurde, sollte uns alle aufhorchen lassen: Das menschliche Gehirn schrumpft. Seit der Umstellung vom Fischen und Sammeln aufs Viehzüchten und Feldbewirtschaften verläuft unsere geistige Entwicklung rückwärts – zumindest sofern die Hirngröße ein Maß für das geistige Potenzial darstellt.[45] Danach reduzierte sich unser Gehirn im Durchschnitt seit dem Übergang von der altsteinzeitlichen Fischwirtschaft zur neusteinzeitlichen Agrarwirtschaft um satte elf Prozent.

Diesen Übergang weg vom Fischen und Sammeln hin zu einer vermeintlich leichteren Lebensweise als Ackerbauer und Viehzüchter bezeichnete Yuval Noah Harari, Geschichtsprofessor der Hebrew University in Jerusalem, als »den größten Betrug in der Menschheitsgeschichte«[46], denn es wurde nicht wirklich leichter, im Gegenteil. Zudem ernähren wir uns seither vorwiegend terrestrisch und immer weniger aquatisch – und das ging schon für den Neandertaler nicht gut aus.

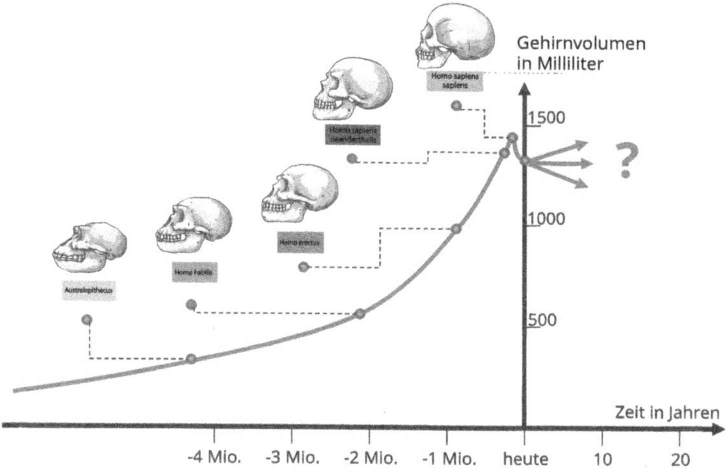

Wohin soll die geistige Reise der Menschheit gehen? Hin zu mehr oder weiter zu weniger Potenzial?[47]

Für den negativen Trend bei der geistigen Entwicklung gibt es verschiedene Erklärungen. So macht der Zell- und Entwicklungsbiologe Gerald Crabtree von der kalifornischen Stanford University einen geringeren ökonomischen Selektionsdruck dafür verantwortlich, der zunehmend das Überleben auch weniger intelligenter Menschen ermöglichte.[48] Um zu überleben, muss man in einer komplexen, arbeitsteiligen Gesellschaft, deren Entwicklung durch den Ackerbau ermöglicht wurde, weitaus weniger geistig fit sein. Infolgedessen soll es laut Crabtree seither zu einer Anhäufung von genetisch nachteiligen Veränderungen gekommen sein, aufgrund derer der Mensch bezüglich Gehirngröße und Intelligenz einen Teil seines genetischen Potenzials einbüßte.

Auch wenn Crabtrees Argumente nicht völlig von der Hand zu weisen sind, bin ich davon überzeugt, dass es wesentlich mächtigere Kräfte sind, die unsere geistige Fitness bestimmen. Tatsächlich ist das Potenzial zum Gehirnwachstum genetisch bestimmt.[49] Allerdings hängt es entscheidend von der Lebens- und insbesondere von der Ernährungsweise ab, wie viel von diesem Potenzial genutzt werden kann.[50] Wie Sie wissen, stimuliert DHA die Bildung neuer Hirnzellen von klein auf bis ins höchste Alter. Dabei aktiviert sie solche Gene, die uns geistig fitter machen, und schaltet wiederum andere Gene ab, deren Funktion auf Dauer das Gegenteil bewirken würde.[51]

Konsequenterweise reicht ein chronischer Mangel an aquatischen Omega-3-Fettsäuren wie DHA aus, dass nur ein geringer Teil des Potenzials an Hirnwachstum verwirklicht wird und wiederum nur ein Teil davon im Laufe des Lebens erhalten bleibt. Tatsächlich ist eine Schrumpfung des Gehirns auch weiterhin zu beobachten – und die Ursache liegt nicht in den Genen. Vielmehr wurde in umfangreichen Studien herausgefunden: Je geringer der absolute und relative Anteil aquatischer Fettsäuren in der Ernährung eines Menschen ist, desto kleiner ist auch sein Gehirn.[52] Zugleich steigt mit dem Omega-3-Mangel die Tendenz, dass es mit zunehmendem Alter noch weiter schrumpfen wird. Dies ist nicht nur eine Korrelation, sondern eine wesentliche Ursache von geistigen Entwicklungsstörungen. Wie wir noch ausführlich sehen werden, bringen diese Störungen nachgewiesenermaßen ein erhöhtes Risiko mit sich, an ADHS, Autismus sowie an Depressionen und den häufigsten Formen von Demenz zu erkranken. Die pandemische Zunahme an diesen Krankheiten liefert indirekt einen weiteren Beweis dafür, dass unser Erbgut immer noch an eine Lebensweise und Ernährung angepasst ist, die reich an Fisch und Meeresfrüchten war.[53]

Rückblickend ist es wahrscheinlich, dass der altsteinzeitliche Fischer und Sammler tatsächlich ein doppelter *sapiens* war. Und auch heute könnten wir unser genetisch mögliches geistiges Potenzial besser nutzen, wenn wir uns wieder artgerechter ernähren würden. Wir brauchen daher – anders als Crabtree – nicht anzunehmen, dieses Potenzial verloren zu haben. Mir gefällt diese Erklärung, weil sie uns berechtigte Hoffnung macht, durch ein paar wenige Maßnahmen diesem Trend der geistigen Verarmung entgegenwirken zu können. Die Frage, die sich jeder Mensch als Einzelner und die Gesellschaft als Ganzes stellen muss, ist daher: Wollen wir uns weiterhin eher wie Neandertaler ernähren, mit viel Fleisch und damit AA-reich und DHA-arm, oder eher DHA-reich und mit ausgeglichenem AA wie unsere intelligenten Vorfahren?

DHA-arme und AA-reiche Fleischwaren zeichnen unsere heutige Ernährung aus. Sie basiert auf Massentierhaltung und der mittlerweile überholten und leider auch sehr ungesunden Vorstellung, dass unsere altsteinzeitlichen Vorfahren vorwiegend Jäger waren.

Doch noch sorgt ein weltweiter und derzeit stetig zunehmender Mangel am Hirnelixier DHA dafür, dass die durchschnittliche geistige Fitness immer weiter beeinträchtigt wird. Die Gefahr einer intellektuellen, sozialen und emotionalen Rückentwicklung des menschlichen Geistes fällt umso gravierender ins Gewicht, wenn man bedenkt, vor welch gewaltigen Herausforderungen die Menschheit steht: pandemische

Ausbreitung vermeidbarer Krankheiten, Globalisierung und Digitalisierung, Entwicklung übermenschlicher (posthumaner), künstlicher Intelligenz sowie Zerstörung der Umwelt und Artensterben. Unser Überleben unter menschenwürdigen Bedingungen steht auf dem Spiel, wenn nicht gar unsere Existenz als Spezies.

Angesichts dieser Gefahren kann ein besseres Verständnis unserer Vergangenheit ein Wegweiser für unsere Zukunft sein. So viel wissen wir mit Sicherheit: Der Geist des Menschen stammt wie das Leben selbst aus dem Meer. Seine soziale Intelligenz hat ihm erlaubt, den Planeten zu beherrschen. Doch wird dieser schöpferische Geist intelligent genug sein, die Grundlage seiner Existenz zu bewahren?

Im Hinblick auf unsere eigene Gesundheit und auf die Bewältigung der drängenden Zukunftsfragen müssen wir darum bestrebt sein, uns ausreichend mit essenziellen Hirnbaustoffen zu versorgen. Dazu müssen wir zunächst mit historischen Irrtümern, überholten Lehrmeinungen und nicht zuletzt konsumentenschädigenden Marktinteressen aufräumen. Es gilt also, die Welt der lebenswichtigen Fettsäuren zu verstehen.

EIN STREIFZUG DURCH DIE WELT DER FETTSÄUREN

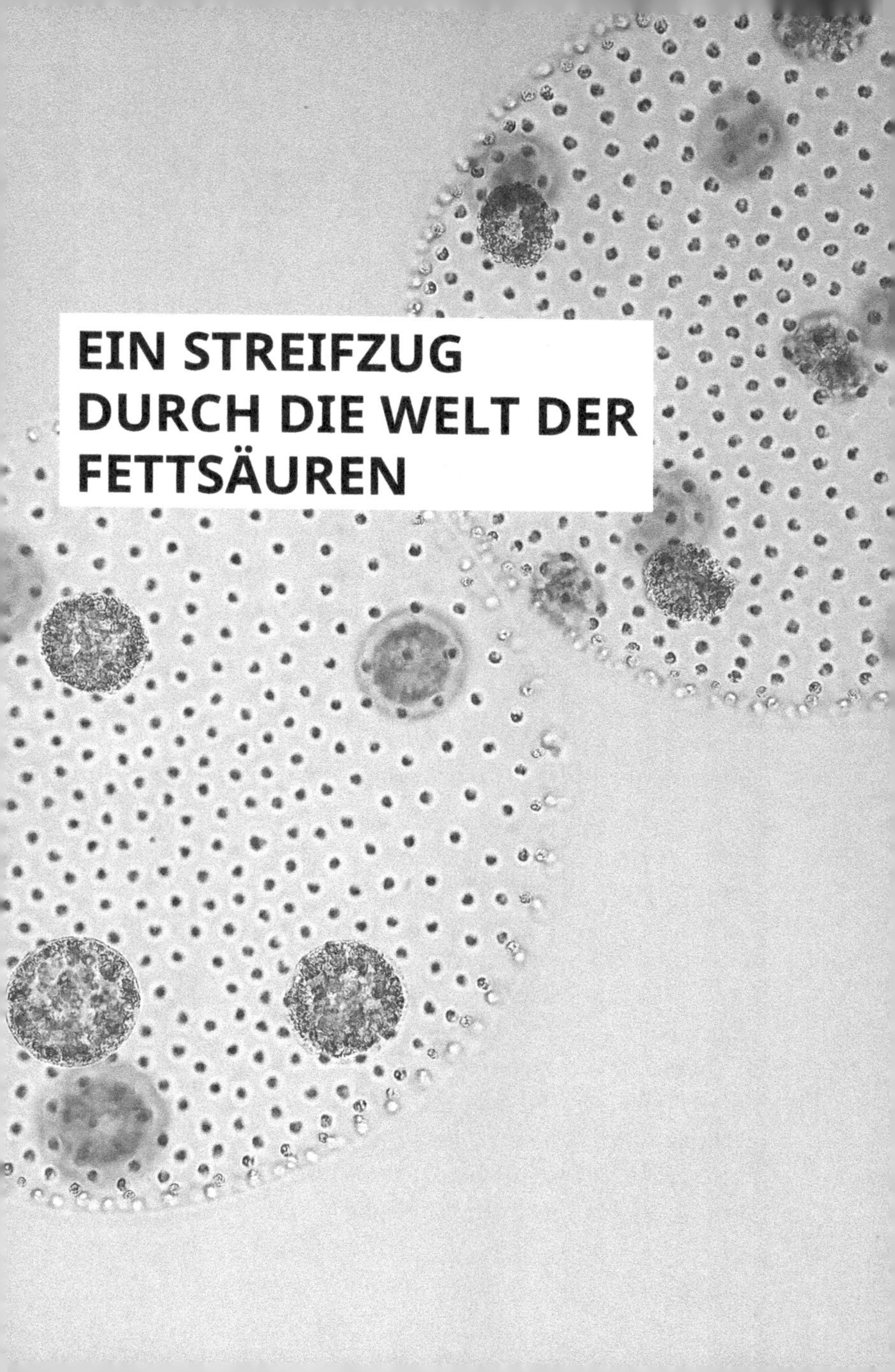

UNWISSEN MACHT KRANK

Eure Nahrungsmittel sollen eure Heilmittel sein, und eure Heilmittel sollen eure Nahrungsmittel sein.
Hippokrates von Kos (460–370 v. Chr.)

Schon allein um der eigenen Gesundheit willen sollten wir wissen und verstehen, welche Fettsäuren aus welchen Gründen gesund sind und welche nicht, warum manche von ihnen sogar lebenswichtig sind und welche Rolle sie für unser geistiges und körperliches Wohlbefinden spielen. Auch sollten wir verstehen, warum manche Fettsäuren zwingend über die Nahrung zugeführt werden müssen, während wir auf andere besser verzichten. Ohne grobe Kenntnis ihres Aufbaus ist das jedoch kaum möglich, und ich bemühe mich hier um eine einfache Darstellung.

Das Wissen über den Aufbau von Fettsäuren ist auch Voraussetzung für die Fähigkeit, inhaltlich richtige Informationen von unsinnigen und gezielt falschen zu unterscheiden – und das ist lebenswichtig: Nur mit korrektem Wissen können Sie durchschauen, wie die von wirtschaftlichen Interessen geprägte Nahrungsmittelbranche versucht, ihre Konsumenten mit falschen Botschaften zu manipulieren. Fehlinformationen gibt es reichlich, und auch das ist Kalkül. Wenn es zu jedem Thema völlig widersprüchliche Informationen gibt, resignieren viele Menschen schon beim Versuch, ihren Weg hin zu einer gesunden Ernährung zu wagen.

Wie soll man Sinn und Unsinn oder knallharte Marktinteressen von wissenschaftlichen Fakten unterscheiden? Zumal auch die Wissenschaft nicht immer glaubwürdig ist, selbst wo sie vorgibt, uns reine Fakten zu liefern. Laut Experte Christian Kreiß beeinflusst die Nahrungsmittelindustrie mittels Drittmittelförderung, welche Fragen bei der universitären Forschung überhaupt gestellt und welche Antworten letztendlich öffentlich gemacht werden. Daraus schließe ich, dass sie die Aussagen von vermeintlich unabhängigen Experten – und so wiederum die öffentliche Meinung lenkt.[1] Diese Einflussnahme ist aus Sicht der Konzerne verständlich. Schließlich gewinnen sie den marktwirtschaftlichen Überlebenskampf nur durch Umsatz und Profitoptimierung. So ist das primäre Ziel bei der Produktion vieler Nahrungsmittel a priori nicht die Verbesserung oder der Erhalt der Gesundheit der Konsumenten, sondern der finanzielle Gewinn. Aus demselben Grund verabschiedet auch die Politik immer wieder Gesetze, die in erster Linie industriefreundlich sind, auch wenn sie uns Konsumenten schaden. Die Macht der Wirtschaftsgiganten und ihrer Lobbyisten ist nicht zu unterschätzen.

Ein etwas tieferer Blick in die Welt der Fettsäuren wird Ihnen auch dabei helfen, das Paradox zu verstehen, weshalb ein Mangel an lebenswichtigen Fettsäuren nachgewiesenermaßen zu einer Vielzahl von sehr ernsten Krankheiten führt, aber dennoch klinische Studien oft dabei scheitern, den ultimativen Beweis für deren Nutzen für Prävention oder Therapie zu erbringen. Um dies zu verstehen, benötigen wir allerdings etwas Chemie. Das soll nun aber die Nichtchemiker unter Ihnen nicht abschrecken. Chemie ist nämlich nichts anderes als ein großer Baukasten mit etwas über hundert verschiedenen

»Legosteinen«. Zum Aufbau und Verständnis der Fettsäuren benötigen wir lediglich drei davon. Diese chemischen Legosteine sind natürlich keine eckigen Gebilde, sondern kugelförmig: Weiße Kugeln sind Wasserstoffatome, graue sind Sauerstoff- und schwarze sind Kohlenstoffatome. Die Kugeln unterscheiden sich aber nicht nur in der Farbe, sondern auch in der Anzahl der Steckmöglichkeiten: Wasserstoff hat eine, Sauerstoff zwei und Kohlenstoff sogar vier. Je nachdem, wie man diese kugeligen Legosteine zusammensetzt, erhält man Verbindungen mit völlig unterschiedlichen Eigenschaften. Doch bevor wir uns den Fettsäuren zuwenden, zeige ich Ihnen erst einmal anhand ein paar einfacher Beispiele, wie man mit diesen drei Kugeln »chemisches Lego« spielt.

Wasser entsteht, wenn man zwei weiße Kugeln, also Wasserstoff, mit einer grauen Kugel, also Sauerstoff, verknüpft. Wasser nannte man im Altgriechischen *hydro*, weshalb chemische Verbindungen, die Wasser enthalten, auch als Hydrate bezeichnet werden. Setzt man beispielsweise zwischen die graue Kugel und eine der beiden weißen Kugeln, die Wasser beziehungsweise Hydra bilden, eine schwarze Kugel, also Kohlenstoff, erhält man ein sogenanntes Kohlenhydrat: eine einfache Verbindung aus Kohlenstoff und Wasser.

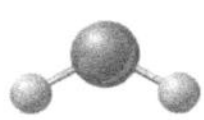

Wasser

Wasser ist eine einfache Verbindung aus zweimal Wasserstoff und einmal Sauerstoff.

Da Kohlenstoff vier Steckstellen hat, bleiben bei so einer Kohlenstoff-in-Wasser-Verbindung jedoch zwei unbesetzt. Solch ungenutzten Steckstellen sind kennzeichnend für sogenannte Radikale. Blieben die weiteren Steckstellen des Kohlenstoffs unbesetzt, hätten wir es also mit einem Kohlenstoffradikal zu tun. Wäre es nicht Kohlenstoff, sondern Sauerstoff, würde man von Sauerstoffradikalen sprechen. Solche Sauerstoffradikale werden bei Entzündungen und beim Energiestoffwechsel freigesetzt und sind deshalb sehr aggressiv, weil sie nach einem Partner suchen, mit dem sie sich verbinden können. Wenn es der falsche ist, kann es zu Gewebeschäden kommen.

Bei diesen einfachen Kohlenstoff-in-Wasser-Verbindungen löst die Natur das Problem dadurch, dass sie mehrere von diesen über die noch freien Steckstellen aneinanderreiht wie Perlen einer Kette. Je nachdem, wie man sie miteinander verbindet, erhält man tatsächlich einen mehr oder weniger großen Ring. Ein typischer Vertreter ist Traubenzucker, auch als Glucose bekannt.

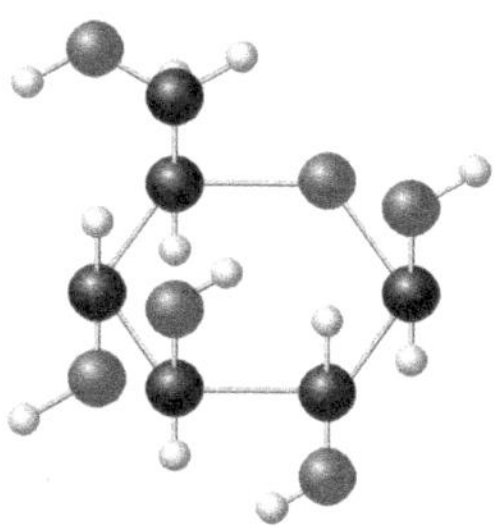

Glucose

Glucose ist ein Kohlenhydrat, bestehend aus einer Kette von insgesamt sechs Kohlenstoff-in-Wasser-Verbindungen, die sich zu einem Ring schließt.

Ein weiteres Beispiel für eine solche, etwas komplexere Kohlenhydratkette ist Fruchtzucker, auch als Fructose bezeichnet.

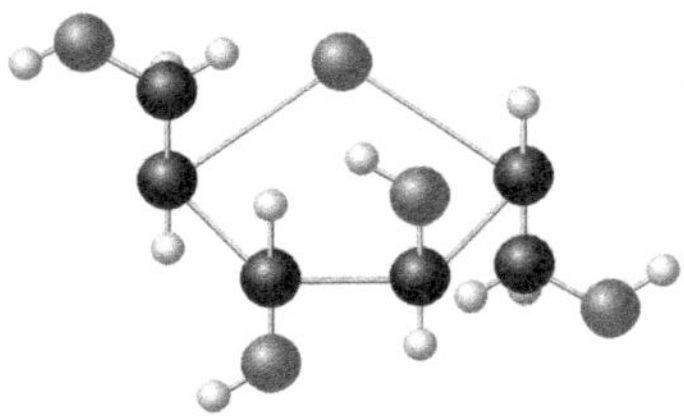

Fructose besteht aus fast der gleichen Anzahl derselben Bausteine wie Glucose. Sie sind nur ein wenig anders angeordnet.

Fructose

Wie ein Blick auf diese beiden »Lego-Konstruktionen« zeigt, sehen Glucose und Fructose fast gleich aus, aber eben nur fast. Deshalb verhalten sie sich chemisch und vor allem biologisch sehr verschieden. Das ist ein typischer Effekt, den wir auch bei den Fettsäuren sehen werden: Kleine Unterschiede in der chemischen Zusammensetzung haben oft gravierende biologische und damit auch gesundheitliche Auswirkungen.

So schmeckt Fruchtzucker wesentlich süßer als Traubenzucker. Zudem wird Fruchtzucker nahezu ausschließlich in der Leber verstoffwechselt, was mit der Gefahr einer Fettleber einhergeht oder auch Gicht verursachen kann. Im Gegensatz dazu wird Traubenzucker vorwiegend in Fettzellen in sogenannte gesättigte Fettsäuren umgewandelt. In dieser Form steht die im Zucker gespeicherte (chemische) Energie für den Bedarfsfall langfristig zur Verfügung. Gesättigte Fettsäuren sind daher wichtig für den Erhalt unserer Gesundheit.

GESÄTTIGTE FETTSÄUREN – EINFACH UND GESUND

Es gibt viele unterschiedliche Fettsäuren. Dennoch bilden sie eine große Familie, deren Mitglieder sich durch gemeinsame Charakteristika auszeichnen. Diese sind in der nachfolgenden Abbildung am Beispiel der Stearinsäure gut zu erkennen:

- Fettsäuren bestehen aus einer Kette von Kohlenstoffen.
- Jede Kette hat zwei Enden. Diese werden als Alpha und Omega bezeichnet, der jeweils erste und letzte Buchstabe im griechischen Alphabet.
- Der Kohlenstoff am Alpha-Ende ist mit zwei Sauerstoffen verknüpft. An einem der beiden Sauerstoffe hängt dazu noch ein Wasserstoff. Dieser beziehungsweise dessen Kern wird gerne an Wasser abgegeben, wenn es sich in der Nähe befindet. Dieser Vorgang säuert das Wasser an. Das Alpha-Ende macht deshalb die Fettsäure zur Säure.
- Der Kohlenstoff des Omega-Endes besitzt drei Wasserstoffe. Dieses Ende ist chemisch neutral und deshalb fettlöslich.

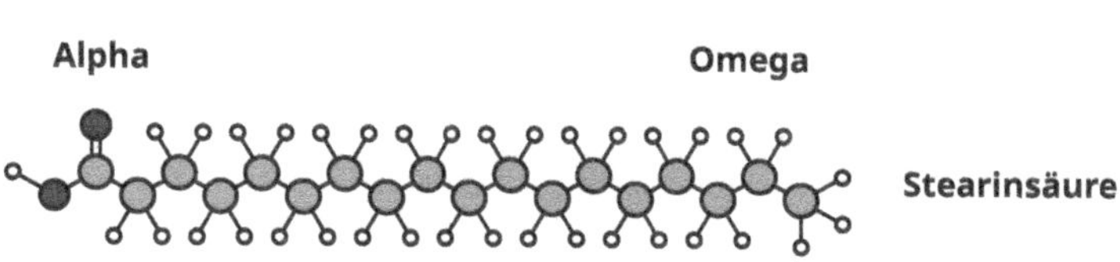

Stearinsäure ist ein Beispiel für eine gesättigte Fettsäure. Sie ist mit 18 Kohlenstoffen in ihrer Kette eine der häufigsten Fettsäuren im Speicherfett von Landbewohnern.

Wie in der Abbildung weiterhin zu sehen ist, weist die Stearinsäure an allen (!) Kohlenstoffen, die sich zwischen dem Alpha- und dem Omega-Ende befinden, je zwei Wasserstoffe auf. Damit gilt diese Fettsäure als gesättigt: Kein Wasserstoff fehlt.

Das macht gesättigte Fettsäuren wie die Stearinsäure chemisch sehr stabil und gut geeignet für die langfristige Lagerung und Speicherung von Energie. Deshalb hat die Natur es so eingerichtet, dass wir gesättigte Fettsäuren in unbegrenzter Menge aus Kohlenhydraten selbst herstellen können, um sie in unserem Fettgewebe zu lagern.

Gesättigte Fettsäuren gerieten fälschlicherweise in den Ruf, ungesund zu sein, weil die meisten Nahrungsmittel, die große Mengen an gesättigten Fettsäuren enthalten, wie zum Beispiel Fleischwaren oder Milchprodukte, ungesund sind und der tagtägliche Genuss das Leben verkürzt.[2] Eine Fettsäure kommt jedoch nie allein, und es sind andere Fettsäuren und andere Nahrungsbestandteile, die diese Produkte auf die eine oder andere Art für uns schädlich machen. Inzwischen gilt die Annahme, dass gesättigte Fettsäuren Krankheiten wie Arteriosklerose und Herz- beziehungsweise Hirninfarkte verursachen, als eindeutig widerlegt. Sie beruhte teils auf falschen Daten und teils auf falschen Interpretationen.[3]

Warum auch sollen gesättigte Fettsäuren ungesund sein, wenn die Natures seit Jahrmillionen so eingerichtet hat, dass wir sie in großen Mengen selbst herstellen können und für Notzeiten speichern? Schließlich ist unser Stoffwechsel auf Gesundbleiben und Überleben optimiert und nicht auf Krankwerden und vorzeitiges Sterben. Erst wenn das Fettgewebe im Bauchbereich, wo gesättigte Fettsäuren überwiegend gespeichert werden, durch eine sogenannte Kohlenhydratmast überhandnimmt, wirkt es sich nachteilig auf die Gesundheit aus. Das liegt aber nicht an den gespeicherten Fettsäuren selbst, sondern vielmehr daran, dass unser Fettgewebe hormonell aktiv ist. Wächst diese »Hormondrüse« wie eine Art Bauchkropf auf ein unnatürliches Maß, entsteht ein Übergewicht – nicht nur im übertragenen Sinn des Wortes – bei der Produktion und Ausschüttung ihrer Fettgewebshormone. Diese Fehlsteuerung sorgt für chronische Entzündungen, Bluthochdruck und Diabetes und eine ganze Armada weiterer gesundheitlicher Probleme.[4]

Die irrtümliche Vorstellung, dass gesättigte Fettsäuren an sich ungesund seien, wird auch durch die Erkenntnis widerlegt, dass Fasten gesund ist, obwohl genau dabei diese vermeintlich ungesunden Fettsäuren in großer Menge aus dem Fettgewebe freigesetzt werden. Über das Blut gelangen sie zur Leber und werden dort zu sogenannten Ketonkörpern umgewandelt. Ketonkörper sind kleine Fettsäurebruchstücke und können als solche leicht ins Gehirn gelangen, wo sie es mit wertvoller Energie versorgen – sogar wesentlich effektiver als Zucker![5]

Aber das ist nicht der einzige Grund, weshalb Fasten so gesund ist. Inzwischen weiß man, dass Ketonkörper mehr sind als Hirnnahrung, sie sind hormonartige Signalstoffe! Diese regen Prozesse an, die unsere Hirnzellen verjüngen[6], und stimulieren überdies das Wachstum unserer Gedächtniszentrale im Gehirn.[7] Für die Erkenntnis über die verjüngende Wirkung und gesundheitsförderlichen Effekte des Fastens wurde im Jahr 2016 sogar der Medizin-Nobelpreis verliehen. Gesättigte Fettsäuren sind aus medizinischer Sicht nicht nur vollkommen unbedenklich, sondern aufgrund ihrer vielen wichtigen biologischen Funktionen äußerst gesund.

Das gilt insbesondere für Kokosöl, weil es hauptsächlich aus gesättigten Fettsäuren besteht. Diese haben vorwiegend eine mittlere Länge (zehn bis 14 Kohlenstoffe) und werden deshalb – im Gegensatz zu den längeren Fettsäuren aus anderen pflanzlichen und tierischen Nahrungsquellen — direkt nach der Verdauung in die Leber transportiert. Sie umgehen so die Speicherung in Fettzellen. Stattdessen werden sie von den Leberzellen in gesundheitsförderliche Ketonkörper umgewandelt.

Natives Kokosöl ist aufgrund seines von Natur aus hohen Gehalts an gesättigten mittelkettigen Fettsäuren bei Raumtemperatur streichfähig.

Am nativen Kokosöl erkennt man mit bloßem Auge noch eine weitere wichtige Eigenschaft gesättigter Fettsäuren: Ihr hoher Schmelzpunkt verwandelt das Öl schon beim Abkühlen auf Raumtemperatur (24° Celsius und kälter) in festes Fett. Den Grund dafür erkennt man am Beispiel der zuvor gezeigten Stearinsäure. Wie dort zu sehen ist, gehen die beiden Wasserstoffe, die innerhalb der Kohlenstoffkette an jeweils einem Kohlenstoff hängen, ihren »Nachbarn« wechselseitig aus dem Weg: Stets sind zwei Wasserstoffe alternierend oben und dann wieder unten angeordnet. Infolgedessen bekommt die gesättigte Fettsäure eine Zickzackform und wird dabei lang gestreckt. Dadurch können sich gesättigte Fettsäuren über ihre gesamte Länge gut aneinanderlegen. Das führt zur Verfestigung eines entsprechenden Öls.

UNGESÄTTIGTE FETTSÄUREN – KOMPLEX UND GESUND

Sind nicht allen Kohlenstoffen innerhalb der Kohlenstoffkette jeweils zwei Wasserstoffe angeschlossen, dann gilt die gesamte Fettsäure als ungesättigt. Schließlich könnte sie weitere Wasserstoffe aufnehmen, bis sie endgültig gesättigt wäre.

Weil »Kohlenstoff-Legokugeln« vier Steckstellen besitzen und aus Stabilitätsgründen alle genutzt werden, treten ungesättigte Kohlenstoffe stets als benachbarte Pärchen auf. Die jeweils noch freie Steckstelle wird zu einer zweiten Verbindung zwischen den beiden benachbarten Kohlenstoffen genutzt. Solche ungesättigten Pärchen werden in schematischen Darstellungen wie beispielsweise in der folgenden Abbildung nicht mit einem Strich, sondern mit zwei Strichen verbunden. Der Doppelstrich kennzeichnet eine sogenannte Doppelbindung und ist der Hinweis auf eine ungesättigte Fettsäure.

Bezeichnend für die Zugehörigkeit zu einer bestimmten Klasse an ungesättigten Fettsäuren ist immer das erste (!), vom Omega-Ende aus gezählte ungesättigte Kohlenstoffpaar. Die Ölsäure ist somit eine Omega-9-Fettsäure. Wie ebenfalls in der Abbildung zu sehen ist, befinden sich die jeweils einzelnen Wasserstoffe des ungesättigten Kohlenstoffpärchens auf derselben Seite der Fettsäure beziehungsweise des Doppelstrichs. Deshalb handelt es sich um eine sogenannte Cis-Fettsäure. Lägen sie einander gegenüber, wäre es eine Trans-Fettsäure (dazu später mehr).

Durch das Vorhandensein eines einzigen ungesättigten Kohlenstoffpärchens (gestrichelter Kreis) wird Stearinsäure zur sogenannten Ölsäure.

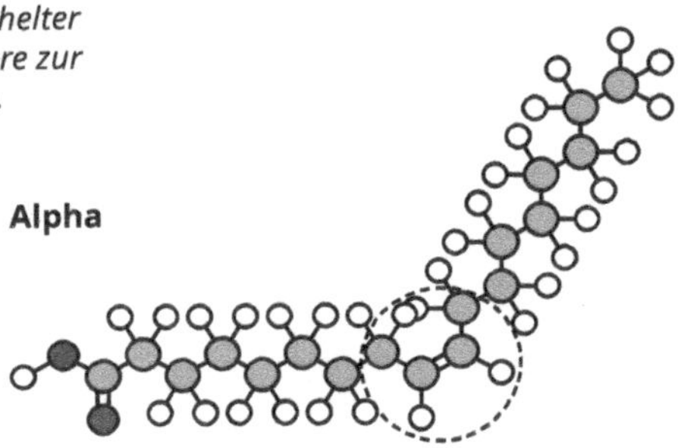

Cis-Ölsäure
Omega-9-Fettsäure

Diese Unterscheidung zwischen Cis und Trans ist enorm wichtig. Denn nur durch die Anordnung der beiden Wasserstoffe in Cis-Position erfährt die Fettsäure einen Knick (bei Trans-Fettsäuren bleibt sie gestreckt, wie wir ebenfalls später sehen werden). Durch den Knick können sich Cis-Fettsäuren nicht mehr so gut der Länge nach mit anderen aneinander anlegen. Das bedeutet, dass zum Schmelzen von Ölen, die vorwiegend aus derart »geknickten« Fettsäuren bestehen, viel weniger Wärme benötigt wird. Im Gegensatz zu Ölen aus vorwiegend gesättigten Fettsäuren (oder Trans-Fettsäuren) sind sie auch bei kühleren Temperaturen meist noch flüssig. Sämtliche natürlichen Nahrungsmittel des Menschen

> Olivenöl besteht zum überwiegenden Teil aus der einfach ungesättigten Cis-Ölsäure. Deshalb ist Olivenöl sogar im Kühlschrank noch flüssig.

enthalten Cis-Fettsäuren, weshalb unser Organismus sich mit Trans-Fettsäuren schwertut, wenn sie Teil unserer Ernährung werden. Dies werden wir gleich ausführlicher besprechen.

Cis-Fettsäuren werden bevorzugt in Zellmembranen eingebaut, wo sie dafür sorgen, dass diese nicht starr, sondern höchst flexibel sind. Diese Flexibilität wird auch Fluidität genannt. Sie verleiht allen Bestandteilen in biologischen Membranen die Fähigkeit, sich freier in ihnen zu bewegen und dadurch besser miteinander in Kontakt zu treten (auch dazu später mehr).

Unser Organismus kann Omega-9-Fettsäuren wie die Ölsäure einfach dadurch selbst herstellen, dass er die entsprechenden beiden Wasserstoffe aus der Stearinsäure komplett entfernt. Für dieses »Entsättigen« sind sogenannte Desaturasen verantwortlich. Ihr Name ist Programm (saturiert bedeutet gesättigt, desaturiert dementsprechend ungesättigt). Desaturasen sind biochemische Katalysatoren, deren Struktur und damit Funktion in unserem Erbgut festgelegt ist. Da wir den Bauplan einer Omega-9-Desaturase in unserem Erbgut haben, sind Omega-9-Fettsäuren kein essenzieller Nahrungsbestandteil. Wir sind auf ihre Zufuhr nicht angewiesen, ganz im Gegensatz zu den mehrfach ungesättigten Omega-3- und Omega-6-Fettsäuren. Der Grund: Wir besitzen keinen Bauplan für eine Omega-3- oder Omega-6-Desaturase.

> Im Leinöl wurden die für Ratten lebenswichtigen F-Vitamine entdeckt. Leinöl enthält jeweils etwa 15 Prozent Ölsäure und Linolsäure (LA) sowie für Pflanzenöle außergewöhnliche 70 Prozent Alpha-Linolensäure (ALA).

F-VITAMINE – EIN HISTORISCH BEDINGTER IRRTUM

Bis Ende der 1920er-Jahre glaubte man, dass Fettsäuren und Kohlenhydrate (Zucker und Stärke) nichts anderes seien als unterschiedliche Energieträger – und damit gegeneinander austauschbar. Eine Kalorie aus Fettsäuren galt als gleichwertig zu einer Kalorie aus Kohlenhydraten. Es komme – so dachte man – eben nur auf den Energiegehalt an. Doch als das Forscherehepaar Georg und Mildred Burr seine Laborratten völlig fettfrei ernährte, erkrankten diese und starben binnen weniger Monate – trotz kalorisch ausreichender Versorgung mit Kohlenhydraten.[8]

Die Gabe von Leinöl jedoch konnte die Tiere vor dem sicheren Tod retten. Nach und nach wurden über die folgenden Jahrzehnte daraus die beiden für Ratten lebensrettenden Fettsäuren isoliert. Leinpflanzen, die zur Gattung *Linum* gehören, wurden infolgedessen auch zum Namensgeber für die dabei entdeckten Vitamine: *Lin*olsäure und Alpha-*Lin*olensäure.[9] Nach der zuvor gemachten Entdeckung der Vitamine A, B, C, D und E nannte man sie Vitamin F, was passenderweise auch eine Abkürzung für Fettsäure ist.

Die Alpha-Linolensäure heißt auf Englisch Alpha-Linolenic Acid, weshalb sie in der Literatur mit ALA abgekürzt wird. Es handelt sich bei ALA um eine Omega-3-Fettsäure, denn das erste ungesättigte Kohlenstoffpärchen befindet sich an dritter Stelle am Omega-Ende, wie in der folgenden Abbildung zu sehen ist. Zwei weitere befinden sich an sechster und neunter

Position. ALA ist deshalb eine mehrfach oder, genauer gesagt, eine dreifach ungesättigte Fettsäure.

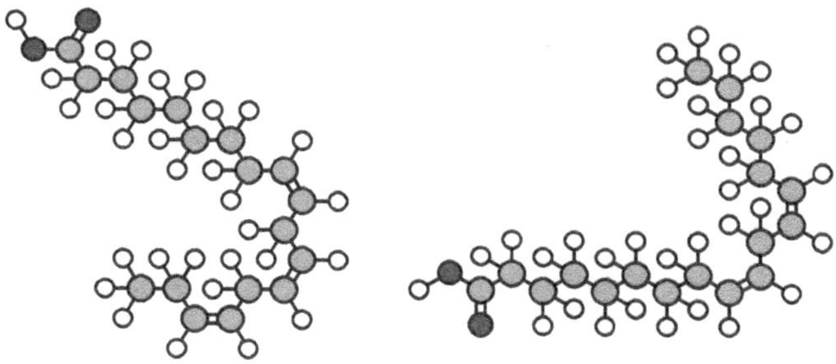

Links: Alpha-Linolensäure (ALA) ist eine dreifach ungesättigte Omega-3-Fettsäure. Man findet sie in sehr hoher Konzentration im Leinöl. Rechts: Linolsäure (LA) ist eine zweifach ungesättigte Omega-6-Fettsäure. Auch sie ist im Leinöl enthalten. In sehr hoher Konzentration findet man sie in den meisten Ölen, die in der modernen westlichen Ernährung dominieren.

Die Linolsäure, auf Englisch Linoleic Acid, wird mit LA abgekürzt. Sie hat vom Omega-Ende aus gesehen das erste ungesättigte Kohlenstoffpaar an sechster Stelle. LA ist deshalb eine Omega-6-Fettsäure. Ein zweites ungesättigtes Kohlenstoffpärchen befindet sich an zehnter Stelle. Bei LA handelt es sich somit um eine zweifach ungesättigte Fettsäure.

Kein Tier kann Omega-3- und Omega-6-Fettsäuren selbst herstellen. Auch dem Menschen fehlen die für das Entfernen von Wasserstoff, der sich näher als die siebte Position vom Omega-Ende befindet, schlichtweg die dafür geeigneten Desaturasen. Es war für das Tierreich allerdings auch nie

> Sonnenblumenöl besteht zu über 70 Prozent aus LA, besitzt aber so gut wie kein ALA. Dasselbe gilt auch für Distel- und Maiskeimöl. Rapsöl enthält wie Olivenöl bis zu 70 Prozent Ölsäure. Der Rest ist ein Gemisch von jeweils 15 Prozent ALA und LA.

notwendig, diese speziellen Werkzeuge zu entwickeln, denn Pflanzen produzieren ALA und LA zur Energiespeicherung, insbesondere für die Versorgung der jeweils nächsten Generation, weshalb Samen und Nüsse mit diesen Fettsäuren angereichert sind.

Die meisten Samen und die aus ihnen gewonnenen Öle haben einen hohen bis sehr hohen Anteil an LA. Beispiele dafür sind Sonnenblumen-, Maiskeim-, Soja- oder Distelöl. Diese sind jedoch nahezu frei von ALA.

Nur wenige Pflanzen produzieren relativ viel ALA und speichern es in ihren Samen. Beispiele dafür sind Lein, Chia, Walnuss oder Raps. Ansonsten findet man ALA in Blattgemüse (Kohlsorten) und Salaten.

Im Gegensatz zu allen anderen Vitaminen wurde man auf die F-Vitamine nicht durch einen Mangel beim Menschen aufmerksam, sondern durch das Rattenexperiment des Ehepaars Burr. Und dieser Umstand führte zu einem historischen Irrtum, der von großer Bedeutung für das menschliche Wohlergehen ist. Denn diese F-Vitamine sind noch nicht die eigentlichen Wirkstoffe. Um ihre biologische Wirkung zu entfalten, fehlen ihnen ein paar weitere Knicke. Ratten, die gezwungenermaßen zur Entdeckung der beiden »F-Vitamine« beitrugen, waren in ihrer Entwicklungsgeschichte stets Sammler und ernährten sich vorwiegend von Pflanzen und deren Samen. Ihr Stoffwechsel muss deshalb in der

Lage sein, die pflanzlichen Vorstufen von ALA und LA effizient in die bioaktiven Wirkstoffe DHA beziehungsweise AA umzuwandeln.[10]

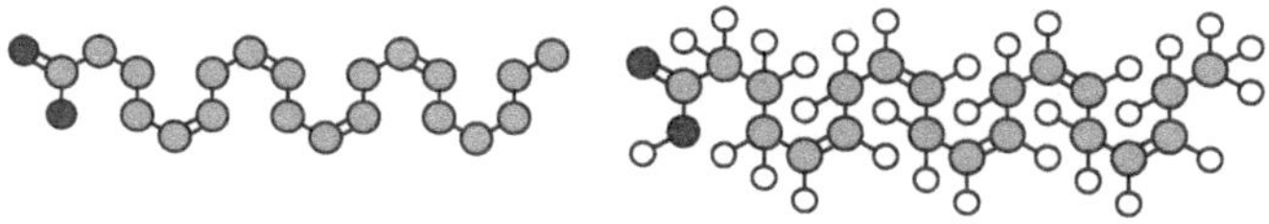

Arachidonsäure (AA)
Omega-6-Fettsäure

Eicosapentaensäure (EPA)
Omega-3-Fettsäure

Links: Arachidonsäure (AA) besitzt zwei Knicks mehr als Linolsäure und damit ein Vielfaches mehr an biologischer Wirkung. Rechts: EPA besitzt fünf Knicks, zwei mehr als ihre Vorstufe ALA. Mikroalgen produzieren nicht nur DHA, sondern auch EPA und bereichern mit beiden bioaktiven Omega-3-Fettsäuren die aquatische Nahrungskette.

Um bioaktives AA herzustellen, wird LA mithilfe einer Desaturase entsättigt, dabei entsteht ein weiterer Knick. Dann wird die Kohlenstoffkette mit einer sogenannten Elongase (auch hier ist der Name Programm) um zwei weitere Kohlenstoffe verlängert. Zuletzt wird das Produkt mithilfe einer weiteren Desaturase nochmals desaturiert beziehungsweise »geknickt«. Infolgedessen besitzt AA 20 Kohlenstoffe in ihrer Kette, und diese hat vier Knicks, also zwei mehr als die ursprüngliche LA – und genau das macht sie biologisch so wertvoll, wie wir gleich sehen werden.

Um aus der pflanzlichen ALA bioaktive Omega-3-Fettsäuren zu synthetisieren, nutzt unser Organismus dieselben Desaturasen und dieselbe Elongase wie bei der Herstellung von

AA aus LA – wenn auch höchst ineffizient. Aus ALA entsteht dabei zunächst die sogenannte Eicosapentaensäure. Auf Englisch heißt sie Eicosapentaenoic Acid und wird deshalb mit EPA abgekürzt. EPA ist eine bioaktive Omega-3-Fettsäure und besitzt wie AA 20 Kohlenstoffe (*eicosa* ist griechisch und bedeutet 20). Sie verfügt über insgesamt fünf Knicks (*penta-en* bedeutet fünfmal ungesättigt), zwei mehr als ihre pflanzliche Vorstufe ALA.

EPA ist ein wichtiger Baustoff für die Zellmembranen aller Körperzellen, mit Ausnahme der Nervenzellen, wo fast ausschließlich DHA genutzt wird. EPA ist auch Ausgangspunkt für die Bildung vieler lebenswichtiger Gewebshormone. Sie ist wie DHA eine lebenswichtige aquatische Omega-3-Fettsäure – und sie wird ebenfalls von Mikroalgen produziert.

Aus EPA kann unser Organismus DHA bilden, allerdings extrem ineffizient. Dazu wird EPA mithilfe derselben Elongase nochmals um zweimal zwei Kohlenstoffe verlängert. Danach wird ein weiteres Mal desaturiert, ebenfalls mit derselben Desaturase, und in einem letzten Schritt die Kette um zwei Kohlenstoffe gekürzt. Nach diesem komplizierten und aufwendigen Manöver besitzt die Docosahexaensäure insgesamt 22 Kohlenstoffe (*Docosa* bedeutet 22) in ihrer Kohlenstoffkette. DHA ist zugleich *hexa-en,* das bedeutet: sechsfach ungesättigt.

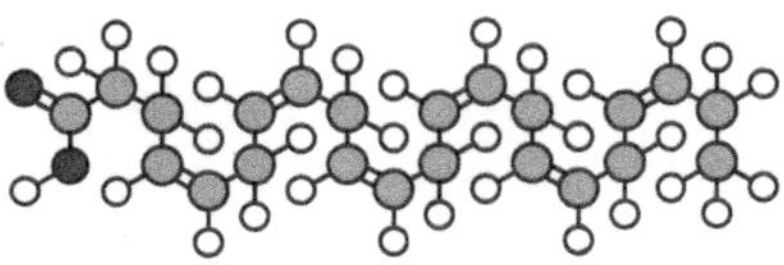

Docosahexaensäure (DHA)
Omega-3-Fettsäure

DHA kann in einem aufwendigen biochemischen Prozess aus ALA beziehungsweise EPA entstehen. Diese Omega-3-Fettsäure besitzt 22 Kohlenstoffe und insgesamt sechs Knicks.

Im Gegensatz zur hohen Umwandlungsrate bei Ratten laufen diese biochemischen Prozesse bei uns Menschen höchst ineffektiv ab. Das hat einen triftigen Grund, denn unsere Vorfahren waren – im Gegensatz zu Ratten – ja eben nicht nur Sammler, sondern für sehr lange Zeit Fischer. Fische und Meeresfrüchte sind reich an EPA und DHA. Daher passte sich unser Erbgut an eine Grundversorgung mit diesen bioaktiven aquatischen Omega-3-Fettsäuren an. Infolgedessen ist unser Organismus, wenn er optimal funktionieren soll, lebenslang auf eine Zufuhr an diesen bioaktiven Omega-3-Fettsäuren angewiesen. Tatsächlich werden nur wenige Prozent pflanzlicher ALA zu EPA umgewandelt und davon wiederum nur ein geringer Teil zu DHA – wenn überhaupt. In einer Studie am Menschen fand man eine Umwandlungsrate von ALA in EPA von etwa sieben Prozent[11], in einer weiteren Studie sogar nur von 0,3 Prozent.[12] In beiden Studien zeigte sich jedoch so gut wie keine weitere Umwandlung von EPA in DHA. Selbst hohe Mengen von täglich etwa 30 Gramm reinem Leinöl führten trotz der damit sehr hohen Zufuhr an ALA zu keiner messbaren Erhöhung an DHA.[13] Durch eine rein vegane Ernährung ist eine ausreichende Versorgung mit diesen aquatischen Fettsäuren also nicht gewährleistet – egal, wie viel ALA beziehungsweise Omega-3-reiches Pflanzenöl wir zu uns nehmen.

Das bedeutet, dass nicht eine Versorgung mit der pflanzlichen Omega-3-Fettsäure ALA für uns essenziell ist, sondern vielmehr eine ausreichende mit den Omega-3-Fettsäuren EPA und vor allem DHA.[14] Da man diese beiden bioaktiven Omega-3-Fettsäuren vornehmlich in Fischen und Meeresfrüchten (oder im Öl aus Mikroalgen) findet, bezeichne ich sie als aquatische Omega-3-Fettsäuren, um sie von der terrestrisch (in Landpflanzen) vorkommenden Omega-3-Fettsäure ALA zu unterscheiden. Obwohl wir ALA so gut wie nicht in bioaktives EPA und DHA umwandeln können, wird immer noch von vielen Ärzten und Heilpraktikern Leinöl, das die höchste ALA-Konzentration aller Pflanzenöle aufweist, sehr oft zur Korrektur oder Prävention eines Omega-3-Mangels empfohlen. Hier muss dringend ein Umdenken stattfinden. Auch dürften meiner Ansicht nach Produkte nicht mit dem Hinweis auf Omega-3-Fettsäuren beworben werden, wenn dabei nicht klar darauf hingewiesen wird, ob es sich tatsächlich um die aquatischen und damit bioaktiven Wirkstoffe handelt. Dem Konsumenten wird ansonsten fälschlicherweise suggeriert, er sei durch diese Produkte ausreichend versorgt.

Das Problem einer inadäquaten körpereigenen EPA- und vor allem DHA-Produktion wird durch die moderne westliche Ernährung noch weiter verschärft. Für die Umwandlung von LA in AA kommen dieselben Desaturasen und Elongasen zum Einsatz wie für die Umwandlung von ALA in EPA und wiederum EPA in DHA.[15] Infolgedessen konkurrieren die Omega-6-Fettsäure LA und die Omega-3-Fettsäure ALA um dasselbe Werkzeug bei der Produktion der bioaktiven Wirkstoffe – wobei aufgrund unserer Vergangenheit als Fischer und Sammler, in der nicht EPA und DHA, sondern eher tierisches AA Mangelware war, LA gewinnt.[16] Das Problem liegt nun darin, dass bei unserer heutigen Ernährung vorwiegend pflanzliche Öle verwendet werden, die extrem reich an LA sind und so gut wie kein ALA besitzen, wie Sonnenblumen-, Maiskeim-, Distel- und nicht zuletzt Sojaöl.[17] Allein der Anteil an Sojaöl hat sich beispielsweise in der US-amerikanischen »Fast-Food-Nahrungskette« seit etwa der Mitte des letzten Jahrhunderts um mehr als das Tausendfache (!) gesteigert.[18] Sojaöl besteht zu etwa 60 Prozent aus LA und macht mittlerweile etwa sieben Prozent der gesamten US-amerikanischen Nahrungsenergiezufuhr aus. Schon seit vielen Jahren warnen Wissenschaftler vor den Konsequenzen eines massiven Anstiegs der LA-Zufuhr auf Kosten von ALA, was innerhalb nur weniger Jahrzehnte zum Standard in allen Industrienationen und mittlerweile auch den sogenannten Schwellenländern geworden ist.[19] Anstatt ausgewogen zu sein, liegt die Einnahme bei weit über zehn zu eins zugunsten von LA über ALA.[20]

Da die Gesamtproduktionsrate für bioaktive Fettsäuren aus den pflanzlichen Vorstufen limitiert ist[21], bedeutet dieses gewaltige Mehr an LA in unserer Ernährung automatisch ein Weniger an EPA, das aus ALA hergestellt werden kann.[22] Um die ohnehin schon geringe EPA-Produktionskapazität maximal nutzen zu können, müsste LA bei der Gesamtenergiezufuhr weniger als 2,5 Prozent betragen. Sie liegt aber bei über acht Prozent – und eine Trendwende ist nicht in Sicht, im Gegenteil.

Infolgedessen kommt es zu einem immer gravierenderen Missverhältnis von AA zu EPA (sowie DHA). Und dies hat ebenso gravierende Konsequenzen: Schon 1997 wiesen japanische Forscher darauf hin, dass sich aufgrund der Veränderung der traditionellen Lebensweise ihrer Bevölkerung ein »Omega-3-Mangel-Syndrom« entwickelt hat.[23] Es werden weniger Fische und Meeresfrüchte verzehrt, dafür mehr LA-reiche pflanzliche Öle und AA-reiche Fleischprodukte. Dieses geht einher mit einem erhöhten Risiko für die bis dato westlichen Formen von Krebs, Herz-Kreislauf-Erkrankungen sowie Allergien. Auch die um den Faktor sieben (!) erhöhte

Rate an Alzheimer wird mit dieser Umstellung auf eine Omega-6-reiche und zugleich Omega-3-arme Ernährung erklärt.[24]

Dieses ernährungsbedingte Missverhältnis verändert auch das menschliche Verhalten. Beispielsweise fand man kürzlich im Rahmen einer wissenschaftlichen Untersuchung heraus, dass ein hoher Anteil von LA im Verhältnis zu ALA in der Ernährung der Mutter sowohl die geistige als auch die psychomotorische Entwicklung ihres Kindes negativ beeinflusst.[25] Zudem kommt es durch einen DHA-Mangel zu einer Frontalhirnschwäche mit Tendenzen hin zu einem antisozialen Verhalten (dazu mehr auf Seite 96 bis 115). Diese Entwicklung hat enorme negative Konsequenzen für die Zukunft der Menschheit, worauf ich am Ende dieses Buches noch zu sprechen komme. Ein völliger Verzicht auf diese LA-reichen Öle ist deshalb dringend angeraten.

DAS YIN UND YANG DER ESSENZIELLEN FETTSÄUREN

Die Omega-6-Fettsäure AA ist für uns ebenso lebenswichtig wie die beiden Omega-3-Fettsäuren EPA und DHA. Keine darf limitiert sein, wenn sich unser geistiges und körperliches Potenzial voll entwickeln und langfristig erhalten bleiben soll. Allerdings muss das Verhältnis von beiden Fettsäureklassen ausgewogen sein. Das liegt daran, dass die bioaktiven Fettsäuren, EPA und DHA auf der einen Seite und AA auf der

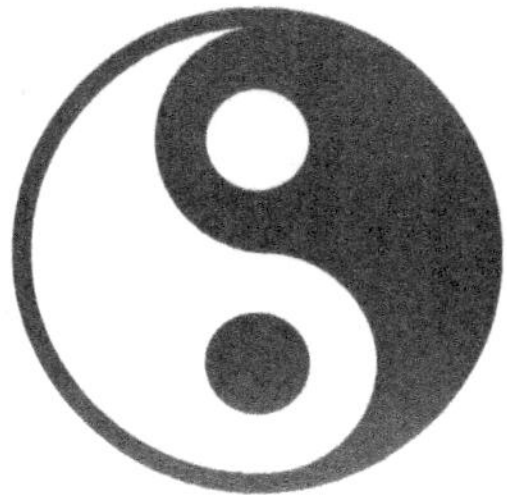

Yin und Yang stehen in der chinesischen Philosophie für Kräfte, die einander entgegengesetzt und dennoch aufeinander bezogen sind und dadurch zusammenwirken. Mit diesem Bild ist auch gut zu verstehen, wie biologische Prozesse für Wachstum und Stabilität beziehungsweise Gesundheit sorgen.

anderen, jeweils Grundlage für die Bildung ganzer Armadas sehr potenter Gewebshormone sind, die jedoch in nahezu allen Organsystemen gegensätzliche Wirkungen haben – und genau auf diese Weise zum Wohle unserer Gesundheit zusammenarbeiten.

Am besten lässt sich dies durch das Yin/Yang-Prinzip erklären. Dabei ist dies weder philosophisch noch in irgendeiner Weise esoterisch gemeint, sondern hat eine ganz praktische und wissenschaftlich reale Dimension. Das Prinzip ist auch in nahezu allen biologischen Systemen zu finden. Beispielsweise lassen sich unsere Gelenke sowohl beugen als auch strecken. Muskeln auf der einen Seite eines Gelenks arbeiten in die eine Richtung, die auf der anderen in die entgegengesetzte. Nur wenn beide zusammenarbeiten, können wir stabil aufrecht stehen oder mit der Hand nach etwas greifen.

Auf ähnliche Weise stabilisiert das ausgewogene Wirken der hormonellen Gegenspieler, die unser Organismus jeweils aus den bioaktiven Omega-3- und Omega-6-Fettsäuren synthetisiert, nahezu sämtliche biologischen Prozesse in unserem gesamten Organismus.

Die hormonellen Wirkstoffe, die aus EPA und AA gebildet werden, heißen Eicosanoide. Sie bestehen, wie der Name schon sagt, ebenso wie EPA und AA selbst, aus jeweils 20 Kohlenstoffen. Von den Eicosanoiden gibt es so viele, dass man sie in verschiedene Klassen unterteilt: Prostaglandine, Prostazykline, Thromboxane, Leukotriene oder Endocannabinoide. Sie spielen für die Regulation des Herz-Kreislauf-Systems, bei der Blutgerinnung, dem Immunsystem oder der Schmerzempfindung eine wichtige Rolle. Allein die Endocannabinoide (über deren Rezeptoren Cannabis seine Wirkung entfaltet) beeinflussen schon ein breites Feld biologischer Systeme: Immunregulation, Stoffwechsel und Energieumsatz, aber eben auch Schlafverhalten, Stimmung, Erinnerung und viele mehr.[26]

Sehr oft werden die Omega-3-Eicosanoide, die aus EPA gebildet werden, als die »Guten« bezeichnet, die Omega-6-Eicosanoide hingegen, die aus AA gebildet werden, als die »Schlechten«. Diese charakterliche Unterscheidung ist aber eigentlich falsch, denn wir benötigen beide Klassen. Schlecht ist nur deren Verhältnis, weil es mittlerweile durch unsere artfremde Ernährung völlig unausgewogen ist: Durch die Einnahme von zu viel AA und zu wenig EPA kommt es zu einer Gesamtwirkung, die uns schadet. Das ist in etwa so, um bei dem vorherigen Beispiel zu bleiben, als wenn wir nur unsere Beinbeuger trainieren würden und so gut wie nie unsere Beinstrecker, dann würden wir einfach umkippen beziehungsweise wären unfähig, überhaupt aufzustehen.

Hier zwei wichtige Beispiele für das Yin/Yang-Prinzip der Omega-6/Omega-3-Wechselwirkung:

- Gemeinsam regeln die Wirkstoffe beider Fettsäureklassen die Blutgerinnung. Dabei agieren sie als Gegenspieler.

Wenn wir uns verletzen, werden zunächst aus AA produzierte Eicosanoide aktiviert. Sie regen die Blutgerinnung an und schützen uns vor dem Verbluten. Sobald die Blutung gestoppt ist, hemmen Eicosanoide, die aus EPA gebildet werden, die weitere Blutgerinnung. Würde dies nicht geschehen, könnten durch eine überschießende und dauerhafte Gerinnungsneigung gefährliche Thrombosen, also Verschlüsse von Blutgefäßen, entstehen und sich aus diesen Blutgerinnsel entwickeln. Tödliche Herzinfarkte, Lungenembolien und Hirnschläge wären mögliche Folgen.

- Die beiden Fettsäureklassen sind auch lebenswichtig bei der Steuerung des Immunsystems. Ohne AA-Eicosanoide würde es nicht effizient aktiviert werden, wenn wir eine Infektion erleiden. EPA-Eicosanoide wiederum helfen dabei, die Entzündungsreaktion zu stoppen, sobald die Infektion überwunden ist.[27] Ein Mangel an AA würde uns Krankheitserregern schutzlos ausliefern, umgekehrt würde ein Defizit an EPA aus einer akuten Entzündungsreaktion eine chronische machen, dann wären wir ebenfalls dauerhaft krank.

Wie in der folgenden Abbildung zu sehen, werden auch aus DHA hormonelle Wirkstoffe gebildet. Man fasst sie unter dem Begriff Docosanoide zusammen, weil sie wie DHA selbst aus 22 Kohlenstoffen bestehen. Sie spielen wie die EPA-Eicosanoide beim Beenden einer Blutung oder einer Entzündungsreaktion eine wichtige Rolle, insbesondere bei der nachfolgenden Reparatur der entstandenen Gewebeschäden.[28] Man bezeichnet die DHA-Wirkstoffe deshalb auch als Protectine (*to protect* bedeutet schützen), als Resolvine (*to*

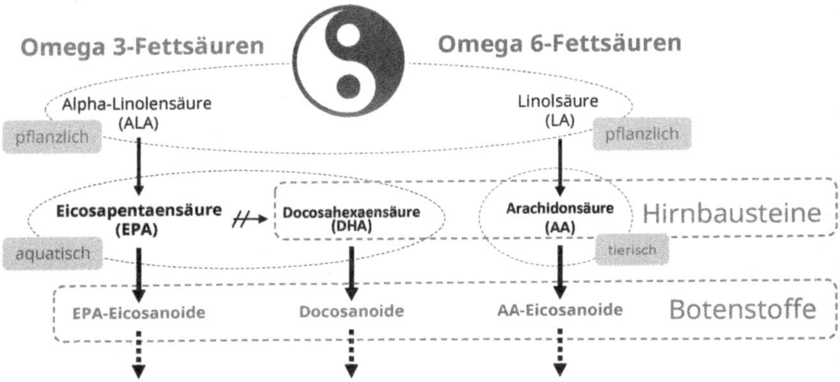

hemmt	hemmt	fördert	Entzündung
beschleunigt	beschleunigt	verzögert	Wundheilung
senkt	senkt	erhöht	Blutdruck
schützt vor	hemmt	fördert	Arteriosklerose
hemmt	hemmt	aktiviert	Blutgerinnung
reduziert	reduziert	erhöht	Schmerzempfinden
reduziert	reduziert	erhöht	Körpertemperatur
erweitert	erweitert	verengt	Atemwege
unterstützt	aktiviert	hemmt	Hirnwachstum
verbessert	aktiviert	reduziert	Virenschutz
vermindert	vermindert	erhöht	Krebsrisiko
…	…	…	…

Das Yin und Yang der Omega-3- und Omega-6-Fettsäuren. *Die Umwandlungsrate von pflanzlichem ALA in EPA ist beim Menschen gering, DHA wird so gut wie überhaupt nicht gebildet. EPA und DHA sind deshalb die essenziellen Fettsäuren, die wir aus aquatischen Nahrungsquellen beziehen müssen. LA ist in nahezu allen pflanzlichen Nahrungsmitteln reichlich zu finden, sodass sich daraus genügend AA produzieren lässt. DHA und AA sind wichtige Hirnbausteine. Ein ernährungsbedingter absoluter Mangel beeinträchtigt das Hirnwachstum und den Erhalt der geistigen Fitness. Die Wirkung der Botenstoffe, die unser Organismus einerseits aus den aquatischen Omega-3-Fettsäuren EPA und DHA und andererseits aus der tierischen Omega-6-Fettsäure AA synthetisiert, ist in nahezu allen biologischen Prozessen entgegengesetzt.*

resolve bedeutet lösen) oder als Maresine (von *ma*crophage mediator in *res*olving *in*flammation). Letztere Wirkstoffgruppe aktiviert Makrophagen (das sind, wie der Name sagt, »große Fresszellen«, die zu unserem Immunsystem gehören). Sie erkennen, nachdem sie durch Maresine aktiviert wurden, geschädigtes Gewebe, fressen und verdauen es.[29] Dadurch tragen sie dazu bei, den Krankheitsprozess zu beenden und zugleich die Wundheilung einzuleiten. Zudem verhindern Docosanoide allergische Reaktionen und reduzieren Nervenschmerzen als Folge einer Gewebeschädigung.
Auch die Bildung neuer Nervenzellen (Neurogenese) wird durch Wirkstoffe beider Fettsäurefamilien gegensätzlich beeinflusst:[30] AA-Eicosanoide hemmen die Neurogenese, wohingegen DHA-Wirkstoffe die Neurogenese aktivieren (siehe auch Seite 26 bis 27). Umgekehrt fördern AA-Eicosanoide den Abbau geschädigter Nervenzellen (Neurodegeneration), wohingegen DHA diesen Prozess blockiert. AA gilt deshalb (aber nur, weil wir zu viel davon zu uns nehmen) als ein ursächlicher Risikofaktor für den an sich vermeidbaren geistigen Abbau im Alter.[31] Neuroprotectin 1 aus DHA schützt Neuronen und bewirkt genau das Gegenteil.[32]

Wie in der vorherigen Abbildung angedeutet, ließe sich die Aufzählung der komplementären Funktionen der Wirkstoffe, die unser Organismus aus den beiden Fettsäureklassen herstellt, nahezu endlos fortsetzen. Aber schon die wenigen Beispiele lassen zweierlei erkennen: zum einen, welche Bedeutung diesen Gewebshormonen zukommt, zum anderen, in welchen Bereichen welche nachteiligen gesundheitlichen Auswirkungen bei einem chronischen Missverhältnis in der Ernährung zu erwarten sind.[33] Wir werden uns im nächsten

Kapitel ausführlich mit den Folgen beschäftigen müssen, denn von einem guten Omega-6/3-Quotienten ist die moderne westliche Ernährung weit entfernt.

FETTSÄURE-ANALYSE – EIN TROPFEN BLUT GENÜGT

Essenzielle Fettsäuren werden vor allem in den Membranen unserer Zellen gespeichert und entfalten auch dort einen wesentlichen Teil ihrer biologischen Wirkung. Es ist daher sinnvoll, ihre Zusammensetzung in den Zellmembranen zu bestimmen. Für eine entsprechende Fettsäure-Analyse eignen sich am besten rote Blutkörperchen. Zum einen entspricht die Zusammensetzung ihrer Fettsäuren mehr oder weniger der aller Körperzellen.[34] Zum anderen ist an sie leicht heranzukommen. Schon ein kleiner Blutstropfen genügt, um einfach und relativ kostengünstig gleich mehrere wichtige Aspekte der Ernährung untersuchen und berechnen zu lassen. Dazu gehören unter anderem der Omega-6/3-Quotient, der Omega-3-Index, die Fluidität der Zellmembranen sowie der prozentuale Anteil gesundheitsschädlicher Trans-Fettsäuren.[35]

Omega-6/3-Quotient (O-6/3-Q)

Dieser Wert gibt Aufschluss darüber, ob in der Ernährung ein Missverhältnis zwischen der Omega-6-Fettsäure AA und der Omega-3-Fettsäure EPA besteht.

Ideal ist ein Verhältnis von unter 2,5 zu 1 (Omega-6 zu Omega-3). Ist es deutlich höher, müssen zwei Maßnahmen ergriffen werden: zum einen eine Vermeidung von reichhaltigen Omega-6-Fettsäure-Quellen wie Fertignahrung, Fleisch- und Wurstwaren sowie von LA-reichen Ölen und zum anderen eine erhöhte Zufuhr von aquatischen Omega-3-Fettsäuren.

Omega-3-Index

Der Omega-3-Index entspricht dem prozentualen Anteil von EPA und DHA an den Gesamtfettsäuren in der Membran der roten Blutkörperchen und ist von immenser klinischer Bedeutung. Beispielsweise geht ein Omega-3-Index von unter vier Prozent (der leider in vielen westlichen Nationen üblich ist) gegenüber einem Wert deutlich über acht Prozent (der näher an dem eines Fischers und Sammlers ist) einher mit einem zehnfach (!) erhöhten Risiko, einen plötzlichen Herztod zu erleiden.[36]

Da sämtliche Zellmembranen (und auch unsere Fettdepots) ein großes Reservoir an Fettsäuren bilden, verändert sich der Omega-3-Index meist nur sehr langsam – über Wochen oder Monate –, wenn man die Ernährung ändert. Der Omega-3-Index ist somit unser »Omega-3-Gedächtnis«, das uns Auskunft darüber gibt, ob wir über einen längeren Zeitraum entweder zu wenig oder ausreichend aquatische Omega-3-Fettsäuren zu uns genommen haben.

Fluidität der Zellmembranen

Ein weiterer interessanter Wert, der bei der Fettsäure-Analyse indirekt bestimmt wird, ist derjenige der Fluidität beziehungsweise Flexibilität der Zellmembran. Diese ist von

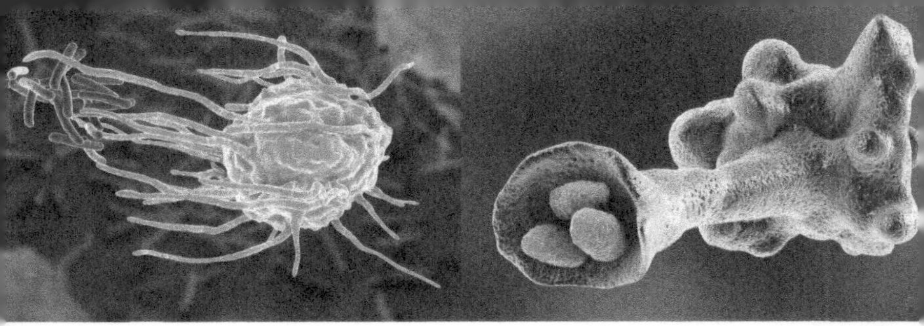

Weiße Blutkörperchen (links) verhalten sich wie Amöben (rechts). Beide Zellen kriechen durch ihre Umgebung und umstülpen mithilfe ihrer fluiden Zellmembran Bakterien, um sie in sich aufzunehmen und zu verspeisen.

enormer gesundheitlicher Bedeutung. Beispielsweise müssen sich rote Blutkörperchen durch enge Blutgefäße (Kapillaren) drängen, um den Sauerstoff in das Gewebe zu transportieren. Wären die Zellmembranen der roten Blutkörperchen und der Zellen, die die Kapillaren bilden, starr, würden unsere Blutgefäße verstopfen. Weiße Blutkörperchen hingegen müssen, um Bakterien und Krebszellen aufzuspüren und zu vernichten, durch das Gewebe unserer Organe wandern. Das tun sie wie Amöben, die wie Mikroalgen Teil des Planktons sind.

Nicht zuletzt ist die Kommunikation zwischen unseren Nervenzellen, wie ich im vorherigen Kapitel bereits ausführlich ausgeführt habe, von der Fluidität der Nervenzellmembranen abhängig. Auch diese wird von der Zusammensetzung der in ihr enthaltenen Fettsäuren bestimmt.

Ein guter Maßstab für die Fähigkeit einer Fettsäure, einer Membran Fluidität zu verleihen, ist ihr Schmelzpunkt, also die Temperatur, bei der sie vom festen in den flüssigen Zustand übergeht. Generell gilt: Je länger und gesättigter eine Fettsäure, umso höher der Schmelzpunkt und umso starrer wäre eine Zellmembran. Umgekehrt, je kürzer eine Fettsäure ist und je mehr Knicks ihre Kohlenstoffkette aufweist, umso mehr sinkt ihr Schmelzpunkt und nimmt die Fluidität einer Zellmembran zu.

Wie in der folgenden Abbildung zu sehen, steigt der Schmelzpunkt mit zunehmender Anzahl an Kohlenstoffen (K) einer Kette. Hat sie zudem keinen Knick (K+0), ist die zum Verflüssigen notwendige Temperatur besonders hoch. Enthielten die Membranen unserer Körperzellen beispielsweise vorwiegend die langkettige und gesättigte Stearinsäure (18K+0), wären sie erst bei einer Körpertemperatur von weit über 60° Grad Celsius voll funktionsfähig. Die Zusammensetzung von Kokosöl aus vorwiegend mittellangen Fettsäuren erklärt, weshalb es bei Zimmertemperatur schon streichfähig ist.

Aber schon ein einziger Knick, der die Stearinsäure (18K+0) zur Ölsäure (18K+1) macht, senkt die Schmelztemperatur von 69^0 auf 16^0 Celsius. Aus diesem Grund ist Olivenöl bei Raumtemperatur flüssig. Weil es unseren Zellen eine hohe Fluidität schon bei normaler Körpertemperatur verleiht, kommt es zu einem verstärkten Einbau von Ölsäure beispielsweise ins heranreifende Gehirn.[37]

Leinöl besteht mit etwa 15 Prozent LA (18K+2) und etwa 70 Prozent ALA (18K+3) fast ausschließlich aus mehrfach ungesättigten Fettsäuren. Deshalb ist Leinöl selbst im Kühlschrank noch flüssig. Noch wesentlich weiter sinkt der Schmelzpunkt von Fettsäuren, wenn sie noch mehr Knicks aufweisen. Der von AA (20K+4) liegt wesentlich tiefer als der von LA (18K+2), und die beiden aquatischen Omega-3-Fettsäuren EPA (20K+5) und DHA (22K+6) sind selbst bei extremer Kälte noch flüssig.

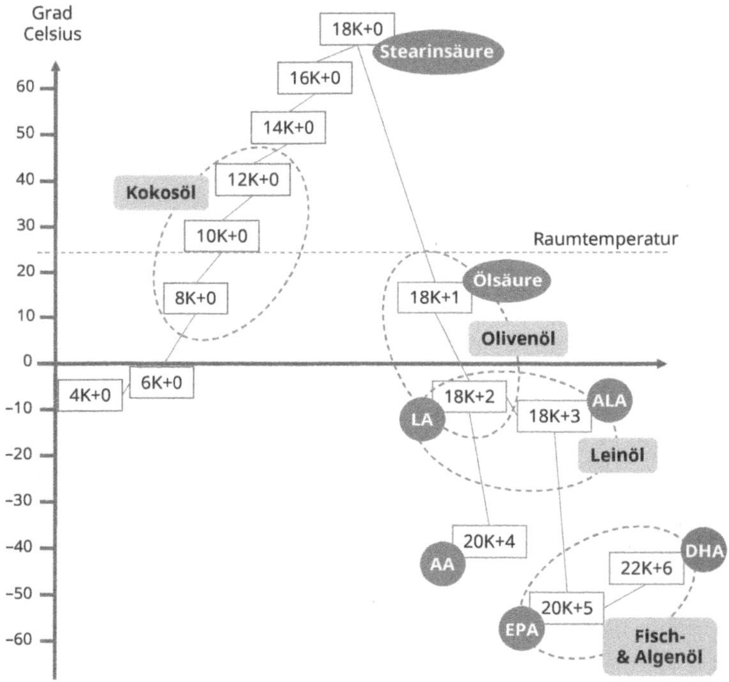

Schmelztemperatur von Fettsäuren in Abhängigkeit von der Kettenlänge und der Anzahl der ungesättigten Kohlenstoffpärchen: Je kürzer die Kohlestoffkette ist, aber vor allem je mehr Knicke sie aufweist, umso flüssiger ist ein Öl, das sie vorwiegend enthält.

Der Umstand, dass die aquatischen Fettsäuren EPA und DHA selbst bei kalten Temperaturen noch flüssig sind, ist der Grund dafür, dass Fische besonders viele dieser Fettsäuren in ihrem Gewebe speichern. Das gilt insbesondere für Fische aus polaren Meeren. Würden sie wie etwa die Landtiere Schwein und Rind vorwiegend gesättigte Fettsäuren speichern, , dann würden sie im kalten Meerwasser er-starren.

Die unterschiedlichen Schmelztemperaturen der verschiedenen Fettsäuren erlauben es unseren Körperzellen, über deren Zusammensetzung die Fluidität der Zellmembranen zu regulieren. Ein Verhältnis von etwa eins zu eins von mehrfach ungesättigten zu gesättigten Fettsäuren wird als vorteilhaft betrachtet: Die Membranen sind dadurch fluide und erlauben den Zellen eine gute Beweglichkeit, ohne dabei die notwendige Festigkeit einzubüßen.

Auch Fische aus kühlen Gebirgsbächen wie Forellen oder Bachsaiblinge sind mit teils bis zu drei Gewichtsprozent (!) sehr reich an aquatischen Omega-3-Fettsäuren.

Trans-Fettsäuren

Im Gegensatz zu gesättigten Fettsäuren sind ungesättigte Fettsäuren chemisch instabil. Dabei gilt: je ungesättigter, desto instabiler. So kann sich beispielsweise einer der beiden Wasserstoffe bei einem ungesättigten Kohlenstoffpärchen von der einen Seite auf die andere Seite umlagern. Sie befinden sich dann nicht mehr in der Cis-Position wie bei allen unseren natürlich »geknickten« ungesättigten Fettsäuren, sondern in einer sogenannten Trans-Position, weil sich die beiden Wasserstoffe gegenüberstehen. Somit wird aus einer Cis-Fettsäure eine Trans-Fettsäure, wie sie in der folgenden Abbildung am Beispiel der Trans-Ölsäure zu sehen ist. Obwohl sie weiterhin ungesättigt ist, verliert sie durch die Umlagerung ihren Knick und streckt sich (vergleiche dazu die Cis-Ölsäure auf Seite 56).

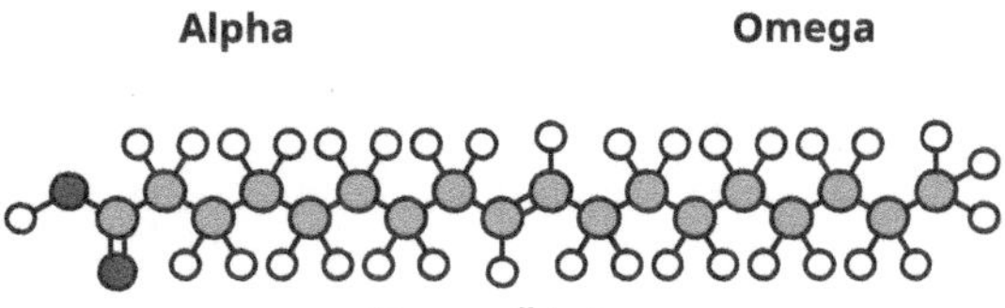

Trans-Fettsäuren sind zwar ungesättigt (siehe Doppelbindung zwischen dem neunten und zehnten Kohlenstoff), aber dennoch gestreckt wie eine gesättigte Fettsäure.

Durch diese Streckung verhält sich eine Trans-Fettsäure, obwohl wie ungesättigt ist, wie eine gesättigte: Um sie zum Schmelzen zu bringen, benötigt man eine höhere Temperatur. Die Cis-Ölsäure schmilzt schon bei 16^0 Celsius, die Trans-Ölsäure hingegen erst bei $46{,}5^0$ Celsius. Man kann sich also gut vorstellen, was passiert, wenn aufgrund einer artfremden Ernährung zu viele Trans-Fettsäuren zugeführt und anstatt Cis-Fettsäuren in Zellmembranen eingebaut werden: Ihre Fluidität sinkt.

Dieses »Versehen« ist jedoch leider die Regel, denn, wie gesagt, sind Trans-Fettsäuren trotz ihrer Streckung ungesättigt und werden als solche wie Cis-Fettsäuren bevorzugt in Zellmembranen eingebaut. Die dadurch verminderte Fluidität stört die Kommunikation zwischen Zellen sowie wichtige Prozesse innerhalb der Zellmembran. Rote Blutkörperchen, die weniger fluide sind, machen den Blutfluss zäher, wodurch das Arterioskleroserisiko steigt. Die Immunabwehr wird gestört, und damit erhöht sich unter anderem das Krebsrisiko. Auch chronische Entzündungen sind eine der vielen Folgen einer hohen Zufuhr an Trans-Fettsäuren.

> Trans-Fettsäuren entstehen beim Frittieren mit Speiseölen, die reich an mehrfach ungesättigten Fettsäuren sind.[38]

Ein Forscherteam von der Harvard-Universität in Boston fasste einige der gesundheitsgefährdenden Effekte von Trans-Fettsäuren zusammen.[39] Ihre Erkenntnisse basieren auf gut kontrollierten klinischen und epidemiologischen Studien sowie unzähligen Laboruntersuchungen. Danach erhöhen Trans-Fettsäuren das Risiko, an Alzheimer und Typ-2-Diabetes zu erkranken. Sie verschlechtern den Cholesterin-Stoffwechsel und erhöhen die Gefahr einer vaskulären Demenz. Deshalb sind Trans-Fettsäuren schon in geringen Mengen für uns äußerst ungesund. Eine tägliche Einnahme von nur fünf Gramm Trans-Fettsäuren verdoppelt das Risiko der koronaren Herzerkrankung (Angina pectoris und Herzinfarkt), weshalb man deutlich unter diesem Wert bleiben sollte. Dabei ist nicht einmal klar, ob es überhaupt eine Menge gibt, die tatsächlich als ungefährlich bezeichnet werden kann!

Trans-Fettsäuren bilden sich beim Frittieren oder Braten mit Speiseölen, die reich an mehrfach ungesättigten Cis-Fettsäuren sind. Dazu gehören Sonnenblumen-, Maiskeim-, Distel oder Rapsöl. Alle diese Öle sollten deshalb nicht erhitzt werden.

Trans-Fettsäuren sind zudem Nebenprodukt bei der Härtung von pflanzlichen Ölen. Durch die gewollte Streckung der darin enthaltenen Cis-Fettsäuren wird ein bei Raumtemperatur flüssiges Öl fest und streichfähig – aber eben auch ungesund. Dennoch werden Trans-Fettsäuren oft in Fertignahrung, Chips und Keksen verwendet.

Trans-Fettsäuren entstehen aber auch durch bakterielle Prozesse im Pansen von Wiederkäuern wie Ziegen, Schafen und Kühen. Ihr Gehalt im Fett von Milchprodukten und im Fettgewebe der Tiere liegt bei vier bis sechs Prozent. Es wurden aber auch schon Werte von zehn Prozent gemessen, wenn die Tiere Futter bekommen, das reich an Cis-Fettsäuren ist.[40]

Die Weltgesundheitsorganisation (WHO) hat schon Ende der 1970er-Jahre ihre Mitgliedsländer aufgefordert, die Verwendung von Trans-Fettsäuren zu verbieten. Doch bisher hat sich wenig zum Schutz der Verbraucher getan, die Warnungen der WHO führten nicht zu Gesetzen, die uns Verbraucher tatsächlich schützen. Im Gegenteil! In Europa ist man besonders industriefreundlich und hat sogar per Gesetz verboten (!), dass Trans-Fettsäuren auf Verpackungen gekennzeichnet werden dürfen![41] *So hat niemand einen Wettbewerbsvorteil, der keine Trans-Fettsäuren in seine Fertignahrung packt – zugunsten derer, die das tun und damit unsere Gesundheit gefährden. Die Politik folgt stets den Empfehlungen der Mächtigsten in der Nahrungsmittelindustrie.*

Eine Fettsäure-Analyse empfiehlt sich also auch, um die eigene Ernährung zu überprüfen und nicht durch versteckte Trans-Fettsäuren überrascht zu werden. Das Beste, was man für seine Gesundheit tun kann, ist deshalb, selbst zu kochen. Meine eigenen Werte aufgrund einer Ernährung, die den

Prinzipien folgt, die ich in meinem Buch *Kopfküche*[42] dargelegt habe, waren völlig akzeptabel:

Omega-6/Omega-3-Quotient	2,5 zu 1
Omega-3-Index	11 Prozent
Fluidität der Zellmembranen	1,07
Trans-Fettsäuren	0,14 Prozent

GIFTSTOFFE AUS UNGESÄTTIGTEN FETTSÄUREN

Das Entstehen schädlicher Trans-Fettsäuren ist aber nicht das einzige Problem, weshalb wir Öle, die reich an ungesättigten Fettsäuren sind, vorsichtig behandeln sollten. Ungesättigte Fettsäuren reagieren auch gerne mit Sauerstoff. Dabei entstehen sogenannte Sauerstoffradikale. Das sind giftige, hochreaktive Chemikalien, die man tunlichst nicht im Essen haben sollte. Diese Radikale katalysieren eine Reihe chemischer Reaktionen, die allesamt ein charakteristisches Resultat haben: Das Öl wird ranzig. Der Geruch ist für uns zu Recht höchst unangenehm und erfüllt damit einen wichtigen biologischen Zweck: Er warnt uns vor verdorbenen Speisen.

Beim Erhitzen von Sonnenblumenöl entsteht durch Oxidieren der darin enthaltenen Omega-6-Fettsäuren das hochgiftige Aldehyd 4-Hydroxynonenal (4-HNE), dessen

Fisch sollte nicht unangenehm riechen. Tut er es doch, ist der ranzige Geruch ein Warnsignal, dass die aquatischen Omega-3-Fettsäuren oxidiert sind und sowohl sie als auch der Fisch ungenießbar geworden sind.

Wirkung beispielsweise Alzheimer, Parkinson und viele weitere schwere Gehirnerkrankungen fördert.[43]

Die Gefahr der Bildung von Trans-Fettsäuren, Sauerstoffradikalen und Giftstoffen wie 4-HNE besteht natürlich beim Erhitzen aller Öle, die insbesondere reich an mehrfach ungesättigten Fettsäuren sind. Alle diese ungesunden Veränderungen laufen aufgrund chemischer Gesetzmäßigkeiten bei hohen Temperaturen um ein Mehrfaches schneller ab als bei Raumtemperatur oder im Kühlschrank. Auch Licht kann diese Veränderungen bewirken. Damit sich keine Giftstoffe bilden können, sollten Öle, die reich an ungesättigten Fettsäuren sind, in dunkle Flaschen abgefüllt und im Kühlschrank gelagert werden. Das gilt insbesondere für Fisch-, Krill- und Algenöl, da die darin enthaltenen aquatischen Omega-3-Fettsäuren die meisten ungesättigten Knicks aufweisen und deshalb außerordentlich anfällig dafür sind, sich in Trans-Fettsäuren zu verwandeln.

Im Vergleich zu Sonnenblumen-, Maiskeim-, Distel-, Raps- oder Leinöl, die hauptsächlich aus mehrfach ungesättigten Fettsäuren bestehen, enthält Olivenöl zu über 70 Prozent die einfach ungesättigte Ölsäure. Es ist daher weniger empfindlich. Allerdings sollte auch damit nicht zu heiß gebraten werden (nicht über den Rauchpunkt bei etwa 180^0 Celsius). Kokosöl hingegen kann praktisch keine Trans-Fette oder Sauerstoffradikale bilden, da es vorwiegend aus gesättigten Fettsäuren besteht. Es ist daher zum Braten und Backen bestens geeignet.

***

Sie wissen nun, dass mehrfach ungesättigte Omega-3- und Omega-6-Fettsäuren für uns essenziell sind. Sie wissen nun aber auch, dass ein ausgewogenes Verhältnis wichtig ist und dass wir bei der Nahrungsquelle der Omega-3-Fettsäuren einem historischen Irrtum unterliegen. Denn im Gegensatz zur weitläufigen Meinung sind wir bei der Versorgung auf aquatische Lebensmittel angewiesen, nur sie enthalten ausreichend EPA und DHA. ALA ist nur eine Vorstufe dieser beiden bioaktiven Fettsäuren, und aus pflanzlichem ALA-reichem Öl wie dem aus Leinsamen kann unser Organismus EPA und DHA so gut wie nicht herstellen. ALA-reiche pflanzliche Öle sind dennoch gesund, weil sie wenig LA enthalten und daher einer Überversorgung mit dieser Omega-6-Fettsäure entgegenwirken. Hierzu dient auch Olivenöl, selbst wenn es kaum ALA enthält. Ersetzt man zum Beispiel Sonnenblumenöl durch Olivenöl, reduziert man die LA-Zufuhr um das Sechsfache.

Die Notwendigkeit der Reduktion LA- und insbesondere AA-reicher Nahrungsmittel sowie einer Erhöhung des Konsums aquatischer Omega-3-Fettsäuren in der modernen westlichen Ernährung ist in wissenschaftlichen Kreisen schon mindestens seit Mitte des letzten Jahrhunderts bekannt.[44] Dennoch ging die irrationale Entwicklung immer weiter. Addieren wir zu diesem ungesunden Mix noch Trans-Fettsäuren und toxische Oxidationsprodukte wie HNE, dann haben wir eine gute Erklärung für zahllose Volkskrankheiten und für über 90 Prozent aller Todesfälle, die in Industrienationen mittlerweile zur Normalität gehören – obwohl sie alle unnatürlich sind und deshalb vermeidbar wären.

PANDEMIEN INFOLGE VON AQUATISCHEM OMEGA-3-MANGEL

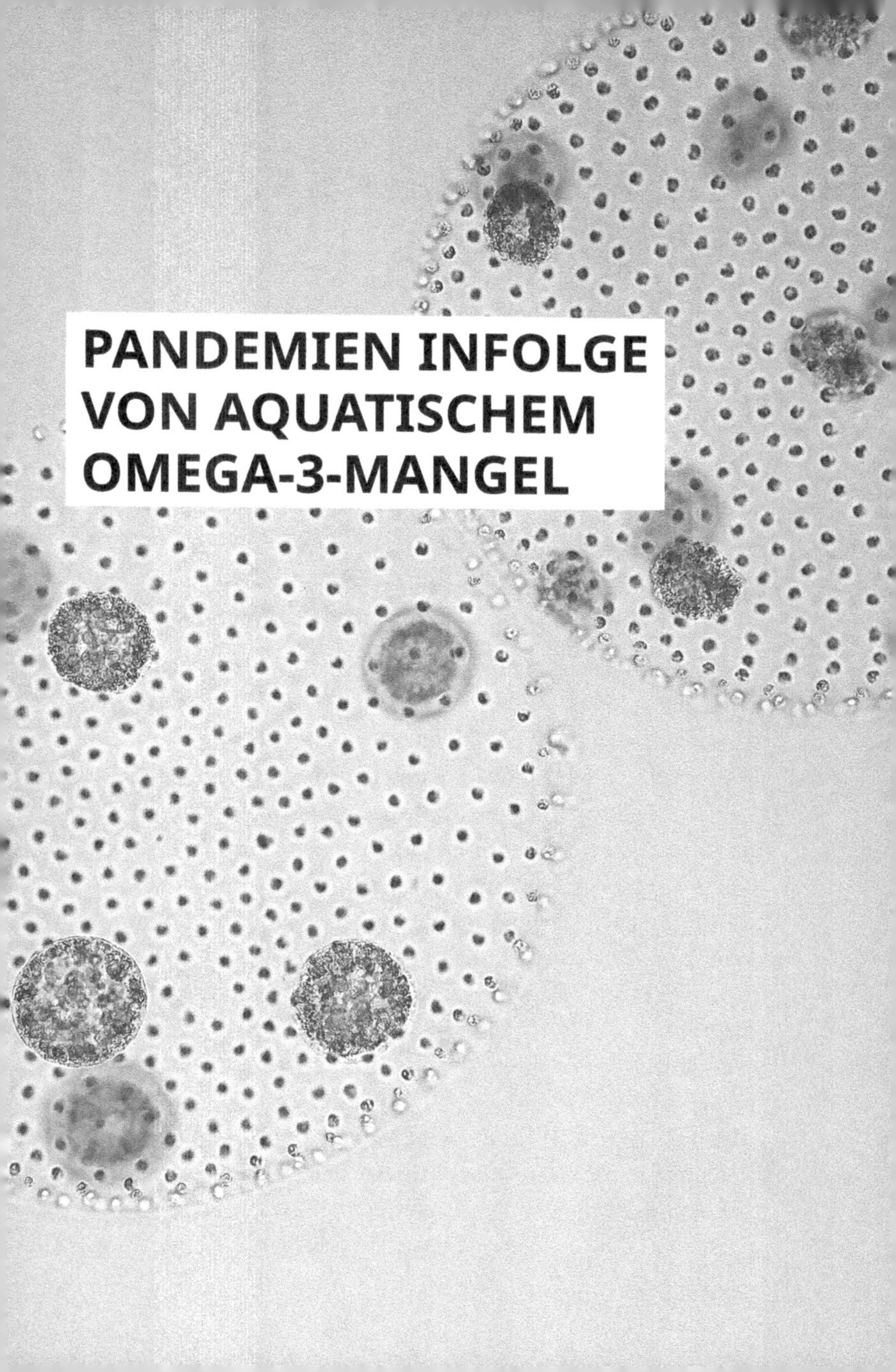

GEISTIGE ENTWICKLUNGS-STÖRUNGEN

Denn wer da hat, dem wird gegeben,
dass er die Fülle habe;
wer aber nicht hat, dem wird auch das
genommen, was er hat.
Evangelium nach Matthäus 25,29

DER MUTTERMILCH-QUALITÄTSFAKTOR

Im letzten Drittel der Schwangerschaft und in den ersten eineinhalb Lebensjahren erfährt das menschliche Gehirn den größten Wachstumsschub. Sein Gewicht steigert sich von etwa 100 Gramm auf etwa 1100 Gramm und damit um das Elffache.[1] Die Gesamtmenge an DHA, die das heranwachsende Gehirn dabei in seine Zellmembranen einbaut, erhöht sich um das 35-Fache, also überproportional.[2] Auch ohne die vielen weiteren Funktionen von DHA (ebenso wie die von EPA) als hormonähnlich wirkenden Wachstums- und Schutzfaktor für das Gehirn zu berücksichtigen, die wir zuvor ausführlich besprochen haben, macht dieses Zahlenverhältnis deutlich, weshalb ein Mangel an aquatischen Omega-3-Fettsäuren das Hirnwachstum limitiert.

Weder das ungeborene Kind noch der Säugling können DHA aus pflanzlicher ALA synthetisieren.[3] Aus diesem Grund ist eine ausreichende Versorgung mit DHA in dieser für die

Entwicklung der geistigen Fähigkeiten entscheidenden Phase von so enormer Bedeutung.[4] DHA (und EPA) bezieht das Kind vor der Geburt über die Plazenta (den Mutterkuchen), danach über die Muttermilch.[5] Mit aquatischen Omega-3-Fettsäuren angereicherte Babynahrung wäre im Bedarfsfall eine adäquate Alternative. So zeigte sich im Rahmen einer Studie kein Unterschied im Vergleich zum Stillen bei der Entwicklung der Sehschärfe und der Intelligenz.[6]

> Die geistige Gesundheit des Kindes ist vom DHA-Gehalt in der Muttermilch abhängig, und dieser wiederum von einer ausreichenden Versorgung der Mutter.

Um das Gehirn des heranwachsenden Kindes mit DHA und EPA versorgen zu können, stehen der Mutter drei natürliche Quellen zur Verfügung:

- Eigenproduktion aus pflanzlicher ALA
- gespeicherte aquatische Omega-3-Fettsäuren
- Ernährung mit aquatischen Omega-3-Fettsäuren während der Schwangerschaft und der Stillzeit

Betrachten wir diese Quellen der Reihe nach.

Eigenproduktion

Es wurde berichtet, dass Frauen im gebärfähigen Alter im Gegensatz zu gleichaltrigen Männern etwas DHA aus ALA produzieren können.[7] Allerdings scheint die Eigenproduktion nur ein nicht ausreichender Notfallmechanismus zu sein, denn laut den Ergebnissen einer weiteren Untersuchung führt die Einnahme von ALA-reichem Leinöl weder zu einem Anstieg von DHA im Blut zur Versorgung des heranwachsenden Kindes über die Plazenta noch in der Muttermilch nach der Geburt – dies im Gegensatz zur EPA-Konzentration in Blut und Muttermilch.[8]

Selbst eine Nahrungsergänzung mit schon vorgefertigter EPA erhöht die DHA-Konzentration nicht.[9] Es ist daher wichtig, dass die Mutter sich mit schon vorgefertigter DHA aus aquatischen Quellen versorgt, soll das Kind keinen gravierenden Mangel erleiden. Falls sie nicht stillen kann, benötigt das Neugeborene Säuglingsnahrung, die mit aquatischen Omega-3-Fettsäuren angereichert ist.[10]

Speicherung

Kinder, die ausreichend mit DHA versorgt werden, haben die beste Chance einer optimalen Hirnentwicklung. Damit erhöhte sich schon in der Altsteinzeit die Wahrscheinlichkeit, das Erwachsenenalter zu erreichen, um das eigene Erbgut an die nächste Generation weitergeben zu können. Eine gute DHA-Versorgung wirkte somit generationsübergreifend und als Treiber evolutionärer Optimierung. Aus evolutionsbiologischer Sicht macht es daher durchaus Sinn, dass sich insbesondere bei Frauen die Fähigkeit entwickelte, aquatische Omega-3-Fettsäuren in ihrem Fettgewebe speichern zu können. Das hatte den Vorteil, dass eine (werdende) Mutter über die zuvor angelegten Depots auch in Notzeiten, in denen sie während der für das Kind entscheidenden Hirnwachstumsphase möglicherweise nicht ausreichenden Zugang zu den marinen Quellen dieser essenziellen Fettsäuren hat, ihr noch ungeborenes Kind beziehungsweise ihren Säugling mit DHA versorgen konnte.

Der weibliche Speicherort für mehrfach ungesättigte Fettsäuren ist das Fettgewebe im Bereich der Hüften und der Oberschenkel, nicht jedoch im Bereich der Taille, wo sich bei beiden Geschlechtern vorwiegend gesättigte Fettsäuren langfristig einlagern.[11] Dass die Gefahr einer geistigen Fehlentwicklung durch eine Mangelversorgung mit DHA weitaus größer ist als durch ein Defizit an Energie, könnte die weltweite und kulturunabhängige männliche Präferenz für einen Frauentyp mit Wespentaille – wenig Bauchfett, aber dafür mehr Hüftfett – erklären.[12] Anders gesagt, könnten Männer völlig unbewusst genetisch darauf programmiert sein, zum Wohle ihres potenziellen Nachwuchses solche Frauen zu bevorzugen, die ein entsprechend niedrigeres Taille/Hüfte-Verhältnis (THV) von etwa 0,7 haben.

Ein kleineres THV geht tatsächlich einher mit einer höheren DHA-Konzentration sowohl im Blut der Mutter als auch in deren Milch, wohingegen bei Frauen mit größerem THV das Gegenteil gemessen wurde[13]: niedrigere DHA- und dafür höhere AA-Konzentrationen. Es überrascht daher nicht, dass eine Untersuchung an etwa 2000 Mutter/Kind-Paaren ergab, dass sich das THV der Mutter umgekehrt zur Entwicklung der geistigen Leistungsfähigkeit ihres Kindes verhält: Bei einem THV unter 0,72 zeigten die Kinder die besten Testergebnisse bezüglich der intellektuellen Fitness, bei einem THV über 0,92 hingegen die schlechtesten.[14] Dasselbe galt übrigens auch für die Frauen selbst. Auch ihre mentale Leistungsfähigkeit war umso höher, je mehr sich ihr THV von über 0,92 dem von 0,72 näherte.

Dass Mütter ihre Kinder in der Schwangerschaft und während des Stillens über die Hüft-Depots versorgen, zeigt

Ein niedriges Taille/Hüfte-Verhältnis von etwa 0,7 gilt seit jeher und in jeder Kultur als attraktiv. Diese Form der weiblichen Fettverteilung geht einher mit einer guten DHA-Speicherung und den besten Entwicklungschancen für den Nachwuchs.

sich auch daran, dass diese sich bei jeder Schwangerschaft verkleinern. Infolgedessen steigt das THV von Geburt zu Geburt.[15] Dies gilt auch für Frauen in traditionellen Wildbeutergesellschaften, die nicht wie diejenigen in Industrienationen im Energieüberschuss leben (wodurch das THV steigt, indem das Bauchfett und damit die Taille an Umfang zunimmt), wie man anhand einer weiteren Studie herausfand.[16] Dabei wurde auch der Beweis erbracht, dass ein geringeres THV ein guter Indikator für die Gesundheit einer Frau ist und ihre Chance erhöht, viele Nachkommen zu haben.

Aufgrund dieser Erkenntnisse ist es empfehlenswert, dass Frauen schon lange vor einer Schwangerschaft ihre Depots mit aquatischen Omega-3-Fettsäuren füllen – für die Gesundheit zukünftiger Kinder, aber auch der eigenen.[17]

Ernährung

In einer weltweit durchgeführten Untersuchung fand man heraus, dass die DHA-Konzentration in der Muttermilch großen Schwankungen unterliegt. Sie ist immer dort am höchsten, wo Frauen küstennah leben oder wo traditionell viel Fische und Meeresfrüchte verzehrt werden. Dagegen ist sie sehr niedrig, wenn Frauen auf diese Lebensmittel verzichten.[18] Im Gegensatz dazu weist die AA-Konzentration kaum größere Konzentrationsschwankungen auf. Sie ist weitgehend unabhängig von der Art der Ernährung. Das liegt daran, dass sich in der Regel bei keinem Ernährungsstil ein Mangel an dieser Omega-6-Fettsäure entwickelt. Selbst bei einer AA-armen Kost stammt immer noch ein genügend großer Anteil der AA-Menge in der Muttermilch aus den mütterlichen Speichern.[19]

Hingegen werden bei einer grundlegenden Unterversorgung mit aquatischen Omega-3-Fettsäuren so gut wie keine entsprechenden Depots angelegt. Infolgedessen ist eine ausreichende Versorgung des Kindes mit diesen essenziellen Fettsäuren während Schwangerschaft und Stillzeit ganz besonders von der aktuellen Ernährung der Mutter abhängig.

> Die Ernährung der werdenden Mutter hat einen entscheidenden Einfluss auf die geistigen, sozialen und emotionalen Fähigkeiten ihres Kindes.

VOM MÜTTERLICHEN OMEGA-3-INDEX ZUM KINDLICHEN IQ

Eine mütterliche Ernährung, reich an aquatischen Omega-3-Fettsäuren, führt zu einem guten Omega-3-Index. Dabei steht die Menge an DHA, die während der Schwangerschaft zugeführt wird, in direkter Beziehung zur Menge, die beim Fötus ankommt. Bei zugleich eingeschränkter Zufuhr an Omega-6-Fettsäuren kommt es zu einem optimierten Omega-6/3-Quotienten (O-6/3-Q). Beides hat direkten Einfluss auf die Entwicklung der geistigen Leistungsfähigkeit ihres Kindes:

- Die geistige Entwicklung des Kindes verläuft umso besser, je mehr Fisch die Mutter in den entscheidenden Wachstumsphasen des kindlichen Gehirns zu sich nimmt.[20] Die tägliche Einnahme eines halben Esslöffels DHA-reichen Lebertrans während Schwangerschaft und Stillzeit bewirkte beim Nachwuchs sogar noch vier Jahre nach der Geburt eine im Durchschnitt um etwa vier Prozent höhere geistige Fitness im Vergleich zu den Kindern von Müttern, die nur Maiskeimöl zu sich nahmen.[21]
- Je höher die Zufuhr bei der Mutter, umso besser auch die Augen-Hand-Koordination beim Kind. Dieser Effekt zeigt sich sogar noch zweieinhalb Jahre nach der Geburt.[22]
- Kopfumfang und Geburtsgewicht von Kindern bei Erstgebärenden, die DHA beispielsweise in Form von Algenöl zu sich nahmen, sind größer als bei denjenigen, die das kaum oder gar nicht taten.[23] Ein größerer Kopfumfang bei der Geburt geht tendenziell einher mit einer besseren Intelligenzentwicklung des Kindes.[24]
- Bei Inuit-Kindern konnte eine direkte Beziehung zwischen der DHA-Konzentration in der Nabelschnur – als Maß für die vorgeburtliche Versorgung des werdenden Kindes mit diesem Hirnbaustoff – und der geistigen Leistungs- und Erinnerungsfähigkeit gezeigt werden, und zwar noch elf Jahre nach der Geburt.[25]

Laut mathematischer Berechnung aus einer ganzen Reihe solcher Studienergebnisse und Untersuchungen ergibt sich folgende Beziehung: Für etwa jedes Gramm DHA, das die Mutter in dieser für das Kind wichtigen Entwicklungsphase täglich zu sich nimmt, erhöht sich dessen Intelligenzquotient (IQ) um etwa 0,8 bis 1,8 Punkte.[26]

Da eine DHA-reiche Ernährung des Menschen aus evolutionsbiologischer Sicht als »artgerechte« Norm zu betrachten ist, sollte man meines Erachtens nicht von einer *Intelligenzsteigerung* durch aquatische Omega-3-Fettsäuren sprechen. Vielmehr kommt es durch einen unnatürlichen Mangel an ihnen zu einer *Intelligenzeinbuße* – und dieser nachteilige Effekt ist nachhaltig:

- Diese Intelligenzeinbuße des Kindes aufgrund eines mütterlichen DHA-Mangels vor, während und nach der Entbindung konnte noch im Alter von sieben Jahren nachgewiesen werden.[27]
- In einer weiteren Studie war ein solcher Langzeiteffekt einer entsprechenden zeitlichen Unterversorgung sogar 15 Jahre (!) nach Geburt immer noch klar zu erkennen. So zeigte sich, dass in denjenigen Ländern mit dem besten Omega-6/3-Quotienten in der Muttermilch (Japan, Korea und Singapur) Kinder in der sogenannten PISA-Studie am besten abschnitten.[28] Hohe DHA-Werte gingen mit guten schulischen Leistungen einher. Hohe LA-Werte hingegen, wie sie typisch sind für die moderne westliche Ernährung mit entsprechend hohen Mengen an LA-reichen Ölen, verschlechterten erheblich die Aussichten, gut in der Schule abzuschneiden.
- Bei der Vorhersage der zukünftigen schulischen Leistungsfähigkeit ist der O-6/3-Q in der Muttermilch ein genauerer und eindeutigerer prognostischer Faktor als etwa das Pro-Kopf-Einkommen, die staatlichen Ausgaben pro Kind für

schulische Bildung oder jeder andere bisher untersuchte Maßstab.

Das sollte uns zu denken geben. Meines Erachtens gibt es kaum einen eindrucksvolleren Beweis für die Bedeutung der frühkindlichen Hirnreifung im Hinblick auf unser langfristiges Wohlergehen und auch keinen eindeutigeren Beweis dafür, welche Rolle die mütterliche Ernährung dabei spielt. Diese Ergebnisse zeigen uns auch, dass es sich lohnt, in eine ausreichende Versorgung mit aquatischen Omega-3-Fettsäuren zu investieren anstatt nur einseitig ins Bildungssystem.

AQUATISCHE FETTSÄUREN VERHINDERN FRÜHGEBURTEN

Eine Frühgeburt ist per Definition eine Geburt vor der 38. Schwangerschaftswoche. Weltweit werden etwa 15 Millionen Kinder jährlich zu früh geboren, wovon über eine Million an den daraus resultierenden Komplikationen sterben.[29] Die meisten Frühgeburten gibt es in den armen Regionen der Erde, jedoch ist die Rate auch in reichen Industrienationen recht hoch. Beispielsweise endet in den USA jede achte Schwangerschaft mit einer Frühgeburt, mit allen gesundheitlichen Nachteilen für das Kind.

Mit jeder Woche, die ein Kind zu früh zur Welt kommt, reduziert sich seine Chance auf die für diese Phase der Entwicklung notwendige Versorgung mit aquatischen Omega-3-Fettsäuren. Alle Säuglinge, die vor der 40. Schwangerschaftswoche geboren wurden, leiden deshalb unter einem DHA-Mangel.[30]

Dabei gilt: je kürzer die Schwangerschaft, umso größer die Unterversorgung mit DHA (und natürlich auch mit EPA).[31] Extrem Frühgeborene (das sind Babys, die vor der 28. Woche zur Welt kommen) erhalten durch eine Standardversorgung nur etwa ein Drittel der DHA-Menge, die sie über die Gebärmutter bekommen hätten.[32] Es ist daher nicht überraschend, dass Frühgeborene ganz besonders von einer Nahrungsergänzung mit aquatischen Omega-3-Fettsäuren profitieren.[33]

Jedoch wäre es natürlich am besten, wenn Kinder erst gar nicht zu früh zur Welt kämen. Leider geht aber der Trend genau in die falsche Richtung: In nur einem Jahrzehnt (von 1992 bis 2002) hat sich beispielsweise in den USA die durchschnittliche Schwangerschaftsdauer um eine ganze Woche verkürzt.[34] Dabei spielt auch hier wieder der O-6/3-Q eine Rolle, denn schließlich beschleunigen Botenstoffe, die sich aus der Omega-6-Fettsäure ableiten, den Geburtsvorgang – im Gegensatz zu denen, die von aquatischen Omega-3-Fettsäuren stammen.[35] Entsprechend den Ergebnissen einer Metastudie (in der alle relevanten bisherigen Studien zusammengefasst und ausgewertet wurden) reduziert sich deshalb durch die Einnahme von aquatischen Omega-3-Fettsäuren das Risiko einer Frühgeburt um insgesamt ein Drittel.[36] Bei Hochrisiko-Schwangerschaften vermindert sich die Gefahr einer Frühgeburt durch eine ausreichende Versorgung mit aquatischen Omega-3-Fettsäuren sogar um über 60 Prozent. Insgesamt verlängert sich dabei die Schwangerschaftsdauer im Mittelwert um etwa zwei Wochen. Das ist viel, denn jede Woche steigert die geistige Leistungsentwicklung des Kindes, beim IQ drückt sich das in insgesamt etwa 2,5 Punkten aus.[37]

Eine mütterliche Ernährung mit aquatischen Omega-3-Fettsäuren in einem ausgewogenen Verhältnis zu bioaktiven Omega-6-Fettsäuren vermindert das Risiko einer Frühgeburt, verbessert die geistige Entwicklung des Neugeborenen und erhöht zugleich dessen Überlebenschance.

Es liegt also auf der Hand, dass es sich auch aus diesen Gründen lohnt, wenn sich die werdende Mutter ausgewogen und ausreichend mit aquatischen Omega-3-Fettsäuren ernährt. Eine solche Investition in entsprechende Lebensmittel spart sogar Geld, wie Experten errechnet haben.[38] Danach belaufen sich die Kosten einer Nahrungsergänzung mit aquatischen Omega-3-Fettsäuren während der Schwangerschaft auf nur etwa ein Zehntel dessen, was man aufgrund der Folgen eines entsprechenden Mangels im Durchschnitt in einen längeren Krankenhausaufenthalt und dortige Maßnahmen investiert – ganz unabhängig von der höheren Chance auf eine körperlich und geistig gesündere Entwicklung des Kindes.

FRONTALHIRN – WAS DEN MENSCHEN ZUM MENSCHEN MACHT

Wir verdanken unsere Dominanz als Spezies insbesondere der Existenz unseres Frontalhirns.[39] Wie schon im ersten Kapitel dargestellt, ist diese Hirnregion auch das wesentliche Unterscheidungsmerkmal zwischen unserem Gehirn, also dem eines ehemaligen Fischers und Sammlers, und dem des Neandertalers, der Jäger und Sammler war. Da die Ausbildung unseres Frontalhirns auch in unserer Evolution der letzte entscheidende Schritt war, wiederholt dabei in gewisser Weise unsere individuelle Entwicklung (Ontogenese) unsere Stammesentwicklung (Phylogenese)[40]: Im Rahmen der frühkindlichen Gehirnentwicklung erfährt es als letzte Gehirnregion den entscheidenden Wachstumsschub.

Dabei spiegelt das Verhältnis von AA zu DHA beim Wachstum unseres Frontalhirns sowohl quantitativ als auch qualitativ unsere prähistorische Anpassung an die Ernährung einer Fischer-und-Sammler-Kultur wider: Es verläuft von AA-reich zu DHA-reich, wie die folgende Abbildung zeigt.

Die Konzentration der essenziellen Fettsäuren AA und DHA im sich entwickelnden Frontalhirn[41]

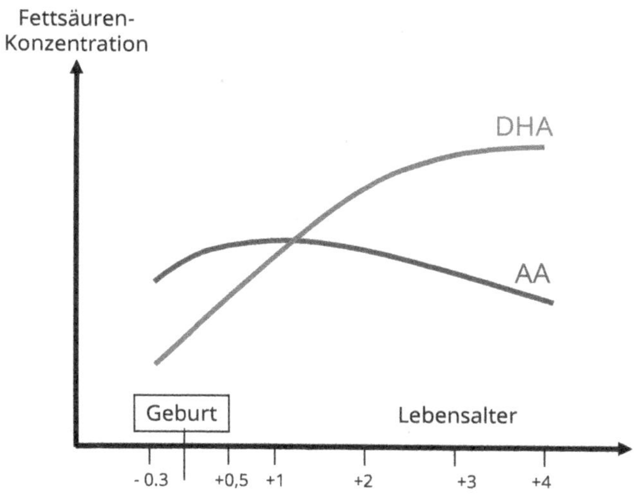

Bis zum Beginn des letzten Schwangerschaftsdrittels ist das Frontalhirn noch relativ reich an AA und arm an DHA.

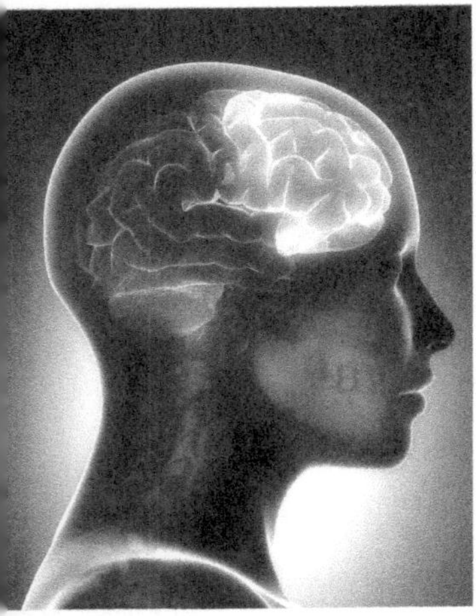

Der Omega-6/3-Quotient liegt etwa bei zwei. Doch im Laufe des darauf folgenden Wachstumsschubs nähert sich die DHA-Konzentration immer mehr der von AA an, um sich dann im Laufe der ersten Lebensjahre sogar umzukehren: DHA wird zur dominanten essenziellen Fettsäure im menschlichen Frontalhirn. Noch einmal: Das Verhältnis dieser beiden Fettsäuren entspricht in etwa dem in der Nahrung eines Fischers und Sammlers!

Die Frontalhirnentwicklung in dieser Phase geht nicht nur einher mit einer rasanten Entstehung neuer Nervenzellen, sondern auch mit deren komplexer Vernetzung mit anderen wichtigen Hirnregionen. Infolgedessen kann das Frontalhirn auf alle lebensrelevanten Informationen zugreifen. Nach neuesten Erkenntnissen ist diese Vernetzung auch ein wesentliches Kriterium für die menschliche Intelligenzentwicklung, wobei gilt: je vernetzter, umso intelligenter.[42] Zugleich kommt es zu einer verstärkten Isolierung der Leitungsbahnen (der Fachbegriff ist Myelinisierung). Dies führt zu einer sichereren und schnelleren Datenübertragung. Dieser Optimierungsprozess ist ebenso eine wesentliche Grundlage für die Entwicklung unserer emotionalen/sozialen und rationalen Intelligenz und läuft zwischen dem sechsten bis 24. Monat nach der Geburt auf Hochtouren. Da das Isoliermaterial, das »Myelin«, zum Großteil aus DHA besteht, wird dafür wiederum eine ausreichende

Versorgung mit aquatischen Omega-3-Fettsäuren benötigt.[43]

Dieser empfindliche Entwicklungszeitrahmen für die Vernetzung und die Optimierung sowie der gleichzeitig hohe Bedarf an aquatischen Omega-3-Fettsäuren könnte vielleicht erklären, weshalb in den meisten traditionellen Kulturen das Abstillen erst kurz vor Ende des zweiten Lebensjahrs stattfindet.[44] Eine auf aquatischen Nahrungsquellen basierende Ernährung der stillenden Mutter unterstützt die Entwicklung eines optimal vernetzten und funktionierenden Frontalhirns, also des Sitzes unserer Exekutivfunktionen und nahezu aller höheren geistigen Aktivitäten.[45]

Wie ich schon im ersten Kapitel angesprochen habe, gehört zu den exekutiven Aufgaben des Frontalhirns das Setzen von Zielen sowie das strategische und taktische Planen, um diese zu erreichen.[46] Wichtig dabei ist das Festlegen von Prioritäten und das zielgerichtete Koordinieren von Handlungsabläufen. Dazu enthält es unser Kurzzeit- oder Arbeitsgedächtnis. Das Frontalhirn ist entscheidend für die bewusste Steuerung unserer Aufmerksamkeit sowie der motorischen Aktivität bei der Umsetzung der geplanten Handlungen. Darüber hinaus hat das Frontalhirn die Fähigkeit, die Folgen unseres Handelns ständig neu zu bewerten und im Bedarfsfall die Vorgehensweisen anzupassen. Nicht zuletzt verleiht uns das Frontalhirn sowohl die emotionale als auch die soziale Kompetenz, um uns selbst und andere Menschen zu motivieren, aber auch, falls erforderlich, mittels Impulskontrolle zu bremsen. Dazu nutzt es seine Fähigkeit zur Sprachentwicklung. Mithilfe der Sprache können wir uns optimal mit anderen koordinieren, Erfahrungen austauschen und Ideen kommunizieren.

Kurzum: Die Eigenschaften des Frontalhirns bilden die Grundlage jeder Art menschlichen Verhaltens und Handelns – auch des sozialen Miteinanders.[47]

FRONTALHIRNSCHÄDIGUNG DURCH MANGELERNÄHRUNG

Wenn wir uns die vielseitigen und einzigartigen Funktionen des Frontalhirns vor Augen führen, dann lassen sich, wie in der folgenden Abbildung dargestellt, die folgenschweren Konsequenzen ermessen, wenn dessen Entwicklung gestört ist.

Die Reifung des Frontalhirns verläuft in Phasen, und jede Phase ist auf besondere Weise störanfällig. Krankheiten wie ADHS, Autismus, Schizophrenie, Depression und viele weitere, die wir in diesem Kapitel noch besprechen werden, werden zu Recht in Verbindung mit Störungen bei der Entwicklung und Vernetzung des Frontalhirns gebracht. Drogen wie Alkohol, Nikotin und viele andere sind dafür bekannt, derartige geistige Entwicklungsstörungen, psychische Auffälligkeiten und Krankheiten zu verursachen.

Während der Konsum solcher Giftstoffe und dessen problematische Folgen die Medien beherrschen, werden die weitaus häufigeren Ursachen einer gestörten Frontalhirnentwicklung meist ignoriert: eine Mangelversorgung des heranreifenden Gehirns mit essenziellen Nahrungsbestandteilen. Dazu gehören insbesondere die aquatischen Omega-3-Fettsäuren – »insbesondere« deshalb, weil die globale Unterversorgung ein besonderes Problem darstellt, da es mit herkömmlichen Ernährungsstrategien nicht zu lösen ist (siehe dazu das

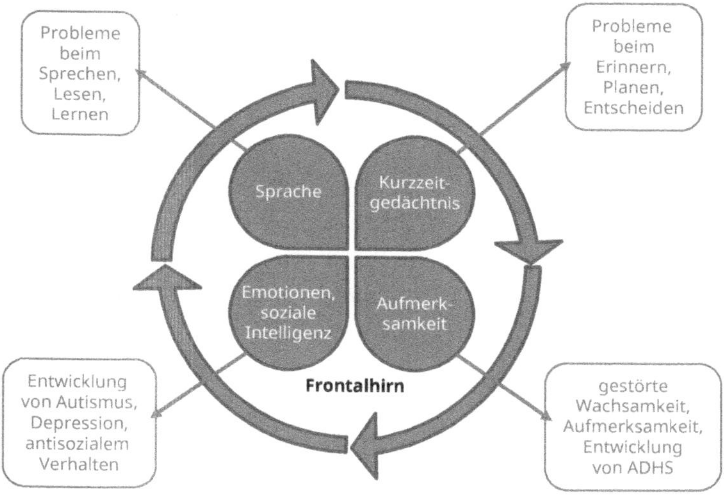

Störungen bei Entwicklung und Reifung des Frontalhirns gehen einher mit Funktionseinbußen und einem erhöhten Risiko psychischer Auffälligkeiten.

nächste Kapitel). Ich werde mich daher auf diesen Mangel und dessen Folgen für die individuelle und globale Entwicklung konzentrieren. Dabei sollte jedoch klar sein, dass Mängel an anderen essenziellen Nahrungsbestandteilen ebenso gravierende Folgen haben.

Kinder, die mit aquatischen Omega-3-Fettsäuren unterversorgt waren, weil ihre Mütter während Schwangerschaft und Stillzeit zu wenig davon zu sich nahmen, zeigen sehr häufig Auffälligkeiten, die auf eine verzögerte und gestörte Entwicklung des Frontalhirns zurückzuführen sind:

- Säuglinge, die unter einem Mangel an essenziellen Omega-3-Fettsäuren leiden, können selbst mit harmlosen Veränderungen in ihrem Umfeld weniger gelassen umgehen und sind unruhiger.[48]
- Als Kleinkinder im Alter von 14 Monaten weisen sie eine deutlich verminderte Wortproduktion und ein geringeres Wortverständnis auf.[49]
- Eine weitere Studie offenbarte eine reduzierte Aufmerksamkeitsspanne und leichte Ablenkbarkeit dieser Kinder.[50]
- Selbst im Schulalter zeigte sich noch eine schlechtere Merkfähigkeit.[51]
- Im Alter von acht Jahren stellte man darüber hinaus suboptimale Leistungen im Bereich prosozialen Verhaltens und Kommunikation fest.[52] Zudem bleibt die sprachliche Intelligenz weiterhin unterentwickelt.

Die geistige Reifung eines Kindes und somit dessen Zukunftschancen sind in hohem Maße von der Ernährung der Mutter abhängig. Das ist nicht verhandelbar. Dennoch ist aber noch nicht alles verloren, wenn die Ernährung der Mutter nicht optimal war, denn auch noch nach dem Abstillen bleibt eine Ernährung mit aquatischen Omega-3-Fettsäuren weiterhin mitentscheidend für die weitere Entfaltung der geistigen Leistungsfähigkeit:

- Eine Nahrungsergänzung mit DHA führt bei an sich gesunden Kindern und jungen Erwachsenen zu einer gesteigerten Frontalhirntätigkeit, insbesondere bei Übungen, bei denen eine erhöhte Aufmerksamkeit gefordert war.[53] Dies konnte mit bildgebenden Verfahren gemessen werden.

- Eine weitere Studie zeigte, dass in der zweiten Phase einer gesteigerten Frontalhirnvernetzung (im Alter zwischen sieben bis neun Jahren) eine eventuell vorhandene Leseschwäche durch DHA-Gabe verbessert werden kann.[54] Die Leiter der entsprechenden Studie fassten ihre Ergebnisse folgendermaßen zusammen: »Eine DHA-Supplementierung scheint eine sichere und effektive Möglichkeit zu bieten, das Lesen und Verhalten bei gesunden, aber leistungsschwachen Kindern aus Regelschulen zu verbessern.«
- Umgekehrt verschlechtert sich die bestehende Lesefähigkeit von Schulkindern zunehmend, wenn sie im Vergleich zu ihren Schulkameraden keine aquatischen Omega-3-Fettsäuren zu sich nehmen.[55]
- Mehr als die Hälfte acht- bis zwölfjähriger Schulkinder, die im Rahmen einer weiteren Untersuchung eine Nahrungsergänzung mit aquatischen Omega-3-Fettsäuren erhielten, konnte sich besser konzentrieren und war aufnahmefähiger. Nach nur drei Monaten erzielte man eine Verbesserung von durchschnittlich 70 (!) Prozent.[56]

Ebenso eindrücklich ist das Ergebnis einer weiteren Arbeit, die alle diese Ergebnisse auf einen Nenner zu bringen scheint: Schulkinder im Alter von neun bis elf Jahren, die zumindest einmal wöchentlich Fisch aßen, wiesen in nahezu allen Testbereichen eine um etwa fünf Punkte (!) höhere Intelligenz auf als solche, die nie oder sehr selten Fisch zu sich nahmen.[57]

Rechnet man dazu noch die entsprechenden intelligenzhemmenden Effekte mit ein, die eine frühkindliche Unterversorgung mit aquatischen Omega-3-Fettsäuren verursacht, bewirkt allein schon diese einzelne ernährungstechnische

Maßnahme einen Unterschied von über zehn IQ-Punkten. Hinzu kommen enorme Wirkungen hinsichtlich der Entwicklung der sozialen und emotionalen Intelligenz sowie vieler weiterer Frontalhirnfunktionen.

Aufgrund der vielseitigen neurobiologischen Funktionen aquatischer Omega-3-Fettsäuren sind viele Experten davon überzeugt, dass sowohl ein absoluter als auch ein relativer Mangel an diesen Fettsäuren im Verhältnis zu den entzündungsförderlichen Omega-6-Fettsäuren, also ein gestörter Omega-6/3-Quotient, für ein breites Spektrum von neuropsychiatrischen Entwicklungsstörungen mitverantwortlich ist.[58] Zu diesen gehören, wie gesagt, ADHS, Autismus, Schizophrenie und Depression, worauf ich noch eingehen werde, sowie weitere psychische Erkrankungen wie beispielsweise die Borderline-Persönlichkeitsstörung, die zu besprechen den Rahmen dieses Buches sprengen würde. Bei allen Betroffenen wird in der Regel ein Mangel an aquatischen Omega-3-Fettsäuren festgestellt.[59]

DAS AD(H)S-PARADOX

Bei immer mehr Kindern verlangsamt sich die Entwicklung des Frontalhirns. Eine wesentliche Ursache dafür ist unsere moderne Ernährung, die mit einem Mangel an aquatischen Omega-3-Fettsäuren und vielen weiteren Difiziten an essenziellen Mikronährstoffen einhergeht, und eine generell nicht mehr artgerechte Lebensweise (wie Schlaf- und Bewegungsmangel). Dies führt zu einer absoluten Reifungsverzögerung, auch hinsichtlich der Schulreife.

Zugleich wird von der modernen, leistungsorientierten Gesellschaft die Norm, wann ein Kind als schulreif gilt, immer weiter nach vorne verschoben. Die Kinder sollen immer früher eingeschult werden. Dabei verlangt die Gesellschaft von unseren Kindern, sich immer früher an die Lebensweise des modernen Erwachsenen anzupassen (früh aufzustehen, lange stillzusitzen, sich abstraktes Wissen anzueignen etc.). Das funktioniert jedoch erst bei schon fortgeschrittener Frontalhirnreife. Wenn nun aber die gesellschaftliche Erwartungshaltung immer drängender wird und sich zugleich die Frontalhirnentwicklung verzögert, dann wächst das Missverhältnis zwischen beidem. Infolgedessen können immer weniger Kinder bei diesem Trend von einer artgerechten Kindheit hin zu einer wirtschaftskonformen Kindheit mithalten. Diese kulturelle Entwicklung, die einerseits die Hirnreifung der Kinder verlangsamt und zugleich eine beschleunigte Hirnreifung erwartet, erklärt das AD(H)S-Paradox.

Die Folge dieser gegenläufigen Entwicklung ist ein absolutes wie relatives Aufmerksamkeitsdefizit (AD) unserer Kinder, oft kombiniert mit einer Hyperaktivitätsstörung (HS). An diesem hausgemachten AD(H)S-Paradoxon leiden Eltern und Lehrer – aber vor allem die betroffenen Kinder. Zu den krankheitsdefinierenden Symptomen gehören:

- Probleme mit der Aufmerksamkeit beziehungsweise Konzentration auf ein vorgegebenes Thema
- eine noch nicht ausgereifte Impulskontrolle
- Hyperaktivität, die sich in körperlicher Unruhe zeigt

ADHS ist eine Störung der Frontalhirnreifung, sowohl absolut als auch relativ im Hinblick auf eine überzogene Erwartungshaltung einer leistungsorientierten Industriegesellschaft.

Eine Hyperaktivität (Mangel an Selbstkontrolle) ist nicht immer dabei, deshalb ist das (H) in Klammern gesetzt.

Merkwürdigerweise werden immer wieder genetische Ursachen als Erklärung für diese mittlerweile häufigste »Kinderkrankheit« bemüht.[60] Das beruhigt die Eltern (man hat nichts falsch gemacht) und die behandelnden Ärzte (da helfen nur Medikamente, man kann mit dem Rezeptblock etwas dagegen tun). Doch gerade die enorme Häufigkeit des Auftretens von AD(H)S bei mittlerweile über fünf (!) Prozent aller Kinder (die Dunkelziffer liegt sehr wahrscheinlich noch deutlich darüber) spricht ganz eindeutig gegen eine genetische Ursache. Zum einen kann sich keine genetische Veränderung (Mutation) so schnell entwickeln, wie AD(H)S pandemische Ausmaße annahm. Zum anderen gibt es für eine solche Entwicklungsverzögerung bei der Frontalhirnreifung meines Erachtens keinen plausiblen evolutionären Vorteil, der eine derart effektive Selektion einer solch hypothetischen Mutation erklären würde.

Passend zur Vorstellung einer genetischen Ursache ist auch die weit verbreitete Überzeugung, dass die qualitativen Abweichungen von den durch die Industriegesellschaft definierten Erwartungen nur mithilfe von Industrieprodukten, sprich: durch Medikamente, korrigiert werden können. Das macht das ADHS-Paradox zur ADHS-Ironie. Denn die meist aufputschenden Medikamente dienen nur dazu, die Symptome einer relativen Reifungsverzögerung zu kaschieren. Damit werden die Ursachen der Symptome aber nicht beseitigt. So kommt es zu einem weiteren Hinausschieben der absoluten Frontalhirnreifung, und es droht die Gefahr, dass aus der Entwicklungsverzögerung eine chronische Entwicklungsstörung wird, die bis ins Erwachsenenalter andauern kann – was mittlerweile in über der Hälfte der Fälle auch tatsächlich geschieht.[61]

Allerdings ist unser Erbgut insofern bedeutsam für die Erklärung von ADHS, als es uns ziemlich genau vorgibt, was eine artgerechte Kindesentwicklung beinhaltet. Da unsere gesellschaftlichen Normen hierbei wesentliche Aspekte nicht berücksichtigen, findet sich in der zunehmenden Diskrepanz zwischen »artgerecht« und »wirtschaftskonform« die einzig logische Erklärung für das pandemische Auftreten von AD(H)S.

Auch die häufigen Begleiterscheinungen von AD(H)S sind Folge einer verzögerten Frontalhirnentwicklung. Zu diesen gehören:

- Probleme beim Lesen und Rechtschreiben.[62] Eine entsprechende Entwicklungsstörung ist bei fast der Hälfte der Kinder mit ADHS festzustellen.
- Depressionen.[63] Sie treten bei AD(H)S-Patienten fünfmal häufiger auf als bei Kindern und Jugendlichen ohne diese Diagnose.[64] Bis zu 50 Prozent entwickeln eine depressive Stimmung, meist einige Jahre nach dem Auftreten von AD(H)S. Diese gilt als eine emotionale, stressbedingte Folge der AD(H)S-Problematik. Wie ich aber noch zeigen werde, liegt der grundlegenden Neigung zur Entwicklung einer Depression eine Wachstumsstörung des emotionalen Gedächtnisses zugrunde (siehe dazu Seite 116 bis 121).

Diese hat meist dieselben Ursachen wie die gestörte Frontalhirnreifung.

- Angststörungen.[65] Etwa ein Viertel der Kinder mit AD(H)S-Diagnose leiden unter (Versagens-)Angst.
- Ein noch nicht ausgereiftes Arbeitsgedächtnis.[66] Dies führt insbesondere zu Problemen bei gesprochenen Anweisungen. Hingegen werden spielerische Vorgaben weitgehend problemlos gemerkt, verstanden und umgesetzt – typisch Kind eben, möchte man fast sagen.
- Schlafstörungen.[67] Sie sind häufig und verschärfen die Gesamtproblematik, denn Schlaf ist für Reifung und Funktion des Frontalhirns von enormer Bedeutung. Es gibt inzwischen gute Hinweise dafür, dass durch das Beheben einer mangelhaften Versorgung mit aquatischen Omega-3-Fettsäuren eine Verbesserung der Schlafqualität erreicht werden kann.[68]

Da ernährungsbedingte Defizite für die absolute Verzögerung der Frontalhirnreifung verantwortlich sind, sollte eine Korrektur dieser Nahrungsmängel die primäre therapeutische Maßnahme sein. Tatsächlich haben Kinder mit AD(H)S durchweg einen zu geringen Omega-3-Fettsäure-Status.[69] Aufgrund der eindeutigen Frontalhirn-Reifungsstörung und des Umstands, dass diese durch den in unserer modernen Gesellschaft immer häufiger festzustellenden Mangel an aquatischen Omega-3-Fettsäuren mitverursacht wird, macht dies aus meiner Sicht eine Überprüfung und Korrektur des Omega-3-Fettsäure-Status zwingend erforderlich – ebenso wie eine schnellstmögliche Korrektur. So verbesserte bei Kindern mit der Diagnose AD(H)S, die im Vergleich zu ihren gleichaltrigen

Schulkameraden um etwa zwei Jahre in der Entwicklung ihres Frontalhirns zurücklagen, eine nur viermonatige Zufuhr von aquatischen Omega-3-Fettsäuren die Fähigkeiten beim Lesen und Schreiben.[70] Auch ihre sozialen Kompetenzen und die Konzentrationsfähigkeit entwickelten sich schneller. Auf vergleichbar positive Ergebnisse kam mittlerweile eine ganze Serie klinischer Studien, die im Jahr 2017 in einer Metastudie zusammengefasst und analysiert wurden.[71] Insgesamt zeigte sich eindeutig eine Verbesserung der Symptomatik unter einer »Therapie« mit aquatischen Omega-3-Fettsäuren. Das Beheben des Mangels ermöglichte und beschleunigte die zurückgebliebene beziehungsweise verlangsamte Frontalhirnreifung. Ich würde die korrektiven Maßnahmen deshalb nicht Therapie nennen, sondern schlichtweg eine natürliche artgerechte Ernährung.

Entsprechend können auch andere ernährungsbedingte Fehlentwicklungen die Frontalhirnreifung verzögern. Beispielsweise gibt es eine Korrelation zwischen ADHS-Risiko und der Häufigkeit, mit der sogenanntes Junkfood verzehrt wird, wohingegen eine ausgewogene und gesunde Ernährung einen Schutzfaktor darstellt.[72] Dazu gehört unter anderem Vitamin D.[73] Letztendlich müssten Defizite an Vitaminen und Spurenelementen bei allen (!) Kindern diagnostisch ausgeschlossen und korrigiert werden, idealerweise auch schon bei den werdenden Müttern.

Man sollte sich allerdings in Geduld üben und nicht erwarten, dass eine absolute Entwicklungsstörung, die aufgrund eines über mehrere Jahre anhaltenden chronischen Mangels entstand, in nur wenigen Wochen korrigiert werden kann. Hirngesundheit ist eine lebenslange Aufgabe. Um das

Kind zu schützen, sollte man aber nicht nur den absoluten Mangel, sondern gleichzeitig die relative Verzögerung der Frontalhirnentwicklung korrigieren. Dies kann jedoch nur gelingen, indem man die Anforderungen einer vorwiegend auf wirtschaftlichem und somit auch schulischem Erfolg ausgerichteten Leistungsgesellschaft herunterschraubt. Das wäre grundsätzlich besser, als die Kinder mit leistungssteigernden Medikamenten zu puschen.

AUTISMUS – DAUERHAFTE UNREIFE

Unter Autismus fasst man ein weiteres Spektrum neurologischer Entwicklungsstörungen des Frontalhirns zusammen, die durch Beeinträchtigungen der sozialen Interaktionen und Kommunikation sowie durch eingeschränkte, repetitive und stereotype Verhaltensmuster gekennzeichnet sind. Neben diesen Kernsymptomen der Beeinträchtigung leiden Menschen mit Autismus oft unter AD(H)S, Angstzuständen und Schlafstörungen. Autismus ist ebenfalls als eine Störung der Frontalhirnentwicklung zu betrachten, die in der Regel spätestens im Alter von etwa drei Jahren erkennbar wird.

> **Fluch oder Segen?** *Aufgrund tendenziell vergleichbarer Defizite bei der sozialen Interaktion und der Variabilität von Verhaltensmustern rechnet man das Asperger-Syndrom zum Autismus-Spektrum. Ich halte dies für falsch, denn es gibt gravierende Unterschiede. So zeigen Kinder mit Asperger-Syndrom im Gegensatz zu solchen mit sogenanntem hochfunktionellem*

Autismus keine Verzögerung bei der Sprachentwicklung und fangen typischerweise sogar schon früh zu sprechen an. Sie haben auch oft besondere Begabungen im rational-analytischen Denken und sind in der Regel überdurchschnittlich intelligent. Es kann daher gut sein, dass es sich hier nicht um eine verzögerte, sondern nur um eine andere Entwicklung handelt. Asperger brachte uns vielmehr durch die Fähigkeit, die Welt anders wahrzunehmen, viele wissenschaftliche und technologische sowie kulturelle Fortschritte. Das Asperger-Syndrom ist somit aus soziokultureller Sicht – im Gegensatz zum Autismus – ein unschätzbar wichtiger Teil des menschlichen Entwicklungsspektrums.[74]

Mitte des letzten Jahrhunderts litt von etwa 2000 Kindern nur ein einziges Kind unter Autismus, das waren 0,05 Prozent. Heutzutage liegt die Rate bei über 40 (!) Kindern und damit bei über zwei Prozent.[75] Keine andere Krankheit des kindlichen Geistes, nicht einmal AD(H)S, nahm so rasant zu. Diese rasche Zunahme der Häufigkeit autistischer Erkrankungen lief parallel zur Steigerung der Ernährung mit Omega-6-reichen Nahrungsmitteln, die mit einer Abnahme in der Versorgung mit hochwertigen Omega-3-Fettsäuren einherging.[76]

> Autismus ist eine lebenslange Erkrankung infolge einer Entwicklungsstörung des Frontalhirns, dessen Symptome schon im frühen Kindesalter zum Vorschein kommen.

Ein Überschuss an AA führt zu einem relativen Mangel an DHA, selbst wenn eine werdende Mutter genügend DHA zu sich nehmen würde. Denn diese beiden Fettsäuren blockieren sich gegenseitig, sowohl beim Transport über die Plazenta als auch danach, bei der Beförderung ins kindliche Gehirn. Ein absoluter Mangel an aquatischen Omega-3-Fettsäuren verstärkt die Unterversorgung des kindlichen Gehirns, was zu einer gestörten Bildung von Synapsen im Frontalhirn und einer Beeinträchtigung der Vernetzung seiner Nervenzellen führt – und damit zu den bekannten neuronalen Störungen, die für Autismus typisch sind.[77]

Außerhalb dieses frühkindlichen Zeitrahmens ist eine Korrektur schwierig, und die Ergebnisse der meisten Omega-3-Studien sind leider eher ernüchternd.[78] Trotzdem ist eine Supplementierung mit Omega-3 nicht unbedingt nutzlos: Eine erste Studie, bei der man autistische Kinder mit aquatischen Omega-3-Fettsäuren behandelte, zeigte einen günstigen Einfluss auf Konzentrationsfähigkeit, Blickkontakt, Sprachentwicklung und motorische Fähigkeiten.[79]

SCHIZOPHRENIE UND DER OMEGA-3-EFFEKT

Der Begriff Schizophrenie leitet sich von altgriechisch *schizein* für »spalten oder zersplittern« und *phren* für »Geist oder Seele« ab. Diese sehr schwere neurodegenerative (gehirnzerstörende) Krankheit ist durch Wahnvorstellungen, Halluzinationen und kognitive Probleme gekennzeichnet. Sie beginnt typischerweise im frühen Erwachsenenalter.

Während der Pubertät und bis zum Ende der Adoleszenz, also bis zum Alter von etwa 24 Jahren, kommt es zu einer natürlichen »Neuvernetzung« des Frontalhirns. Das Lösen einiger alter und die Bildung vieler neuer Verbindungen ist enorm wichtig für die Entwicklung der Individualität bei der Reifung zum selbstständig denkenden und handelnden Erwachsenen. Dieser Vorgang hilft dem heranwachsenden Gehirn, anerzogene soziale Normen infrage zu stellen. Diese vulnerable und oft streitbare Zeit fördert auch in kultureller Hinsicht die Persönlichkeitsentwicklung – solange in dieser höchst sensiblen Phase keine gravierenden Mängel an Bau- und Botenstoffen vorherrschen oder traumatische Erlebnisse oder Giftstoffe wie etwa Nikotin, Koffein oder Alkohol störenden Einfluss nehmen. Diese Substanzen sind, wenn sie während dieser Reorganisationsphase des Frontalhirns eingenommen werden, besonders gravierende Risikofaktoren für Schizophrenie. Hingegen konnte gezeigt werden, dass Fischkonsum das Risiko reduziert, an Schizophrenie zu erkranken.[80] Fisch liefert viele Mikronährstoffe, die nahezu alle für diesen Schutz verantwortlich gemacht werden können: Vitamin A, D, nahezu alle Vitamin B-Varianten sowie einige Spurenelemente und nicht zuletzt die aquatischen Omega-3-Fettsäuren.

> Schizophrenie ist keine seltene Krankheit mehr: Allein in Deutschland gibt es fast eine Million Erkrankte.

An keinem dieser Wirkstoffe darf während der Reifung des Gehirns ein Mangel entstehen, wenn wir unsere geistige Fitness voll entwickeln wollen – und auch keiner danach, wenn wir sie nicht wieder verlieren wollen. Das sollte nach all dem bisher Gesagten niemanden überraschen, denn schließlich sind sie alle essenziell. Dennoch scheinen aquatische Omega-3-Fettsäuren eine ganz besondere Rolle zu spielen: So schützt eine gezielte Nahrungsergänzung bei Schizophrenie-Patienten vor dem typischen Verlust an Hirnmasse.[81] Klinische Studien konnten darüber hinaus zeigen, dass aquatische Omega-3-Fettsäuren psychotische Symptome abschwächen – und das ohne die unerwünschten Nebenwirkungen, die für sämtliche Standardmedikamente bekannt sind.[82]

In einer aufsehenerregenden Untersuchung erhielten junge, 13- bis 25-jährige Schizophrenie-Risikopatienten entweder aquatische Omega-3-Fettsäuren oder ein Scheinmedikament (Placebo) für einen kurzen Zeitraum von nur drei Monaten.[83] Innerhalb der nächsten neun Monate reduzierte sich die Wahrscheinlichkeit bei der Omega-3- gegenüber der Placebo-Gruppe um fast das Sechsfache, einen weiteren psychotischen Schub zu erleiden. Dieses Ergebnis war so spektakulär, dass man sich entschloss, den nachfolgenden Beobachtungszeitraum auszudehnen, und zwar auf weitere sechs Jahre. Und tatsächlich wurden die Erwartungen bestätigt: Während 40 Prozent der scheinbehandelten Probanden eine manifeste Schizophrenie entwickelten, waren es in der Omega-3-Gruppe weniger als zehn Prozent – und das war höchst unerwartet, schließlich lag die dreimonatige »Therapie« mehrere Jahre zurück.[84]

Man kann das Ergebnis allerdings dadurch erklären, dass die in der pubertären und postpubertären Phase (bis zum jungen Erwachsenen) zur Entfaltung einer eigenen, soziale Normen hinterfragenden Persönlichkeit notwendigen aquatischen Omega-3-Fettsäuren auf keinen Fall fehlen dürfen. Schon das kurzfristige Beheben eines Mangels an essenziellen Hirnbaustoffen in dieser Periode der psychischen Entwicklung hat deshalb langfristige Auswirkungen.[85] Besser wäre es aber auf jeden Fall, erst gar kein Defizit aufkommen zu lassen und sich dauerhaft ausreichend zu versorgen.

Sowohl die generellen psychischen Symptome als auch die Fähigkeit, im Alltag zu »funktionieren«, verbesserten sich gegenüber der Placebo-Gruppe: »Die Mehrheit der Teilnehmer aus der Omega-3-Gruppe hatte am Ende der Studienperiode einen Vollzeitjob, zeigte keine schweren funktionellen Einschränkungen und erlebte keine psychotischen Symptome mehr«, berichtet das Studienteam in seinem wissenschaftlichen Artikel und ergänzt: »Dies ist unseres Wissens der erste Beleg dafür, dass eine Behandlung mit Omega-3-Fettsäuren den Übergang zu einer voll ausgeprägten psychotischen Erkrankung verhindern kann.« Weiter schreiben die Forscher, dass dadurch Hoffnung besteht, dass es »Alternativen für eine Behandlung mit Psychopharmaka gibt«.

Für mich stellt sich jedoch eher die Frage, weshalb man solche Studienergebnisse zwar als therapeutische Option diskutiert, aber keine grundlegend präventiven Maßnahme fordert. Anstatt einen Mangel, der eine schwere Krankheit verursacht, erst durch eine Nahrungsergänzung zu »therapieren«, wäre es doch wesentlich sinnvoller, durch eine konsequente Ernährung mit ausreichend aquatischen Omega-3-Fettsäuren (sowie vielen weiteren für die Hirnentwicklung essenziellen Nährstoffen wie beispielsweise Vitamin D)[86] es erst gar nicht zu einer Erkrankung kommen zu lassen.

DEPRESSIONEN WÄHREND DER SCHWANGERSCHAFT UND DANACH

Depressionen werden zwar im Frontalhirn erlebt, sind aber die Folge einer gestörten Nervenzellneubildung (Neurogenese) im Hippocampus, der Zentrale unseres emotionalen Gedächtnisses.[87] Dazu muss man wissen, dass der Hippocampus lebenslang neue Nervenzellen bilden kann.[88] Diesen Vorgang nennt man adulte Neurogenese. Damit sichert unser Gehirn sich die Fähigkeit, bis ins höchste Alter neues Erfahrungswissen anzusammeln. Mit dem Hippocampus wächst auch die psychische Widerstandsfähigkeit, die sogenannte Resilienz. Eine hohe Resilienz führt dazu, dass neue Situationen oder mögliche Vorhaben als weniger stressreich empfunden werden.

Interessanterweise wirken mehrere Hormone, die während der Schwangerschaft und der Stillzeit im weiblichen Organismus freigesetzt werden, als höchst potente Wachstumsfaktoren für die adulte Neurogenese. Dazu gehören die beiden Schwangerschaftshormone Progesteron und Östrogen sowie das wehenauslösende Oxytocin und nicht zuletzt Prolactin, das nach der Geburt die Milchdrüsen aktiviert.[89] Der evolutionsbiologische Sinn und Zweck dieser hormonellen Wachstumsregulation ist unter anderem, die weibliche Erinnerungszentrale auf die Geburt und die Zeit danach vorzubereiten. Je stressfreier und positiver diese empfunden und je detaillierter sie erinnert wird, umso enger und stabiler wird die Mutter-Kind-Beziehung.

Man kann sich aufgrund dieser Zusammenhänge gut vorstellen, weshalb eine Depression mit höherer Wahrscheinlichkeit droht, wenn essenzielle Nahrungsbestandteile fehlen, die für die hippocampale Neurogenese gebraucht werden – allen voran aquatische Omega-3-Fettsäuren[90]: Eine gestörte adulte Neurogenese aufgrund eines DHA-Mangels verursacht eine reduzierte Gedächtnisleistung für emotionale Erlebnisse und führt zu einer verminderten psychischen Resilienz. Man ist ständig im Stress, denn selbst an sich harmlose tagtägliche Ereignisse oder Vorhaben werden als sehr belastend empfunden. Der Stresshormonspiegel ist also in der Regel dauerhaft erhöht – ein wesentliches Merkmal einer Depression. Da Stresshormone wiederum die Neurogenese im Hippocampus hemmen, wird der Zustand selbstverstärkend. Darüber hinaus ist die Erinnerungsfähigkeit eingeschränkt, was die Mutter-Kind-Bindung, die schließlich auf Erinnerungen beruht, nachhaltig stört.

> Lebenslange Mutterliebe beruht auf positiven Erinnerungen und ist abhängig von einem ungestörten Wachstum des Hippocampus in Schwangerschaft und Stillzeit.

Dieser Zusammenhang erklärt, weshalb die Wahrscheinlichkeit, an einer Depression zu erkranken, besonders gegen Ende der Schwangerschaft und in der Stillzeit steigt, denn schließlich konkurriert in dieser Phase das Gehirn der werdenden oder stillenden Mutter mit dem ihres Kindes um dieselben Omega-3-Fettsäuren, wobei das Kind siegt.

In weltweit durchgeführten Untersuchungen kam man dementsprechend zu dem wenig verblüffenden Ergebnis, dass die Menge an Fischen und Meeresfrüchten, die Frauen zu sich nehmen, umgekehrt proportional zum Risiko ist, während

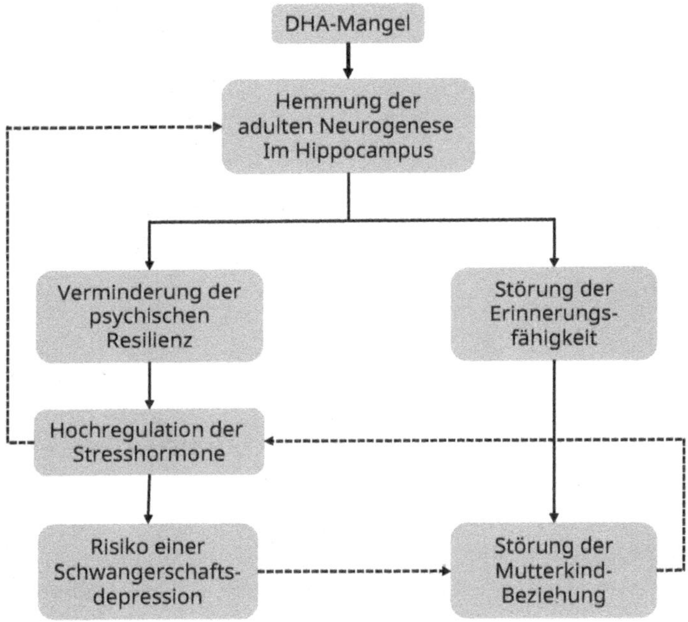

Ein Mangel an DHA während der Schwangerschaft führt zu einem gestörten Hippocampus-Wachstum, Depression und einer gestörten Mutter-Kind-Beziehung, allesamt Effekte, die sich meist selbstverstärkend weiterentwickeln (gestrichelte Pfeile).

oder kurz nach der Schwangerschaft an einer Depression zu erkranken.[91] Es zeigte sich, dass in Ländern, in denen die Bevölkerung traditionell viele essenzielle Fettsäuren über Fische und Meeresfrüchte zu sich nimmt, die Depressionsrate während der Schwangerschaft und Stillzeit bei nur 0,5 bis zwei (!) Prozent liegt, wohingegen ein Mangel an essenziellen

Fettsäuren das Risiko auf über 24 (!) Prozent steigen lässt – das entspricht einer etwa fünfzigfachen (!) Erhöhung.

Ebenso wenig überrascht es, dass die Länder, in denen werdende Mütter im letzten Drittel ihrer Schwangerschaft den höchsten Omega-3-Index und damit die geringste Depressionsrate aufweisen, auch diejenigen sind, wo Kinder bei PISA-Studien am besten abschneiden.[92] Umgekehrt bedeutet dies aber auch, dass nicht nur eine Mutter bei einer nicht ausreichenden Versorgung mit aquatischen Omega-3-Fettsäuren Probleme bekommt, sondern auch ihr Kind. Untersuchungen haben gezeigt:

- dass aufgrund einer Schwangerschaftsdepression das noch ungeborene Kind nicht selten unter Sauerstoffmangel leidet, dann häufiger zu früh auf die Welt kommt und ein geringeres Geburtsgewicht hat[93],
- dass die Mutter-Kind-Beziehung oft nachhaltig gestört ist, was die geistige und soziale Entwicklung des Kindes nachteilig beeinflusst.[94]

Umgekehrt wurde in mehreren klinischen Studien nachgewiesen, dass eine gezielte Ernährung mit aquatischen Omega-3-Fettsäuren während der Schwangerschaft und der Stillzeit das Risiko einer Depression nachhaltig reduziert beziehungsweise als praktisch nebenwirkungsfreie »Therapie« (für Mutter und Kind) genutzt werden kann, wenn eine Depression droht.[95]

Dabei gilt: Je besser die Versorgung mit aquatischen Omega-3-Fettsäuren, desto geringer die Wahrscheinlichkeit, tatsächlich an einer Depression zu erkranken, wenn erste Symptome zu erkennen sind. Schon ein täglich zugeführtes Gramm dieser Fettsäuren halbiert das Erkrankungsrisiko. Allerdings benötigt es einige Wochen, bis die Wirkung einsetzt. Das liegt daran, dass die hippocampale Neurogenese brachlag und es einige Zeit dauert, bis wieder neue Nervenzellen gebildet werden, die den in Gang gesetzten depressiven Teufelskreis (siehe vorherige Abbildung) durchbrechen.

Eine Schwangerschaftsdepression entwickelt sich umso wahrscheinlicher, je größer der Mangel an essenziellen Hirnbaustoffen ist, die für das natürliche Hippocampus-Wachstum benötigt werden.

Dieser grundlegende Mechanismus der Depression gilt natürlich nicht nur für Schwangere oder stillende Mütter, sondern für alle Menschen, und zwar während des gesamten Lebens. So leiden immer mehr Kinder unter Depressionen. Auch bei Erwachsenen konnte eine eindeutige Beziehung zwischen einer fischarmen Ernährung und einer bis um Faktor 60 (!) erhöhten Wahrscheinlichkeit, an einer Depression zu erkranken, ermittelt werden.[96] Das Beheben eines ernährungsbedingten Mangels an aquatischen Omega-3-Fettsäuren sollte daher nicht nur eine wichtige präventive Maßnahme gegen die Entwicklung einer Depression sein, sondern auch ein elementarer Teil der Depressionsbehandlung.[97]

Man sollte sich aber im Klaren darüber sein, dass eine gestörte hippocampale Neurogenese zwar durch viele nahrungsbedingte Mängel verursacht werden kann, aber auch durch einen Mangel an Schlaf, an Bewegung und an sozialen Kontakten, um nur einige zu nennen. Zudem können exzessive Leistungsanforderungen, ob von anderen oder von einem selbst gestellt, für chronischen Stress sorgen und so den Teufelskreis einer gestörten adulten hippocampalen Neurogenese aktivieren.[98]

Um diese sich selbstverstärkenden Effekte zu durchbrechen, muss daher meist mehr getan werden, als nur die Ernährung umzustellen und dadurch einen Mangel an aquatischen Omega-3-Fettsäuren zu beheben – aber es ist auf jeden Fall ein unentbehrlicher Anfang.

> Eine durch Mangelernährung verursachte Depression ist nicht nur für die Mutter ein Problem, sondern auch für das Kind. Die dadurch bedingte Störung der Mutter-Kind-Beziehung ist selbstverstärkend, zumal das Kind meist unter denselben Mängeln an essenziellen Nährstoffen wie aquatischen Omega-3-Fettsäuren leidet wie die Mutter.

DER MATTHÄUS-EFFEKT

Schon in der Bibel ist zu lesen: Die Reichen werden immer reicher, und den Armen wird auch noch das Letzte genommen (siehe das Motto dieses Abschnitts). Dieses Prinzip, bei dem Erfolge immer wieder neue Erfolge nach sich ziehen, während Misserfolge weitere Misserfolge bedingen, bezeichnet man als Matthäus-Effekt. Reichtum und Armut an essenziellen Nährstoffen haben dieselben Konsequenzen. Ein ernährungsbedingter Mangel an aquatischen Omega-3-Fettsäuren vermindert, wie Sie nun wissen, die synaptische Plastizität (neuronale Lernfähigkeit) in der Kindheit, aber auch noch beim Erwachsenen.[99] Wer infolgedessen sein geistiges Potenzial nicht voll entfalten und nutzen kann, läuft Gefahr, zeitlebens beruflich, finanziell und gesellschaftlich benachteiligt zu sein.[100] Das ist nicht verwunderlich, denn die Entwicklung der rationalen und insbesondere der sozialen und emotionalen Intelligenz hat tief greifende Auswirkungen auf Bildung, Beruf, Produktivität und persönlichen Fortschritt und damit auf den sozioökonomischen Status innerhalb der Gesellschaft.[101]

In den negativen Teufelskreis des Matthäus-Effekts gerät man meist schon in der Schule. Es konnte gezeigt werden, dass Schülerinnen und Schüler, die in den ersten Schuljahren Probleme beim Lesen und Schreiben haben, oft auch in den folgenden Jahren mit größeren Schwierigkeiten kämpfen, den Stoff in anderen Fächern zu verstehen. Das liegt zum einen daran, dass durch erste Misserfolge ihre Lust am Lernen und ihre Motivation dauerhaft gestört sein können. Sie sind eher frustriert, überfordert und infolgedessen meist auch desinteressiert.[102] Zum anderen kann eine Schreib- oder auch Rechenschwäche im Kindesalter zu einem verminderten Selbstwertgefühl führen, das gegebenenfalls über das gesamte Leben hinweg anhält.[103] Auch dies hemmt nachgewiesenermaßen den akademischen, aber auch den sozialen und ökonomischen Erfolg.[104]

Darüber hinaus ist das gesellschaftskritische und vor allem eigenständige Denken meist eingeschränkt, was die Gefahr beinhaltet, dass man die nachteiligen kulturellen Gewohnheiten (wie eine artfremde Ernährung nach modernem westlichem Verständnis) unreflektiert übernimmt und an seine Kinder weitergibt. Auf diese Weise wirkt der negative Matthäus-Effekt sogar generationsübergreifend.

NEURODEGENERATIVE KRANKHEITEN

Es gibt tausend Krankheiten,
aber nur eine Gesundheit.
Ludwig Börne (1786–1837)

ALZHEIMER

Das Gehirn eines Heranwachsenden verändert sich rasant. Aber auch das Gehirn eines Erwachsenen ist kein statisches Organ, vielmehr unterliegt es weiterhin ständigen Umgestaltungen, und das auf verschiedenen Ebenen: Jede seiner Synapsen – und es verfügt über Myriaden davon – wird fortwährend darauf geprüft, ob sie tatsächlich noch gebraucht wird oder ob sie unnütz geworden ist und abgebaut werden könnte. Zugleich werden ständig neue Synapsen gebildet mit der Option, neue Erlebnisse langfristig zu speichern und sie mit früheren Lebenserfahrungen zu vernetzen. Auch die zellinterne Maschinerie erneuert sich andauernd, damit selbst vorgeburtlich angelegte Nervenzellen noch im Alter von hundert Jahren funktionieren. Das dient dem Wohl des Individuums, verhilft aber auch dazu, die während eines langen Lebens gemachten Erfahrungen an die nächste Generation weitergeben zu können. Bestimmte Hirnbereiche wie der Hippocampus haben deshalb sogar die Fähigkeit, lebenslang völlig neue Hirnzellen zu bilden (adulte Neurogenese).

Fehlen die für die synaptische Restrukturierung, die zelluläre Erneuerung und die adulte Neurogenese nötigen Bausteine und Wachstumsfaktoren wie beispielsweise die Omega-3-Fettsäure DHA, dann ist eine Neurodegeneration eine unvermeidliche Konsequenz: Das Gehirn schrumpft! Alzheimer ist zwar die weltweit häufigste neurodegenerative Erkrankung, aber dennoch nur eine von vielen. Im Anfangsstadium dieser Erkrankung dominieren der Abbau und die Zerstörung des Hippocampus. Er beherbergt unsere Gedächtniszentrale für alle unsere persönlichen, emotional bedeutsamen Erinnerungen. Wie bei der bereits besprochenen Depression bestehen auch bei Alzheimer die grundlegenden Krankheitsmechanismen in einer chronischen Hemmung der adulten Neurogenese sowie in einer gestörten Verjüngung hippocampaler Neurone und im Erhalt der Synapsen, die unsere persönlichen Erinnerungen speichern.[105] Als krankheitsbeschleunigend wirkt dabei das sogenannte Alzheimer-Toxin. Dieser neuronale Giftstoff formt sich aus überschüssigem Beta-Amyloid.

Beta-Amyloid selbst ist ein für die Funktion unseres Gehirns wichtiger Wirkstoff, der im Hippocampus gebildet wird, wenn wir wach sind. Er wird dazu benötigt, neue Erinnerungen zu sichern. Nachts, wenn wir schlafen, wird dieses Peptid (Bezeichnung für ein kleines Protein) wieder abgebaut, damit der Hippocampus am folgenden Tag wieder bereit ist für das Speichern neuer Erfahrungen. Wird dieses Gleichgewicht zwischen Aufbau und Abbau durch eine artfremde, ungesunde Lebensweise gestört, entwickelt sich zunächst ein Beta-Amyloid-Überschuss und daraus dann das Alzheimer-Toxin.

Artfremd ist eine Ernährung, die reich an Trans-Fettsäuren und anderen nahrungsbedingten Giftstoffen wie zum Beispiel dem im vorigen Kapitel angesprochenen Aldehyd 4-Hydroxynonenal (4-HNE) ist. Artfremd ist aber auch eine Ernährung, die arm an aquatischen Omega-3-Fettsäuren ist. Ein entsprechender Mangel konnte in klinischen Studien bei praktisch jedem Alzheimer-Patienten nachgewiesen werden, und zwar schon in der Frühphase der Erkrankung, wenn der Krankheitsprozess noch weitgehend auf den Hippocampus beschränkt ist.[106]

Obwohl bei einer typisch westlichen Ernährung meist mehrere Mängel zugleich vorliegen, genügt eine adäquate Versorgung mit aquatischen Omega-3-Fettsäuren, um das Fortschreiten der Krankheit zu stoppen oder zumindest deutlich zu verlangsamen.[107] Meines Wissensstands nach ist das mehr, als jedes derzeit (Stand: Juli 2018) verfügbare Medikament bewirkt.

Der Grund dafür, dass die DHA auch für sich alleine Wirkung zeigt, ist nicht nur, dass man mit dieser aquatischen Fettsäure den Mangel an einem wesentlichen Baustoff ausgleicht. Aus der DHA bilden sich auch eine Reihe von Gewebshormonen (siehe Seite 69 bis 70), die allesamt positiven Einfluss auf die vielfältigen Krankheitsmechanismen nehmen, die bei Alzheimer in Gang gekommen sind, den Krankheitsprozess gegenseitig verstärken und weiter vorantreiben – bis vom Hippocampus ausgehend letztendlich das gesamte Gehirn zerstört ist.[108] Unter anderem helfen diese Wirkstoffe dabei, das Alzheimer-Toxin abzubauen beziehungsweise dessen meist übersteigerte und selbstverstärkende Produktion zu reduzieren.[109] Ebenso lindern die von der DHA wie auch die von der EPA abgeleiteten Wirkstoffe eine chronische Hirnentzündung, die sowohl Ursache als auch Folge des fortschreitenden Krankheitsprozesses ist, und nicht zuletzt verbessern sie die Überlebenschance neu gebildeter als auch älterer Hirnzellen.[110] Ein hoher Omega-3-Index geht deshalb stets einher mit einem größeren Hippocampus-Volumen, das einen wesentlichen Schutzfaktor vor Alzheimer darstellt.[111] Darüber hinaus lindern die hormonellen Wirkstoffe aus aquatischen Omega-3-Fettsäuren eine bei Alzheimer typischerweise vorliegende Stoffwechselstörung. Sie reduzieren die Insulinresistenz im Bereich des Hippocampus und des gesamten Schläfenlappens, sodass sich dort die Energieversorgung wieder optimiert.[112]

> Alzheimer, die häufigste Form von Demenz, ist vermeidbar und im Frühstadium sogar noch heilbar. Aquatische Omega-3-Fettsäuren sind mit entscheidend für den Erfolg.

Eine lebenslange und ausreichende Zufuhr dieser Omega-3-Fettsäuren ist somit eine unentbehrliche Maßnahme bei der Prävention von Alzheimer.[113] Aus demselben Grund ist dies auch unerlässlich für eine erfolgreiche Therapie dieser Erkrankung, wenn es darum geht, den Krankheitsprozess in der Frühphase zu stoppen und bei den Betroffenen die Alltagskompetenz wiederherzustellen. Um jedoch zu gesunden, müssen natürlich alle Defizite, die ursächlich sein können, behandelt werden. Auf diesem Prinzip aufbauend, habe ich ein erfolgreiches Therapiekonzept entwickelt, das mittlerweile viele Ärzte und Therapeuten mit ihren Patienten umsetzen.[114]

PARKINSON

Die Parkinson-Krankheit ist die zweithäufigste neurodegenerative Erkrankung. Bei Parkinson kommt es zunächst zu einer schleichenden Zerstörung von Neuronen in Hirnbereichen, die unsere Bewegung steuern. Darüber hinaus entwickelt sich bei etwa der Hälfte aller Betroffenen eine zunehmende Frontalhirnschwäche mit Defiziten bei den Exekutivfunktionen. Dazu gehören eine reduzierte Aufmerksamkeit und ein gestörtes Kurzzeit- oder Arbeitsgedächtnis sowie eine Verlangsamung bei der Verarbeitung neuer Informationen.[115]

Krankheitsbeschleunigend wirkt das sogenannte Parkinson-Toxin, das als Pendant zum Alzheimer-Toxin gilt. Dieses bildet sich jedoch nicht aus Beta-Amyloid, sondern aus überschüssigem Alpha-Synuclein. Ähnlich dem Beta-Amyloid hat dieses Transportprotein eine wichtige regulierende Funktion bei den Synapsen und damit beim Denken und Lernen.[116]

Ebenso wie bei Alzheimer ist auch bei Parkinson mittlerweile längst erwiesen, dass eine lange Liste von Umweltfaktoren eine entscheidende Rolle bei der Entstehung und beim Voranschreiten der Erkrankung spielt. Zu diesen gehört insbesondere die moderne westliche Ernährung.[117] Als krankheitsförderlich gelten künstliche Süßgetränke, Fleisch aus der Massentierhaltung sowie Frittiertes (enthält Trans-Fettsäuren und das toxische HNE).[118] Zudem ist artfremde Milch für unser Gehirn, die wir nun einmal Abkömmlinge von Fischern und Sammlern sind, völlig unnatürlich. Milchprodukte stehen unter konkretem Verdacht, Parkinson zu verursachen.[119] Umgekehrt reduzieren frisches Obst und Gemüse, Nüsse und Samen, Oliven- und Kokosöl sowie Kräuter und

Gewürze das Erkrankungsrisiko – ebenso wie nicht frittierter Fisch. Tatsächlich wurde ein Mangel an DHA im Frontalhirn von Parkinson-Patienten nachgewiesen.[120]

Die Erkenntnisse machen auch diese Form der Neurodegeneration prinzipiell vermeidbar sowie kausal behandelbar. Allerdings fehlen dazu noch die entsprechenden Studien. Doch immerhin führte die Gabe von aquatischen Omega-3-Fettsäuren aufgrund ihrer vielfältigen Wirkmechanismen zumindest im Tiermodell der Parkinson-Krankheit zu ersten Erfolgen.[121] Dies rechtfertigt meines Erachtens, sie sowohl präventiv zu nutzen als auch therapeutisch einzusetzen – natürlich im Rahmen einer insgesamt artgerechten Lebensweise, die wie bei Alzheimer alle (!) Lebensbereiche mit einschließen muss.

WEITERE NEURODEGENERATIVE HIRNERKRANKUNGEN

Es gibt viele weitere neurodegenerative Erkrankungen wie beispielsweise die Amyotrophe Lateralsklerose (ALS), die Huntington-Erkrankung oder die Frontotemporale Demenz. Obwohl bei manchen dieser Erkrankungen genetische Ursachen bekannt sind, steht dennoch außer Frage, dass – genauso wie bei Parkinson oder bei Alzheimer – die Ernährung den Beginn der jeweiligen Erkrankung sowie deren Verlauf maßgeblich beeinflusst. Die Empfehlung, bei der Vorbeugung und Behandlung chronischer Erkrankungen des Nervensystems auf eine ausreichende Versorgung mit aquatischen Omega-3-Fettsäuren zu achten, ergibt sich allein schon aufgrund ihrer vielfältigen neuroprotektiven Wirkungen.

Chronische Hirnkrankheiten können auch Folge eines akuten Ereignisses sein. Ein Beispiel dafür wäre eine unfallbedingte Schädigung des Rückenmarks, die oftmals in einer lebenslangen Querschnittslähmung endet. Aber auch hier ist der Einsatz aquatischer Omega-3-Fettsäuren aufgrund ihrer vielseitigen neuroprotektiven Wirkungen sinnvoll. So schwächte in entsprechenden Tierexperimenten die sofortige Verabreichung aquatischer Omega-3-Fettsäuren die Schwere der chronischen Folgeschäden ab.[122] Beobachtet wurde bei Tieren, die vor einer Verletzung Omega-3-Fettsäuren verabreicht bekamen, ebenfalls eine verminderte Entzündung des betroffenen Nervengewebes (Neuroinflammation), ein reduzierter oxidativer Stress, ein verbesserter zellulärer Wiederaufbau und eine höhere Überlebenschance verletzter Nervenzellen – dies wiederum im Vergleich zu ihren Artgenossen, denen man diese essenziellen Fettsäuren vorenthielt.

Im Fall einer akuten Nervenzellschädigung sollten daher sowohl aquatische Omega-3-Fettsäuren als auch alle Nähr- und Vitalstoffe, die für ein gesundes Nervengewebe wichtig sind, verabreicht werden.[123] Dazu gehören sämtliche Vitamine und essenziellen Spurenelemente. Darüber hinaus ist es natürlich sinnvoll, wie uns Tierexperimente zeigen, dass man sich von vornherein gut mit all diesen Wirkstoffen versorgt. Durch eine artgerechte Ernährung ist man gegen die Folgeschäden eines Unfalls besser gewappnet und sind die Heilungschancen größer.

ERKRANKUNGEN DES HERZ-KREISLAUF-SYSTEMS

Gesundheit ist gewiss nicht alles,
aber ohne Gesundheit ist alles nichts.
Arthur Schopenhauer (1788–1860)

BLUTHOCHDRUCK, ARTERIOSKLEROSE UND HERZINFARKT

Im Jahr 1944 unternahm der britische Arzt und Physiologe Hugh Macdonald Sinclair eine Studienreise zu Grönlands Inuit, um eine provokative These zu überprüfen: Schützen aquatische Omega-3-Fettsäuren vor Herz-Kreislauf-Erkrankungen? Damals war bekannt, dass in Grönland das Herzinfarktrisiko zehnfach niedriger lag als in Dänemark, und man wusste auch, dass jeder Inuk etwa 400 Gramm Fisch pro Tag aß, also ebenfalls weitaus mehr als ein Vertreter der dänischen Titularnation.[124] Aber einen Zusammenhang zwischen Infarktrisiko und Fischkonsum konnte oder wollte man nicht sehen, denn nach dem damals vorherrschenden Dogma galten alle (!) tierischen Fette als gesundheitsschädlich, auch die in Fischen und Meeresfrüchten. Im Jahr 1956 widersprach Sinclair in einem Brief an den *Lancet*, ein einflussreiches medizinisches Wissenschaftsjournal, dieser Lehrmeinung und untermauerte aufgrund der Ergebnisse seiner epidemiologischen Studie seine Hypothese, dass tierische Omega-3-Fettsäuren für die protektive Wirkung der fischfettreichen Inuit-Ernährung verantwortlich sein könnten.[125]

Sinclairs Erkenntnisse wurden noch lange Zeit angezweifelt. Um zu beweisen, dass tatsächlich die Ernährung dafür verantwortlich war (und nicht irgendein vermeintliches vor Herzinfarkt schützendes Inuit-Gen), unternahm er im Jahr 1977 einen Selbstversuch.[126] Nachdem er sich für hundert Tage so fischreich wie die Inuit ernährt hatte, stieg die Gerinnungszeit seines Blutes um das Zehnfache. Eine lange Gerinnungszeit schützt vor der Bildung von Blutgerinnseln (Thrombosen), die, wenn sie sich lösen, einen Herz- oder Hirninfarkt oder eine Lungenembolie verursachen können. Sinclairs Blut wurde dünnflüssiger, was die Durchblutung seiner Organe verbesserte. Das »gute« Cholesterin (HDL) erhöhte sich infolge seiner Ernährungsumstellung, das »schlechte« (LDL/VLDL) erniedrigte sich, sodass sein Arterioskleroserisiko gesunken sein musste.

Mit seinen Erkenntnissen ist Hugh Sinclair aus meiner Sicht der eigentliche Entdecker des wahren Vitamin F für den Menschen – zumindest soweit es die Omega-3-Fettsäuren betraf. (Die Omega-6-Fettsäure LA wird, wie Sie wissen, auch beim Menschen effizient in ihre Wirkform AA umgewandelt, sodass die Ergebnisse der Rattenexperimente des Ehepaars Burr bezüglich dieses F-Vitamins auf den Menschen übertragbar sind.) Sinclair erkannte schon damals, und damit ebenfalls als einer der ersten Wissenschaftler, wie wichtig für den Erhalt der Gesundheit neben der ausreichenden Versorgung mit aquatischen Omega-3-Fettsäuren ein ausgewogener Omega-6/3-Quotient ist.[127]

Mittlerweile sind noch viele weitere Mechanismen entdeckt worden, aufgrund derer aquatische Omega-3-Fettsäuren vor einer Arteriosklerose und deren oft tödlichen Folgen schützen.[128] Sie senken die Blutfette sowie den Blutdruck, verbessern die Funktion der Blutgefäße, insbesondere der engen Kapillaren, wo sie lokale Entzündungen hemmen. Diese werden sowohl als Ursache als auch für das Fortschreiten einer Arteriosklerose verantwortlich gemacht. Auch hier spielen, wie beim Schutz vor vielen anderen Erkrankungen, die vielen Botenstoffe, die unser Organismus aus den aquatischen Omega-3-Fettsäuren bildet, eine bedeutende Rolle (siehe die Abbildung auf Seite 70).[129]

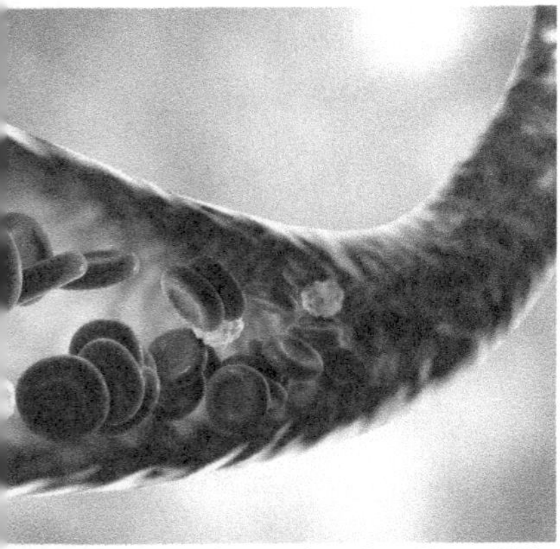

Man ist so jung wie seine Blutgefäße. Ein hoher Omega-3-Index sorgt dafür, dass sie sich verjüngen beziehungsweise jung bleiben.

In den letzten Jahrzehnten ist, wie ich bereits geschildert habe, aufgrund der herausragenden Bedeutung aquatischer Omega-3-Fettsäuren für das Herz-Kreislauf-System ein niedriger Omega-3-Index als eigenständiger Risikofaktor anerkannt worden.[130] Als Hochrisiko gilt ein Wert unter vier Prozent, als intermediäres Risiko ein Wert zwischen vier und acht Prozent, wohingegen einer über acht Prozent als niedriges Risiko betrachtet wird, beispielsweise einen tödlichen Herzinfarkt zu erleiden. Die Hochrisikogruppe, in der sich nahezu alle Menschen befinden, die sich modern westlich ernähren, ist über zehnmal mehr gefährdet als die

Niedrigrisikogruppe, zu der leider nur wenige Menschen gehören, weil sie tatsächlich ausreichend aquatische Omega-3-Fettsäuren zu sich nehmen. Wie viel ausreichend ist, besprechen wir noch ausführlich im nächsten Kapitel.

Mehrere Studien bewiesen mittlerweile auch, dass aquatische Omega-3-Fettsäuren nicht nur bei der primären Vorbeugung helfen, sondern auch bei der sogenannten sekundären, wenn schon klinische Symptome vorliegen und es beispielsweise darum geht, das Risiko eines Zweitinfarktes zu reduzieren.[131] Anders gesagt: Wer sich nach einem ersten Herzinfarkt ausreichend mit aquatischen Omega-3-Fettsäuren versorgt, hat eine deutlich größere Langzeit-Überlebenschance.

Obwohl Sinclairs Entdeckung, dass ein chronischer Mangel an aquatischen Omega-3-Fettsäuren tödlich endende Durchblutungsstörungen auslösen kann, inzwischen Lehrmeinung ist, sterben allein in den USA jährlich aufgrund eines Mangels an diesen essenziellen Fettsäuren immer noch über 55 000 Menschen an einem Herzinfarkt.[132] Auch in den meisten anderen Industrienationen sind nach wie vor Herz-Kreislauf-Erkrankungen die häufigste Todesursache. Der Grund dafür ist, dass viele Ärzte weiterhin der Meinung sind, aquatische Omega-3-Fettsäuren würden vorbeugend nichts bewirken. Dies widerspricht aber der Erkenntnis, dass ein Mangel an diesen Fettsäuren gesundheitsschädliche Auswirkungen hat.

Dieses offensichtliche Paradox lässt sich erklären durch wissenschaftlich schlecht geplante beziehungsweise durchgeführte klinische Studien, deren fragwürdige Ergebnisse jedoch sehr einprägend in Form von Schlagzeilen veröffentlicht werden. In *Medscape*, einer weltweit führenden Online-Informationsplattform für Ärzte und Gesundheitsexperten, wurde beispielsweise noch vor ein paar Jahren ein Artikel mit der Überschrift: »Fischöl floppt erneut in der kardiovaskulären Risikoprävention« veröffentlicht.[133]

Ich kann nur spekulieren, weshalb so viele Studien zum Scheitern gebracht werden und deren Scheitern danach breit propagiert wird. Vielleicht stecken wirtschaftliche Interessen dahinter, schließlich wird an kranken Menschen, die Medikamente schlucken, weitaus mehr verdient als an gesunden Menschen, die sich artgerecht ernähren. Wie dem auch sei: Die Fehler, die in solchen Studien gemacht werden, sind so zahlreich und vielfältig, dass ich im nächsten Kapitel noch ausführlich darauf zurückkommen werde.

SCHLAGANFALL UND VASKULÄRE DEMENZ

Ein Herzinfarkt ist nicht die einzige, oft tödliche Konsequenz einer Arteriosklerose beziehungsweise einer Verstopfung der Blutgefäße. Eine Arteriosklerose kann auch zu einer vaskulären Demenz führen, bei der sich infolge einer chronischen Durchblutungsstörung des Gehirns die geistige Leistungsfähigkeit zunehmend verliert. Sie kann auch einen Schlaganfall hervorrufen, der zwar nicht tödlich enden muss, allerdings das gewohnte Leben meist dramatisch verändert. Oftmals münden viele kleinere Schlaganfälle in einer vaskulären Demenz, wenn das Gehirn die Defekte nicht mehr ausgleichen kann.

Ein Schlaganfall wird von vielen Menschen als Schicksalsschlag empfunden. Doch ist das wirklich Schicksal? Inzwischen konnte man im Rahmen mehrerer großer klinischer Studien zeigen, dass sich der Omega-3-Index umgekehrt proportional zur Wahrscheinlichkeit verhält, einen Schlaganfall zu erleiden.[134] Danach haben diejenigen mit der niedrigsten DHA-Zufuhr gegenüber denen mit der höchsten ein doppelt so hohes Risiko. Auch hierbei sind wieder unzählige Mechanismen beteiligt, die allesamt auf die biologischen Wirkstoffe zurückzuführen sind, die unser Organismus aus den aquatischen Omega-3-Fettsäuren synthetisiert. Einige wirken auf die Blutgefäße, andere verbessern zugleich die geistige Fitness und bewahren uns auf diese kombinierte Weise vor einer vaskulären Demenz.[135] Aufgrund der vielfältigen und positiven Effekte auf alle Organsysteme empfiehlt sich deshalb eine ausgewogene Zufuhr von EPA und DHA.[136]

STOFFWECHSEL-ERKRANKUNGEN

Die Menschen werden krank, weil sie aus Torheit alles tun, um nicht gesund zu bleiben.
Hippokrates von Kos (460–377 v. Chr.)

FETTSUCHT/ADIPOSITAS

Die Zahl der Übergewichtigen hat sich in den Industrienationen in nur 35 Jahren von 1980 bis 2015 in etwa verdoppelt. Und dank der Umstellung in der Ernährungsweise hin zu einer westlich orientierten Fast-Food-Kultur holen viele Schwellenländer in dieser Hinsicht stark auf. Laut einer international durchgeführten Untersuchung, die im renommierten *New England Journal of Medicine* veröffentlicht wurde, sind mittlerweile weltweit etwa 108 Millionen Kinder und 604 Millionen Erwachsene *adipös*, was die nüchterne klinische Formulierung für fettsüchtig oder fettleibig ist.[137]

Erschreckend dabei ist nicht nur die Zunahme an Folgekrankheiten und vermeidbaren Todesfällen, sondern der Umstand, dass bei Kindern die Adipositas-Rate noch schneller ansteigt als bei Erwachsenen. Wobei die Bezeichnung »Folgekrankheit«, hinter der sich zum Beispiel Typ-2-Diabetes, Bluthochdruck, Arteriosklerose, Herzinfarkt, Hirnschlag und die häufigsten Formen von Demenz verbergen, eigentlich nicht ganz korrekt ist. Denn »Adipositas wird in Deutschland und vielen weiteren Ländern nicht als Erkrankung anerkannt, sondern als Lebensstilproblem betrachtet – daher werden Behandlungen [der Adipositas von Krankenkassen, d. A.] meist nicht erstattet«, wie Matthias Blüher, Präsident der Deutschen Adipositas-Gesellschaft, gegenüber *Medscape* erklärt.[138] Allgemein wird angenommen, und das ist im Prinzip korrekt, dass es sich bei der Fettsucht um ein selbst verursachtes Problem der Energiebilanz handelt: Es wird mehr Energie in Form von Makronährstoffen (also Fette, Kohlenhydrate und Proteine) zugeführt als über Grundumsatz und körperliche Arbeit beziehungsweise Bewegung verbraucht.

Weitgehend unbekannt ist jedoch, dass auch Mikronährstoffe – und dabei insbesondere mehrfach ungesättigte Fettsäuren – einen erheblichen Einfluss auf unsere Art der Fettspeicherung und somit auf die Gewichtsentwicklung haben. Das bedeutet, dass die ernährungsbedingte enorme Veränderung des Omega-6-/Omega-3-Verhältnisses in den letzten Jahrzehnten nicht nur ein Begleitphänomen der Fettsuchtpandemie, sondern sogar mit Ursache für diese sein könnte.[139] Tatsächlich weisen experimentelle Studien darauf hin, dass Omega-6- und Omega-3-Fettsäuren beziehungsweise die von diesen abgeleiteten Botenstoffe – nach dem bereits erörterten Yin/Yang-Prinzip – gegensätzlichen Einfluss auf mehrere zentrale Mechanismen nehmen, die für den Aufbau unserer Fettpolster verantwortlich sind.

Um dieses Prinzip in Bezug auf die Fettspeicherung und Fettverwertung zu verstehen, sollte man Folgendes wissen: Fettgewebe ist nicht gleich Fettgewebe. Man unterscheidet vereinfacht zwischen dem sogenannten braunen Fettgewebe, das Fettsäuren selbst verstoffwechselt, um den Körper warm zu halten, und dem sogenannten weißen Fettgewebe, das Fettsäuren speichert, um sie anderen Organen bei Bedarf zur Verfügung zu stellen. Die hormonähnlichen Wirkstoffe der aquatischen Omega-3-Fettsäuren fördern die Bildung des fettabbauenden braunen Fettgewebes, die der Omega-6-Fettsäuren sorgen hingegen dafür, dass wir mehr fettspeicherndes weißes Fettgewebe aufbauen.[140] Beide Wirkstoffklassen hemmen sich dabei gegenseitig, sodass letztendlich deren Verhältnis entscheidet, welche Art von Fettgewebe überwiegend angelegt wird – im wörtlichen Sinn. Hierdurch nimmt schon die Ernährung der werdenden und stillenden Mutter erheblichen Einfluss auf die Entwicklung der kindlichen Fettdepots, wie man in einer Studie herausfand.[141] Dabei ist die Fettverteilung des Kleinkinds, wie die Ergebnisse einer weiteren Studie belegen, nicht abhängig vom Gewicht der

BODY-MASS-INDEX (BMI)

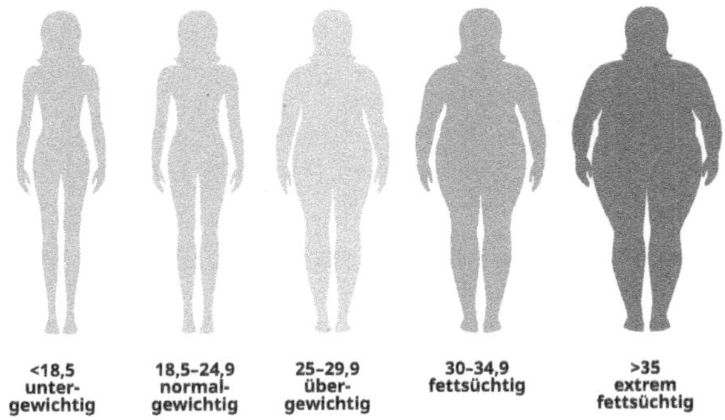

Das Körpermaß (BMI) wird durch die Energiebilanz bestimmt. Diese wiederum wird erheblich durch die Art vergleichsweise geringer kalorischer Mengen an mehrfach ungesättigten Fettsäuren beeinflusst, die wir tagtäglich über die Nahrung zuführen.

Mutter oder ihrer eigenen Fettverteilung, sondern vorwiegend vom Omega-6/3-Quotienten der Muttermilch.[142]

Sind die unterschiedlichen Fettspeicher einmal angelegt, nehmen die Wirkstoffe der Omega-3- und der Omega-6-Fettsäureklassen unterschiedlichen Einfluss auf deren Füllung und Entleerung – und damit auf die Menge an Körperfett und dessen Verteilung. Die Wirkstoffe aus aquatischen Omega-3-Fettsäuren fördern die Aufnahme ins braune Fettgewebe und den dortigen Verbrauch, diejenigen aus den Omega-6-Fettsäuren hingegen sorgen für die langfristige Speicherung überschüssiger Nahrungsenergie im weißen Fettgewebe, insbesondere im Bereich der Taille und im Bauchraum, was besonders gesundheitsgefährdend ist.

Darüber hinaus hemmen die Wirkstoffe, die aus Omega-3-Fettsäuren gebildet werden, das Hungergefühl, wohingegen die Wirkstoffe aus den Omega-6-Fettsäuren den Appetit anregen.[143] Auch aus diesen Gründen führt ein hoher Omega-3-Index zu einer gesundheitsförderlichen Gewichtsreduktion und einem gesünderen Body-Mass-Index (BMI). Ein Nahrungsüberschuss an Omega-6-Fettsäuren und ein daraus resultierender hoher Omega-6/3-Quotient hingegen verursacht eine gesundheitlich ungünstige Gewichtszunahme mit nachteiligem BMI, wie in mehreren unabhängigen klinischen Studien gezeigt werden konnte.[144]

Fazit: Ein ausgewogenes Omega-6/3-Verhältnis ist wichtig für die Gesundheit und zur Vorbeugung und Behandlung von Fettleibigkeit.[145] Dagegen ist ein unausgewogenes Verhältnis mit eine Erklärung dafür, weshalb es in den letzten Jahrzehnten zu einer progressiven Ansammlung von Körperfett mit der Folge von Übergewicht und Adipositas bei immer mehr Menschen gekommen und diese im Leben immer früher aufgetreten ist. Aber auch Folgekrankheiten treten immer früher auf. Immer häufiger sind Kinder betroffen. So wurde bei einem dreijährigen massiv übergewichtigen Kind Diabetes mellitus vom Typ 2 diagnostiziert, eine Form der Zuckerkrankheit, die bisher nur als »Altersdiabetes« bekannt war.[146]

DIABETES TYP 2

Etwa zehn Prozent der deutschen Bevölkerung haben ein ernsthaftes Problem, ihren Blutzucker selbst zu regulieren. Das sind immerhin etwa acht Millionen Menschen! Jedes Jahr kommt

Typ-2-Diabetes muss nicht sein, doch der Weg hin zu einem medikamentenfreien Leben führt nur über eine artgerechtere Lebensweise, reich an aquatischen Omega-3-Fettsäuren.

eine halbe Million neuer Fälle dazu.[147] Diabetes Typ 2 gilt als eine der gefährlichsten Volkskrankheiten, weil sie oft lange unbemerkt bleibt und während dieser Zeit Organe, insbesondere das Herz-Kreislauf-System, das Gehirn und die Netzhaut, durch die Überzuckerung oft irreparabel geschädigt werden. Zudem wird die Gefahr, die von dieser heimtückischen Krankheit ausgeht, unterschätzt, weil man fälschlicherweise glaubt (oder glauben gemacht wird), eine pharmakologische Blutzuckerregulation würde ausreichen, wenn das eigene Regulationssystem versagt. Das kann aber offensichtlich nicht stimmen, denn immerhin ist jeder sechste Todesfall in Deutschland auf die Zuckerkrankheit zurückzuführen – und das trotz medikamentöser Behandlung.[148]

Verantwortlich für die Diabetes-Pandemie, die weltweit mehr als einer viertel Milliarde Menschen das Leben verkürzt, ist offenbar die Unfähigkeit des Hormons Insulin, seine natürliche Funktion wahrzunehmen. Diese besteht darin, die Fettzellen dazu zu bewegen, einen erhöhten Blutzucker aufzunehmen und entweder zu verbrennen (braunes Fettgewebe) oder zu speichern (weißes Fettgewebe). Dass das Insulin dieser Aufgabe im Laufe der Jahre nicht mehr gerecht wird, liegt meist am lebenslangen Überstrapazieren dieses Regulationssystems durch unseren westlichen Lebens- und Ernährungsstil.

Einen überzeugenden Beweis für diese These erbrachte eine couragierte Studie von einigen englischen Hausärzten, die ihre Diabetes-Patienten überzeugen konnten, sich kohlenhydratarm zu ernähren und sich insgesamt wieder artgerechter zu verhalten. Die Folge: Wer sich an das Programm hielt, benötigte keine Medikamente mehr, der Blutzucker regulierte sich wieder von selbst.[149] Damit widerlegte die Studie auch die gängige Lehrmeinung, dass Typ-2-Diabetes eine chronische und irreversible Erkrankung ist, die immer weiter fortschreitet.

Unterstützend sowohl bei einer solchen Umstellung als auch bei der Prävention wirken aquatische Omega-3-Fettsäuren, denn ein hoher Omega-3-Index geht einher mit einer höheren Sensibilität der Fettzellen, auf Insulin zu reagieren.[150] Viele weitere Begleitmechanismen, die bei einer artfremden Lebensweise zu einer diabetischen Stoffwechsellage führen – so zum Beispiel hohe Blutfette, eine ungünstige Cholesterin-Regulation sowie eine chronische Entzündung der Organe –, werden durch aquatische Omega-3-Fettsäuren verbessert.[151] Infolgedessen haben Personen, die auffällige Blutzuckerwerte zeigen und meist kurz davor sind, einen klinischen Typ-2-Diabetes zu entwickeln, bessere Chancen, diese Krankheit mit all ihren Komplikationen zu verhindern, wenn sie sich ausreichend mit aquatischen Omega-3-Fettsäuren ernähren.[152]

Aber selbst dann, wenn man nicht bereit ist, seinen Lebensstil gesünder zu gestalten, so halbiert die Einnahme von aquatischen Omega-3-Fettsäuren zumindest das Risiko einer diabetischen Retinopathie (Netzhautschädigung), an der jeder vierte Diabetiker im Laufe von zehn Jahren erkranken und letztendlich erblinden wird.[153] Solch eine Risikoreduktion ist zwar gut, aber meines Erachtens nicht gut genug. Besser ist eine komplette Verhinderung solch lebensbedrohlicher

Stoffwechselkrankheiten durch eine ausgewogene, natürliche Lebensweise.

KRANKHEITEN DES IMMUNSYSTEMS

Das Gesetz der Selbstzerstörung und das Gesetz der Selbsterhaltung sind in der Menschheit gleich stark!
Fjodor M. Dostojewski (1821–1881)

CHRONISCHE SELBSTZERSTÖRUNG – AUTOIMMUNITÄT

Im medizinischen Kontext bedeutet Immunität, vor Krankheitserregern geschützt zu sein. Damit sich unser Immunsystem gegen Bakterien und Viren effizient zur Wehr setzen kann, muss es zunächst lernen, Fremdes von Eigenem zu unterscheiden. Ersteres darf und muss attackiert werden, Letzteres aber besser nicht. Geht bei diesem Lernprozess, der kurz nach der Geburt beginnt, etwas schief, werden Krankheitserreger möglicherweise ignoriert. Oder das Immunsystem greift gesundes körpereigenes Gewebe an, weil es dieses fälschlicherweise als Gefahrenquelle betrachtet.

Wer von einer sogenannten Autoimmunerkrankung betroffen ist, ist immun gegen eigenes Gewebe (*auto* ist griechisch für selbst). Infolgedessen entwickelt sich, wie ein nicht endendes Gewitter, ein chronisch entzündlicher Prozess, bei dem vom eigenen Immunsystem völlig gesunde Teile des Körpers als Feind betrachtet und gezielt und unablässig angegriffen und letztendlich zerstört werden. Dabei sind Autoimmunerkrankungen kein seltenes Phänomen, denn bis zu acht Prozent einer Bevölkerung sind davon betroffen. Nach Herz-Kreislauf-Erkrankungen und Krebs bilden Autoimmunkrankheiten die dritthäufigste Krankheitsgruppe.

Je nachdem, welcher spezifische Teil eines Organs oder Körpergewebes fälschlicherweise als fremd betrachtet und attackiert wird, unterscheidet man zwischen etwa hundert verschiedenen Autoimmunkrankheiten. Hier eine kleine Liste der häufigeren Formen, wobei ich in Klammern das Ziel des fehlgeleiteten Immunsystems angegeben habe:

- Diabetes mellitus Typ 1 (Zellen der Bauchspeicheldrüse, die Insulin produzieren und den Blutzucker regulieren, werden unwiederbringlich zerstört.)
- multiple Sklerose (Zerstört wird das Myelin, das »Isolierband« der neuronalen Leitungsbahnen im Gehirn, das für dessen reibungslose Funktion unentbehrlich ist.)
- rheumatoide Arthritis beziehungsweise Gelenkrheuma (Der Angriff erfolgt gegen Strukturen in den Gelenken.)
- chronisch entzündliche Darmerkrankungen wie die Colitis ulcerosa (Antikörper zerstören die Darmschleimhaut, die dadurch für Keime durchlässig wird.)
- Morbus Basedow (Antikörper gegen Hormonsensoren in der Schilddrüse führen zu einer chronischen Überfunktion.)

Die »Schule« unseres Immunsystems befindet sich im Darm, insbesondere in dessen letztem Teil, dem Dickdarm. Dort leben Billionen von Bakterien mit uns in Symbiose und helfen unserem Immunsystem dabei, es in unseren ersten Lebensjahren auf seine lebenslange Aufgabe vorzubereiten, so fehlerlos wie möglich *fremd* von *eigen* zu unterscheiden. Je mehr Fremdes unser Immunsystem frühzeitig kennenlernt, umso effektiver der zukünftige Schutz. Fehlt die Auseinandersetzung mit der komplexen Welt von Mikroorganismen, wird das Immunsystem nicht ausreichend trainiert, was wiederum die Entstehung von Immunerkrankungen fördert.[154] Nach der sogenannten Hygiene-Hypothese geht man davon aus, dass unsere moderne Lebensweise mit ihrem Einsatz hochpotenter Hygienemaßnahmen auch in dieser Hinsicht völlig unnatürlich ist, denn schließlich lebten unsere Vorfahren alles andere als »keimfrei«. Tatsächlich sind Autoimmunkrankheiten dort am häufigsten, wo Infektionskrankheiten am seltensten sind – und umgekehrt. Hier besteht ein klares Nord-Süd-Gefälle.[155]

Menschen in modernen Industrienationen sind durch Hygienemaßnahmen aber nicht nur weniger Infektionsmöglichkeiten (Viren, Bakterien, Parasiten) ausgesetzt, auch die moderne westliche Ernährung verändert nachgewiesenermaßen die Zusammensetzung ihrer Darmflora.[156] Ein chronischer Mangel an Ballaststoffen macht diese weniger komplex, was ebenfalls zu einer Fehlentwicklung des Immunsystems führt.[157] In den westlichen Gesellschaften sind Frauen noch häufiger als Männer von Autoimmunkrankheiten betroffen, was vermutlich auf die Geschlechtsspezifik der Hormone zurückzuführen ist, die ihrerseits die Zusammensetzung der Darmbakterien beeinflusst.[158]

Unabhängig von der zugeführten Menge an Ballaststoffen oder dem Geschlecht beinhaltet das Mikrobiom (also die Gesamtheit aller uns Menschen besiedelnder Mikroorganismen) auch mehr und vielfältigere gesundheitsförderliche Darmbakterien, wenn man sich reichlich mit aquatischen Omega-3-Fettsäuren ernährt.[159] Wie man in einer klinischen Studie an etwa 900 älteren weiblichen Zwillingspaaren herausfand, geht ein hoher Omega-3-Index auch einher mit einem hohen Anteil an Darmbakterien, die entzündungshemmend (und appetitzügelnd!) wirken.[160] Insgesamt fördern aquatische Omega-3-Fettsäuren somit eine gesunde Darmfunktion. Dieser Umstand liefert eine Erklärung für die Beobachtung, dass eine ausreichende Ernährung mit diesen Fettsäuren in der frühen Kindheit die Wahrscheinlichkeit reduziert, später im Leben eine Autoimmunkrankheit zu entwickeln.

Dementsprechend minimiert Muttermilch das Risiko des gesäugten Kindes, beispielsweise an einem Typ-1-Diabetes zu erkranken. Selbst bei Kindern, die eine genetische Veranlagung haben, diese spezielle Autoimmunkrankheit zu entwickeln, ist laut den Ergebnissen einer umfangreichen Studie das Erkrankungsrisiko durch die Ernährung beeinflussbar und dabei umso geringer, je höher die pro Tag konsumierte Muttermilchmenge war. Dabei gilt: Je höher der Anteil an DHA im Verhältnis zu AA in der Muttermilch war, also das Verhältnis aquatischer Omega-3-Fettsäuren zu bioaktiven Omega-6-Fettsäuren, desto besser ist die Chance des Kindes, eine gesunde Immunität zu entwickeln.[161]

Es ist also nicht überraschend, dass artfremde Milch genau das Gegenteil bewirkt. Wie man in derselben Studie herausfand, erwies Kuhmilch sich nicht einfach nur deshalb als schädlich, weil sie als Ersatz für Muttermilch deren Schutzeffekt verminderte. Kuhmilch ist vielmehr ein eigenständiger Risikofaktor dafür, einen Typ-1-Diabetes zu entwickeln, wobei die Erkrankungswahrscheinlichkeit mit der zugeführten Milchmenge wächst. Dieser Zusammenhang wurde in weiteren Studien bestätigt.[162] Wenn im Verlauf dieses Krankheitsprozesses erst einmal alle insulinproduzierenden Zellen zerstört worden sind, bleibt therapeutisch nichts anderes übrig, als lebenslang Insulin zu verabreichen. Bei den meisten anderen Autoimmunkrankheiten besteht jedoch die Möglichkeit, den meist lebenslang andauernden Entzündungsprozess zu bremsen oder völlig zu stoppen und dadurch die Krankheitsfolgen abzumildern.

So lässt sich beispielsweise auch der weitere Verlauf einer multiplen Sklerose durch eine gesunde Ernährung positiv beeinflussen, wie man im Rahmen einer groß angelegten US-amerikanischen Studie herausfand.[163] Die Ergebnisse zeigten eine eindeutige Tendenz. Aber wie es so oft bei Ernährungsstudien der Fall ist, hätte man noch weitaus mehr erreichen können, wenn man bei den Studienteilnehmern die Ernährung nicht nur tendenziell verbessert, sondern grundlegend artgerecht gestaltet hätte.

Eine Patientin, bei der eine multiple Sklerose diagnostiziert wurde und die sich seither nach den evolutionsbiologischen Prinzipien ernährt, wie ich sie auch in meinem Ernährungsfachbuch *Kopfküche* dargelegt habe, hat mir geschrieben: »Ich habe nie eine schulmedizinische Therapie gemacht und konnte allein durch Ernährung [...] und eine Umstellung der Lebensweise [...] meine Krankheit stoppen. Ich habe keinerlei Symptome, positive MRT-

Bilder, super Blutwerte und würde mich nicht als krank bezeichnen.«[164] In ihrem Schreiben betont sie zudem die Einnahme von hochdosiertem Vitamin D – ein weiterer Faktor, der für das Immunsystem von enormer Wichtigkeit ist und vor der Entwicklung von Autoimmunkrankheiten wie multipler Sklerose schützt und deren Fortschreiten hemmt.[165]

Allerdings möchte ich betonen, dass es keinen einzigen essenziellen Nahrungsbestandteil gibt, auf den wir verzichten können, wenn wir gesund werden und bleiben wollen. Entsprechend spielen dabei auch essenzielle Fettsäuren eine nicht zu unterschätzende Rolle, und zwar nicht nur bei der Prävention, sondern auch bei der Therapie.[166]

Allen Autoimmunkrankheiten ist gemeinsam, dass sich in dem jeweils angegriffenen Gewebe hohe Konzentrationen von entzündungsfördernden Botenstoffen finden. Es handelt sich hierbei vor allem um solche, die aus Omega-6-Fettsäuren gebildet werden. Aber erinnern Sie sich an das Yin-und-Yang-Prinzip: Die hormonellen Wirkstoffe, die unser Organismus aus aquatischen Omega-3-Fettsäuren herstellt, weisen entgegengesetzte Eigenschaften auf und hemmen die entzündlichen Vorgänge, die zur Gewebezerstörung führen. Deshalb erzielen zum Beispiel bei einer rheumatoiden Arthritis aquatische Omega-3-Fettsäuren im Vergleich zu einem verabreichten Scheinwirkstoff (Placebo) hervorragende Effekte. Entsprechend stellten die Wissenschaftler einer diesbezüglichen klinischen Studie fest: »Bei den Patienten, die Omega-3 nahmen, wurde eine signifikante Verbesserung bei ihrer Selbsteinschätzung und bei der Beurteilung durch den Arzt festgestellt. Der Anteil derjenigen Patienten, deren Symptome sich verbesserten und die dadurch in der Lage waren, ihre begleitende analgetische [schmerzlindernde] Medikation zu reduzieren, war signifikant höher bei einem höheren Omega-3-Konsum.«[167]

Kurzum, aquatische Omega-3-Fettsäuren helfen, Autoimmunkrankheiten zu verhindern, und im Krankheitsfall sind sie unerlässlich, wenn man zu einer erfolgreichen Therapie kommen will.

CHRONISCHE ÜBEREMPFINDLICHKEIT – ATOPIE

Das Wort *Atopie* stammt aus dem Griechischen und bedeutet wörtlich übersetzt »Ortlosigkeit« oder »fehl am Platz« und in der Medizin im weitesten Sinne »übertrieben«, was die Reaktion auf Fremdstoffe betrifft. Atopiker, also Menschen mit einer Atopie, haben eine ungewöhnliche Bereitschaft, auf Umwelteinflüsse übertrieben (allergisch) zu reagieren. Wie bei den Autoimmunkrankheiten gibt es hierfür eine genetische Veranlagung. Aber viele Menschen mit dieser vererbten Empfindlichkeit bleiben dennoch davon verschont, im Laufe ihres Lebens eine Atopie zu entwickeln. Dies deutet darauf hin, dass andere Faktoren entscheidend sind. Auch spricht die Verdreifachung atopischer Krankheiten allein in den letzten vier Jahrzehnten des letzten Jahrhunderts gegen eine primär genetische Ursache.

In hochindustrialisierten Nationen ist in etwa ein Drittel der Bevölkerung betroffen, jedes sechste Kind leidet unter Heuschnupfen, allergischem Asthma oder einer Neurodermitis (atopisches Ekzem). Auch in den sogenannten Schwellenländern steigt die Erkrankungsrate dramatisch. Als Ursache wurde dort die sukzessive Verbreitung des westlichen Lebensstils ausgemacht. Wie schon bei den Autoimmunkrankheiten gibt es gute Hinweise darauf, dass eine unnatürliche, übertriebene Hygiene eine wichtige Rolle bei der Entwicklung einer Atopie spielt.[168]

Bei Autoimmunkrankheiten geht das Immunsystem gegen das eigene Gewebe vor, bei den atopischen Krankheiten sind hingegen Fremdstoffe wie Nahrungsbestandteile, Pollen oder Milben der primäre Angriffspunkt. Da die Entzündungsreaktion meist ebenfalls hyperaktiv und überdies oftmals chronisch abläuft, gerät dabei auch körpereigenes Gewebe in Mitleidenschaft; so etwa bei allergischen Darmentzündungen.

Aber nicht nur die Hygiene und damit ein Mangel bei der »Schulung« des Immunsystems, angemessen (und nicht übertrieben) auf Fremdstoffe zu reagieren, ist eine Ursache für atopische Krankheiten, auch die Ernährung spielt eine Schlüsselrolle. Und dabei, Sie ahnen es schon, ist die Menge an aquatischen Omega-3-Fettsäuren entscheidend, die während der Schwangerschaft über die Plazenta beziehungsweise durch das Stillen über die Muttermilch dem Kind zugeführt wird, wie mehrere Studien recht eindrücklich belegen.[169]

In einer klinischen Studie wurden schwangere Frauen mit einem familiären (genetischen) Allergierisiko nach dem Zufallsprinzip in zwei Gruppen eingeteilt.[170] Ab der 25. Schwangerschaftswoche bis drei Monate nach der Geburt erhielten die Frauen in der Präventionsgruppe täglich 2,7 Gramm aquatische Omega-3-Fettsäuren, die Frauen in der Kontrollgruppe die entsprechende Menge an Sojaöl als Placebo. Die daraus resultierende Zusammensetzung der Fettsäuren in der Muttermilch wurde untersucht und mit

> Allergisches Asthma lässt sich verhindern durch eine frühkindliche Ernährung, die reich an aquatischen Omega-3-Fettsäuren ist.

dem Auftreten einer atopischen Erkrankung bei den Kindern innerhalb der ersten 24 Monate in Beziehung gesetzt. Dabei zeigte sich: Ein höherer Gehalt an EPA und DHA und ein geringes AA/EPA-Verhältnis war assoziiert mit einem deutlich geringeren Krankheitsrisiko bei den Kindern. Kinder, die reichlich aquatische Omega-3-Fettsäuren erhielten, erkrankten im Durchschnitt dreimal seltener an Allergien! Der schützende Effekt fiel dabei umso stärker aus, je höher der Gehalt an aquatischen Omega-3-Fettsäuren in der Muttermilch war. Kinder von Frauen, deren Muttermilch die höchste Konzentration aufwies, entwickelten in den ersten zwei Lebensjahren überhaupt keine (!) Atopie – und dieses, hier wiederhole ich mich gerne, trotz genetischer Veranlagung. Entscheidend war dabei auch ein geringer Omega-6/3-Quotient in der Muttermilch, was im Einklang steht mit dem bekannten erhöhten Risiko, durch ein Zuviel an Omega-6-Fettsäuren eine Atopie zu entwickeln.

Es muss aber Muttermilch sein. Kuhmilch hat, wie schon bei den Autoimmunkrankheiten besprochen, genau den gegenteiligen Effekt. Zum einen ist diese artfremde Milch von Natur aus frei von aquatischen Omega-3-Fettsäuren, zum anderen enthält sie Allergene, die den Säugling für die Entwicklung einer atopischen Krankheit sensibilisieren. Laut einer umfassenden Berechnung könnte man durch den rigorosen Verzicht auf Babynahrung, die Kuhmilch enthält, Neurodermitis weithin vermeiden und so jährlich weltweit über 350

Millionen Dollar an Krankheitskosten einsparen.[171] Enthält Kindernahrung stattdessen aquatische Omega-3-Fettsäuren, ist ihr Schutzeffekt vor einer Atopie vergleichbar der von Muttermilch.[172] Dabei lassen sich grundsätzlich die vor der Entwicklung einer atopischen Krankheit schützenden Effekte aufgrund einer frühkindlichen Grundversorgung mit diesen essenziellen Fettsäuren bis ins Erwachsenenalter hinein beobachten.[173]

Diese Atopie eliminierenden Effekte, die sogar bei Kindern zu beobachten sind, die ein erhöhtes genetisches Risiko tragen, in ihrem Leben eine solche Krankheit zu erleiden, löst jedoch eine grundlegende Frage aus: Wieso empfiehlt die Deutsche Gesellschaft für Ernährung (DGE) für schwangere und stillende Frauen nur 0,2 Gramm DHA, wenn deren gesundheitsförderlichen Effekte erst bei einer Tagesmenge von mehr als zwei Gramm aquatischer Omega-3-Fettsäuren auftreten, also über der zehnfachen Menge – zumal diese höheren Tagesrationen überhaupt keinen nachteiligen Effekt haben? Diese »empfohlene Unterdosierung« ist ein Problem, auf das wir im nächsten Kapitel noch zurückkommen werden.

Selbst dann, wenn eine Atopie sich bereits entwickelt haben sollte, kann man immer noch von einer an aquatischen Omega-3-Fettsäuren reichen Ernährung profitieren. Ihre Wirkstoffe hemmen die atopischen Entzündungsprozesse.[174] Die dahinterliegenden biologischen Mechanismen zu besprechen würde jedoch den Rahmen dieses Buches sprengen. Nur so viel: Eine artgerechte Ernährung mit ausreichend aquatischen Omega-3-Fettsäuren bei gleichzeitiger Reduktion der Zufuhr von Omega-6-Fettsäuren ist der natürlichste Weg, um den atopischen Krankheitsprozess zu hemmen, die Häufigkeit von Schüben zu minimieren und deren Schweregrad zu reduzieren.[175] So kann man nebenwirkungsreiche pharmakologische Wirkstoffe einsparen oder sogar komplett ohne sie auskommen, wie schon für entzündliche Schmerzkrankheiten (wie zum Beispiel rheumatoide Arthritis, Arthrosen sowie neuropathischen Schmerz) gezeigt wurde.[176]

KREBSERKRANKUNGEN

Hoffentlich kommt bald der Tag,
an dem der Krebs einfach nur ein Sternzeichen ist …
aus Griechenland

KREBS – NATÜRLICH UND UNNATÜRLICH ZUGLEICH

Unser Körper bildet im Sekundentakt Millionen neue Zellen – um zu wachsen, um Wunden zu heilen oder einfach nur, um verbrauchte Zellen zu ersetzen. Jedes Mal, wenn neue Zellen durch Teilung der sogenannten Stammzellen entstehen, wird dabei deren Erbgut dupliziert. Dabei besteht immer die (völlig natürliche) Gefahr, dass sich ein gravierender Kopierfehler (eine Mutation) in das genetische Programm einschleicht, der die Körperzelle zur Krebszelle verändert. Infolge des »Programmfehlers« zeigen Krebszellen ein anormales (entartetes) Verhalten: Sie vermehren sich unaufhörlich und verdrängen dadurch gesunde Zellen, sodass diese ihre natürliche Funktion nicht mehr ausüben können. Nachkommen solcher Krebszellen neigen auch dazu, ihren Ursprungsort zu verlassen. Sie dringen in andere Teile des Körpers ein und bilden dort Tochtergeschwülste, die ebenso verdrängend wachsen.

Um uns vor Krebserkrankungen zu bewahren, hat die Natur eine Serie von wirkungsvollen Schutzmechanismen entwickelt, die wie hintereinandergeschaltete »Verteidigungslinien« aufgebaut sind:

- Entzündungshemmung als Anti-Krebs-Mechanismus
- Reduktion von Erbgutschäden
- Stärkung und Unterstützung des Immunsystems bei der Zerstörung von Krebszellen und deren Metastasen
- Aktivierung des Selbstmordprogramms entarteter Zellen
- Unterbinden der Blutversorgung von Tumorgewebe

Durch diese Maßnahmen sollten wir (ebenso völlig natürlich) vor Krebs geschützt sein. Tatsächlich werden diese Verteidigungslinien gewöhnlich erst dann durchbrochen, wenn wir sie entweder gravierend schwächen (indem wir uns zum Beispiel ungesund und/oder mangelhaft ernähren) oder wenn wir sie überfordern (indem wir die Mutationsrate erhöhen, weil wir uns krebserregenden Stoffen aussetzen oder diese mit der Nahrung zuführen). Das geschieht leider viel zu oft: Allein im Jahr 2015 starben 8,8 Millionen Menschen an Krebs. Laut Weltgesundheitsorganisation ist Krebs damit die zweithäufigste Todesursache weltweit.[177] Dabei seien ein Drittel dieser Todesfälle auf fünf führende Verhaltens- und

Ernährungsrisiken zurückzuführen: Adipositas, geringe Aufnahme von Obst und Gemüse, Bewegungsmangel, Tabak- und Alkoholkonsum – kurzum, auf den typischen Lebensstil in der westlichen Welt.

Ein eigenständiger und unterschätzter Risikofaktor ist dabei aber auch ein chronischer Mangel an aquatischen Omega-3-Fettsäuren bei gleichzeitigem Nahrungsüberschuss an Omega-6-Fettsäuren. Diese unnatürliche Ernährung mit essenziellen Fettsäuren spielt bei allen (!) Verteidigungslinien gegen die Entstehung von Krebszellen, deren Überleben und deren Ausbreitung eine wichtige Rolle. Dabei unterstützen aquatische Omega-3-Fettsäuren sämtliche Schutzmechanismen gegen Krebs.[178] Omega-6-Fettsäuren hingegen, wenn sie – wie bei unserer modernen westlichen Ernährung üblich – im Überschuss zugeführt werden, untergraben sie.

Ich werde die spezielle Funktion der Omega-3- und Omega-6-Fettsäuren bei den soeben aufgelisteten Verteidigungsmechanismen exemplarisch im Kontext einiger der häufigsten Krebserkrankungen erläutern. Jede Art von Krebserkrankung zu diskutieren würde den Rahmen dieses Buches bei Weitem sprengen. Sie können jedoch sicher sein, dass diese Mechanismen bei allen Arten von Krebs von Bedeutung sind.

Entzündungshemmung als Anti-Krebs-Mechanismus

Bekanntermaßen zerstören Sauerstoffradikale alles, was sich in ihrer Nähe befindet. Da sie im normalen Stoffwechsel als unvermeidliche Nebenprodukte ständig anfallen, schützt sich unser Organismus, indem er selbst einige Antioxidantien produziert und viele weitere mit der Nahrung zuführt. Aber er

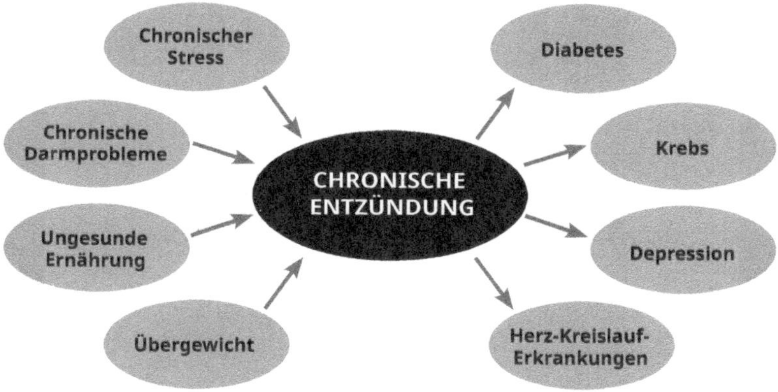

Chronische Entzündung – Ursachen und Folgen

nutzt sie auch als Waffe, gerade weil sie eine so große Zerstörungskraft besitzen. Immunzellen produzieren Sauerstoffradikale, um auf eingedrungene Krankheitserreger zu »schießen« und sie dadurch zu zerstören. Um eine akute Entzündung zu überstehen, sind Sauerstoffradikale von großer Bedeutung. Durch eine ungesunde Ernährung, chronischen Stress sowie Schlaf- und Bewegungsmangel (aber zum Beispiel auch durch Giftstoffe im Tabakrauch) wird jedoch eine chronische Entzündung hervorgerufen, bei der keine Krankheitserreger zu bekämpfen sind. So geht der Schuss (aus Sauerstoffradikalen) nach hinten los: Chronische Entzündungen zerstören dauerhaft Körpergewebe und sind mit eine Ursache für die meisten modernen westlichen Volkskrankheiten.[179]

Um die Gewebeschäden zu reparieren, wird nun die Zellvermehrung aktiviert. Die Kombination aus einer unnatürlich hohen Zellteilungsrate und einer hohen Konzentration von Sauerstoffradikalen, die Erbgutschäden verursachen, gepaart mit einem gestörten Immunsystem, das hyperaktiv ist und deshalb keine Schutzfunktion ausübt – diese Kombination bildet einen idealen Nährboden für die Entstehung und für die ungehinderte Vermehrung von Krebszellen. Es sollte daher nicht verwundern, dass uns entzündungshemmende Wirkstoffe aus den aquatischen Omega-3-Fettsäuren EPA und DHA nachgewiesenermaßen vor Krebs schützen.[180] Omega-6-Fettsäuren hingegen, wie sie im Überschuss im Rahmen einer modernen westlichen Ernährung zugeführt werden, verhindern diesen Schutz nicht nur, sie tragen sogar aktiv zur Krebsentstehung bei.[181]

Reduktion von Erbgutschäden

Umweltgifte, die durch Industrie und Landwirtschaft verbreitet werden und über die Nahrung (oder die Atemluft) in unseren Organismus gelangen, erhöhen die Rate an Erbgutschäden. Die wiederum verursachen körperliche und geistige Entwicklungsstörungen, vorzeitiges Altern und nicht zuletzt alle Arten von Krebs.[182] Auf diese Weise zerstört Tabakrauch nicht nur Lungengewebe und behindert damit die Lungenfunktion, sondern verursacht auch Krebs in anderen Organen wie zum Beispiel in der Blase. Auch wenn es natürlich das Beste wäre, nicht zu rauchen beziehungsweise mit dem Rauchen aufzuhören, helfen aquatische Omega-3-Fettsäuren zumindest dabei, die Häufigkeit solcher Erbgutschäden zu reduzieren.[183]

Es ist auch bekannt, dass zu intensives Sonnenlicht Erbgutschäden in der Haut erzeugt, die zum Beispiel das Entstehen eines Melanoms begünstigen. Weniger bekannt ist, dass sogenannte polychlorierte Biphenyle (PCBs) diesen »schwarzen

Hautkrebs« ebenso mitverursachen.[184] PCBs sind (mittlerweile weltweit verbotene) Giftstoffe, die etwa als Weichmacher in Lacken und Kunststoffen Verwendung fanden, sich in der gesamten Umwelt nachweisen lassen und sich beispielsweise in Fischen anreichern. So haben Personen mit einer erhöhten PCB-Konzentration im Blut ein bis zu vierfach erhöhtes Risiko, ein Melanom zu entwickeln, wie man in einer groß angelegten schwedischen Studie herausfand.[185] Der Verzehr mancher Fischarten, die PCBs stark anreichern, schadet also. Hingegen senken aquatische Omega-3-Fettsäuren dieses Risiko – und zwar um bis zu 80 Prozent, wie man in derselben Studie herausfand. Ziel sollte also sein, diese wertvollen Fettsäuren ohne Schadstoffe zuzuführen. Wie das möglich ist, besprechen wir im vorletzten Kapitel.

> Für die hohe Krebsrate ist auch unsere Produktions- und Lebensweise verantwortlich, wie beispielsweise der Einsatz von Pestiziden in der Nahrungsmittelherstellung. Dies sollte mit ein Grund sein, die nachhaltige Landwirtschaft zu fördern und nur Lebensmittel zu verzehren, die aus biologischem Anbau stammen.

Auch vermeintliche Grundnahrungsmittel wie Milchprodukte oder rotes Fleisch erhöhen die Rate an Erbgutschäden.[186] Diese werden unter anderem mit für die Entstehung von Prostatakrebs und auch Darmkrebs verantwortlich gemacht.[187] Es geht also, wenn man das Krebsrisiko senken will, nicht nur darum, mehr aquatische Omega-3-Fettsäuren zu sich zu nehmen, sondern seine gesamte Ernährung artgerechter zu gestalten.

Zerstörung von Krebszellen und deren Metastasen durch das Immunsystem

Selbst bei völlig gesunder Lebensweise entsteht nahezu jede Sekunde (!) in einer unserer Körperzellen ein Erbgutschaden und damit eine möglicherweise krebsverursachende Mutation.[188] In der Regel werden solche Erbgutschäden einer sehr effizienten Erbgutreparatur unterzogen. Allerdings arbeitet dieser Mechanismus nicht zu hundert Prozent effizient, was übrigens für alle biologischen Prozesse gilt. Um dennoch geschützt zu sein, gibt es deshalb noch eine weitere Verteidigungslinie: das Immunsystem.

Tumorzellen aktivieren in der Regel einen Teil des genetischen Programms, das nur in der Embryonalzeit aktiv war. Da unser Immunsystem erst nach der Geburt lernt, was zu unserem Körper gehört und was nicht, helfen die tumorspezifischen embryonalen Proteine, Krebszellen als fremd zu erkennen und zu zerstören.[189]

Makrophagen (das sind die großen Fresszellen des Immunsystems) zerstören Tumorzellen.[190] Dazu werden sie durch hormonelle Botenstoffe aktiviert, die unser Organismus aus aquatischen Omega-3-Fettsäuren bildet. Botenstoffe hingegen, die aus Omega-6-Fettsäuren stammen, hemmen diese schützende Aktivierung – ein weiterer Grund also, auf eine gute Balance bei der Ernährung zu achten. Über die Bedeutung einer fluiden Zellmembran, die wiederum von einer adäquaten Versorgung mit aquatischen Omega-3-Fettsäuren abhängt und die für die Funktion von Immunzellen entscheidend ist, haben wir bereits besprochen (siehe Seite 73 bis 74).

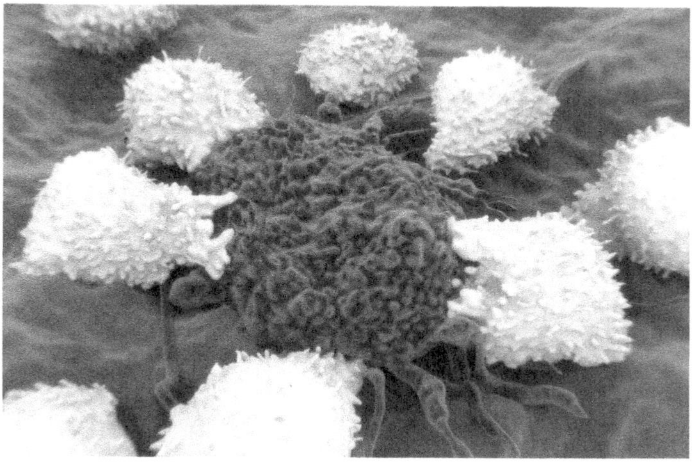

Krebszelle (dunkel) wird von Immunzellen (hell) attackiert.

Aktivierung des Selbstmordprogramms entarteter Zellen

Wenn Krebszellen dem Immunsystem entgangen sind, gibt es noch eine weitere Verteidigungslinie: ihren Selbstmord. Jede Körperzelle besitzt in ihrem Erbgut ein Selbstmordprogramm. Es wird aktiviert, wenn eine Zelle nicht mehr gebraucht wird oder stark geschädigt wurde. Indem sie sich selbst tötet, schützt sie den restlichen Organismus. Bei Krebszellen ist dieses Schutzprogramm entweder inaktiv oder nicht effizient. Damit sie sich dennoch selbst töten, bevor sie uns töten, müssen sie dazu »überredet« werden. Auch hierbei helfen aquatische Omega-3-Fettsäuren. Sie hemmen nicht nur die zügellose Vermehrung der Krebszellen, sondern reaktivieren zugleich deren Selbstmordprogramm.[191] Dabei sind sie sehr selektiv, wie man bei Leukämie herausfand: Nur entartete Zellen begehen Selbstmord, wenn man sie mit größeren Mengen an aquatischen Omega-3-Fettsäuren in Kontakt bringt, gesunde Zellen jedoch nicht.[192]

Ein natürlicher Aktivator des Selbstmordprogramms sind nicht reparierte Erbgutschäden. Interessanterweise werden diese in Krebszellen durch DHA selektiv erzeugt.[193] In gesunden Zellen hingegen bewirken aquatische Omega-3-Fettsäuren genau das Gegenteil: Sie schützen vor solchen Schäden und verbessern ihre Überlebenschancen.

Unterbinden der Blutzufuhr ins Tumorgewebe

Die Bildung neuer Blutgefäße ist beim Wachstum wichtig, um größer werdende Organe mit Nährstoffen zu versorgen. Das gilt auch für Muskeln, die man als Erwachsener trainiert. Dieser Prozess, die sogenannte Angiogenese, spielt auch bei der Tumorausbreitung eine bedeutende Rolle, schließlich benötigt ein rasch wachsender Krebs enorme Mengen an Nährstoffen.[194] Ein Zuviel an Omega-6-Fettsäuren bringt Vorteile für den Krebs: Botenstoffe, die von diesen Fettsäuren abgeleitet werden, fördern die Angiogenese und unterstützen damit das Tumorwachstum. Unterbindet man die Aktivierung der Angiogenese, kann der Krebs nicht weiterwachsen. Und da sind wiederum die hormonellen Botenstoffe aus aquatischen Omega-3-Fettsäuren mit ihrer (krebsspezifischen) antiangiogenen und damit antitumoralen Eigenschaft von therapeutischem Gewinn.[195]

DAS BEISPIEL BRUSTKREBS

Brustkrebs ist eine der häufigsten Krebsarten bei Frauen weltweit. In den letzten Jahrzehnten stieg die Zahl der neu diagnostizierten Patientinnen, wobei alle besprochenen Mechanismen eine Rolle spielen.[196] Im Rahmen einer Metastudie analysierte deshalb eine internationale Gruppe von Wissenschaftlern die Ernährung mit essenziellen Fettsäuren bei weit über einer Viertelmillion Frauen. Ziel war es, herauszufinden, wie diese das Risiko beeinflusst, an Brustkrebs zu erkranken. Das Ergebnis war beeindruckend, wenn auch (leider) noch wenig bekannt: Die Gefahr, an Brustkrebs zu erkranken, verringert sich schon mit jedem Zehntel, um das eine Frau ihr Omega-6/3-Verhältnis in der Ernährung verbessert, um stolze sechs Prozent.[197]

Die folgende Schlussfolgerung der Autoren dieser Metastudie gilt meines Erachtens für alle Krebserkrankungen: »Diese wichtige Erkenntnis unterstreicht die Notwendigkeit, Erziehungsprogramme für gesunde Ernährung zu fördern, und betont die Notwendigkeit, den Verzehr von Omega-3-reichen ungesättigten Fettsäuren (marinen Lebensmitteln) zu erhöhen, den Verzehr von Omega-6-reichen Lebensmitteln (pflanzliche Öle und verarbeitete Lebensmittel) zu verringern, um letztendlich das Aufnahmeverhältnis von Omega-3 zu Omega-6 zu verbessern.«

DAS ALPHA UND OMEGA DER NATÜRLICHEN FITNESS

Das Geheimnis des Erfolgs ist anzufangen.
Mark Twain (1835–1910)

Der ständige Wandel in unserem Gehirn – die Bildung und Stärkung der Synapsen sowie deren Abbau, wenn sie nicht mehr gebraucht werden – erlaubt uns, alles zu erlernen und alles zu werden. Nach demselben Prinzip des Lebens funktioniert auch der restliche Körper. Man muss nur anfangen, täglich ein paar Liegestützen zu machen, schon sieht man nach wenigen Wochen die Veränderung: Die trainierten Muskeln wachsen. Veränderung funktioniert aber auch umgekehrt, wie jeder Sportler weiß, wenn das Training auch nur für ein paar Wochen unterbrochen wird.

Alles befindet sich in ständigem Umbau, und das ist wichtig, denn nur so bleiben wir fit. Für unsere Vorfahren, die Fischer und Sammler, die ihr gesamtes Leben körperlich aktiv sein mussten, stellten diese natürlichen Anpassungsprozesse kein Problem dar – im Gegenteil, nicht nur das Gehirn, auch Muskeln und Knochen, der gesamte körperliche Stützapparat, blieben bis ins hohe Alter voll funktionsfähig. Für den modernen Menschen jedoch, der durch eine zunehmende Technisierung sich nahezu aller körperlichen Anstrengungen entledigt hat, gehen die Umbauprozesse meist nur in eine Richtung, nämlich Richtung Abbau. Die Folgen sind geistige Schwäche im Alter, aber auch Knochenschwund (Osteoporose) und ein kontinuierlicher Verlust von Muskelmasse.

Wenn sich diese Auf- und Abbauprozesse beim Erhalt unserer geistigen und körperlichen Fitness die Waage halten sollen, dann spielt auch hier das Verhältnis von Omega-3-Fettsäuren (Aufbau) zu Omega-6-Fettsäuren (Abbau) eine entscheidende Rolle. Beispielsweise aktivieren Omega-3-Botenstoffe die sogenannten Osteoblasten, das sind Knochenzellen, die Knochenmasse bilden. Infolgedessen führt die Einnahme von aquatischen Omega-3-Fettsäuren zu einer höheren Knochendichte und damit zu einer Reduktion der Gefahr, sich im höheren Alter die Knochen zu brechen.[198] Die hormonellen Vertreter der Omega-6-Fettsäuren hingegen stimulieren die sogenannten Osteoklasten, das sind Zellen, da darauf spezialisiert sind, Knochen abzubauen.[199]

Der für die moderne Gesellschaft typische Mangel an aquatischen Omega-3-Fettsäuren und das Übermaß an Omega-6-Fettsäuren stört somit das natürliche Gleichgewicht. Die Folge ist eine Osteoporose, von der Hunderte von Millionen Menschen weltweit betroffen sind.[200] Die Hauptkomplikation der Osteoporose ist eine erhöhte Gefahr von Knochenbrüchen, die zu einer Immobilisation und verminderten Lebensqualität führen, weil Brüche, die aufgrund einer schlechten Knochendichte entstehen, sehr schlecht heilen. Hüftfrakturen stellen die schwerste Komplikation der Osteoporose dar, da sie eine dauerhafte körperliche Behinderung, einen Verlust der Selbstversorgung und vor allem ein erhöhtes vorzeitiges Sterberisiko mit sich bringen.[201]

Damit Osteoblasten wissen, wo sie stabile Knochen bilden müssen, benötigen sie ein einfaches Signal: Belastung beziehungsweise Bewegung. Wer körperlich aktiv ist, signalisiert seinen Knochen, dass er sie braucht, und nur so bleiben sie stabil. Stabile Knochen benötigen stramme Muskeln, oder anders gesagt: Knochendichte und Muskelmasse gehen Hand in Hand. Leider bauen sich auch unsere Muskelzellen ab, wenn wir sie nicht benutzen – oder nicht adäquat ernähren.

> Es ist nie zu spät, mit Sport zu beginnen – und es ist ebenso stets zu früh, mit Sport aufzuhören!

Dass hochwertige Proteinbausteine für den Muskelaufbau wichtig sind, ist bekannt. Dass aquatische Omega-3-Fettsäuren mindestens so wichtig sind, ist vielen vielleicht neu. Dabei sind sie an allen biologischen Prozessen beteiligt, die zum Erhalt, zur Regeneration und zum Aufbau funktionsfähiger Muskeln benötigt werden.[202] Dies gilt auch noch im höheren Alter: Die Einnahme von aquatischen Omega-3-Fettsäuren hilft nachgewiesenermaßen auch bei Muskelaufbauprogrammen für ältere Personen, wie man bei einer Gruppe von bis zu 85 Jahre alten Therapieteilnehmern herausfand.[203]

Aquatische Omega-3-Fettsäuren helfen sogar dabei, einen schmerzhaften Muskelkater zu minimieren und die Folgen der muskulären Entzündung einzudämmen.[204] Diese Erkenntnis dürfte gleichermaßen von Interesse sein für professionelle Athleten und Freizeitsportler wie für Physiotherapiepatienten oder Rehabilitationspatienten, die ihr Herz-Kreislauf-System wieder in Schwung bringen wollen, da Muskelkater, wenn er nicht kontrolliert wird, den Fortschritt bei der Anpassung an ein neues Trainingsprogramm verlangsamen kann. Darüber hinaus sind Entzündungen (und ein Muskelkater ist nichts anderes) – wie Sie nun wissen – eine Mitursache zahlreicher Krankheiten einschließlich Herzerkrankungen, Krebs und Diabetes. Daher ist es auch aus diesem Grund sinnvoll, durch eine Ernährung, reich an aquatischen Omega-3-Fettsäuren, entzündliche Reaktionen aufgrund körperlicher Aktivität auf ein Minimum zu beschränken. Dazu gehört dann natürlich auch, die Zufuhr an entzündungsförderlichen Omega-6-Fettsäuren auf ein natürliches Mindestmaß zu reduzieren.

***

In den Abschnitten dieses Kapitels habe ich Ihnen einen Überblick über die Folgen gegeben, die ein chronischer Mangel an aquatischen Omega-3-Fettsäuren und ein unnatürlich hohes Omega-6/3-Verhältnis verursachen. Viele der hier angesprochenen Krankheiten haben inzwischen ein pandemisches Ausmaß erreicht. Und ich wollte Ihnen damit eine Vielzahl von biologischen Mechanismen näherbringen, mit denen uns diese essenziellen Fettsäuren schützen und dafür sorgen, dass jeder von uns seine geistige und körperliche Leistungsfähigkeit optimal entwickeln und bis ins hohe Alter hinein bewahren kann.

Doch welche Mengen an aquatischen Omega-3-Fettsäuren werden in welcher Lebensphase benötigt? Wie kann die Weltgemeinschaft sicherstellen, dass jeder Mensch sein genetisches Potenzial voll entfalten kann – und nicht durch einen vermeidbaren Mangel in seiner Entwicklung zurückbleibt oder unnötigerweise erkrankt? Das sind wichtige Fragen, die es nun zu beantworten gilt.

BEDROHUNG DER WELTGESUNDHEIT

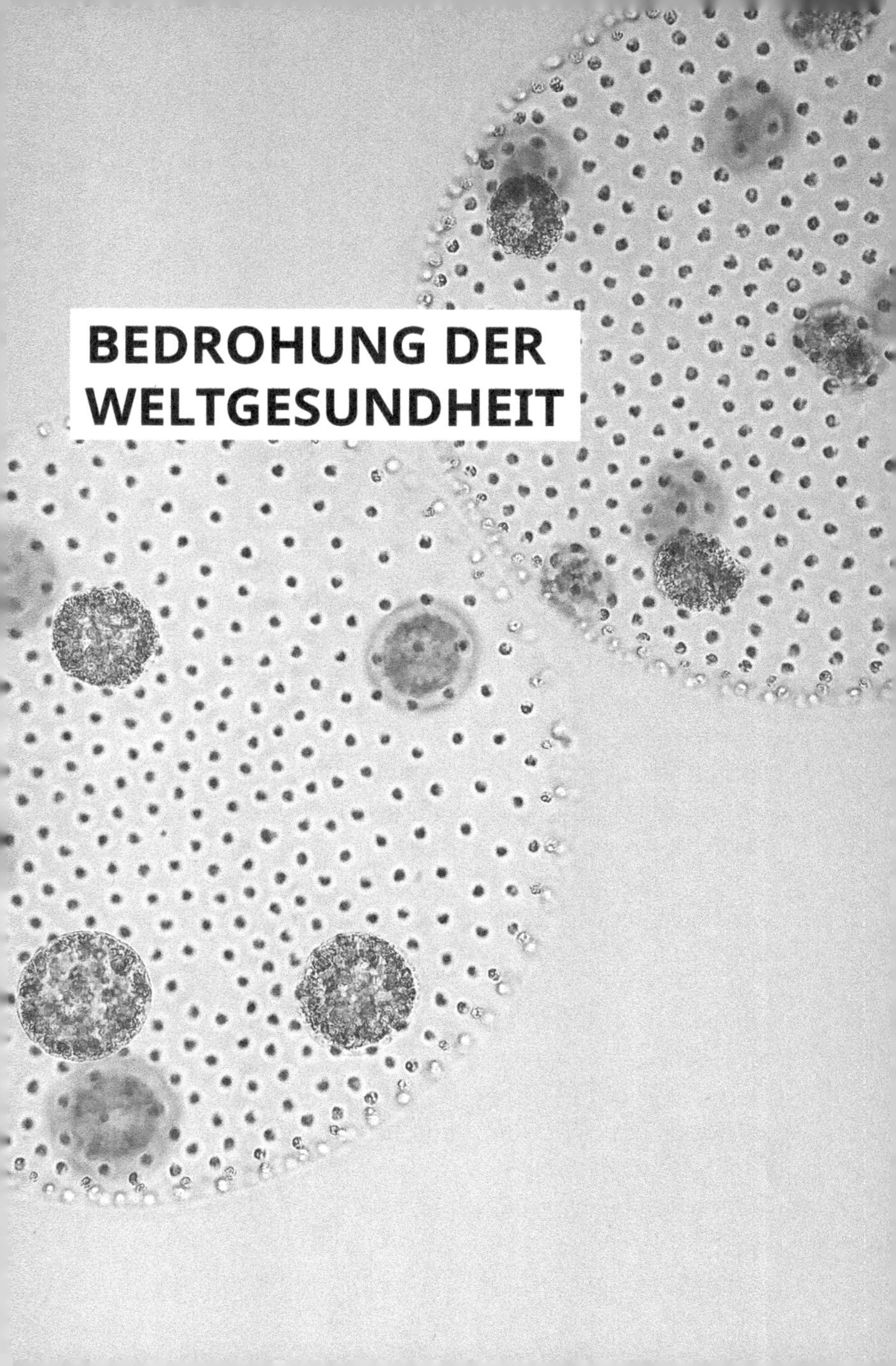

GLOBALER NÄHRSTOFFMANGEL

Erst wenn der letzte Baum gerodet, der letzte Fluss vergiftet, der letzte Fisch gefangen ist, werdet ihr merken, dass man Geld nicht essen kann.
alte Weisheit der Cree-Indianer

Ein Vitaminmangel ist fast immer auf gravierende Änderungen in der Lebensweise zurückzuführen – eine Lebensweise, die nicht mehr im Einklang mit unseren genetisch bedingten Bedürfnissen steht. Meist sind solche Abweichungen Folge eines wissenschaftlichen oder technologischen Fortschritts, der gravierende kulturelle Veränderungen einleitete. Beispielsweise führte die Erkenntnis, dass die Erde eine Kugel ist, dazu, dass immer längere Seereisen unternommen wurden, auf denen dann die Obst- und Gemüsevorräte ausgingen. Der Mangel löste Skorbut aus und führte letztendlich zur Entdeckung und Erforschung von Vitamin C.

Mittlerweile, im fortschrittlichen 21. Jahrhundert angekommen, wissen wir um die Bedeutung nahezu sämtlicher Mikronährstoffe und darum, wie wichtig eine ausgewogene Ernährung für die Gesundheit ist. Damit sollte die Gefahr solcher Mangelzustände grundsätzlich gebannt sein. Doch leider sind Engpässe bei der weltweiten Versorgung mit Mikronährstoffen an der Tagesordnung. War früher Unwissen die Ursache, so sind heute wirtschaftspolitische Entwicklungen dafür verantwortlich.

In den Entwicklungsländern ist es die Globalisierung, die hauptsächlich den eigentlich vermeidbaren Mikronährstoffmangel verursacht. Die Globalisierung ist an sich eine begrüßenswerte Entwicklung, weil sie verheißt, nationalistische und wirtschaftliche Schranken aufzuheben und die Menschen näher zusammenzubringen. Doch leider wird sie vorwiegend durch einseitige Interessen der reichen Industrienationen und der großen Konzerne vorangetrieben. So wird durch die Nutzung billiger Rohstoffe und Arbeitskräfte die Armut in wirtschaftsschwachen Ländern fixiert.

Laut einer 2007 in der renommierten medizinischen Fachzeitschrift *Lancet* veröffentlichten Untersuchung haben in Entwicklungsländern aufgrund einer daraus folgenden Nährstoffmangel-Problematik etwa 200 Millionen Kinder unter fünf Jahren keine Chance, ihr volles geistiges Potenzial zu entwickeln.[1] Sehr wahrscheinlich sind es weit mehr: Allein unter einem Mangel an Vitamin A leiden weltweit über 250 Million Kinder. Von ihnen erblinden jedes Jahr eine halbe Million, die Hälfte davon wiederum stirbt innerhalb der darauf folgenden zwölf Monate.[2] Das Unfassbare dabei ist, dass eine einzige tägliche Karotte oder ein anderes Vitamin-A-reiches Gemüse diese inhumane Katastrophe beenden würde. Aber leider ist dies nur ein trauriges Beispiel von vielen. Insgesamt sterben jährlich weltweit mehr als zehn Millionen Kinder aufgrund einer eigentlich vermeidbaren Mangelernährung.[3]

Ein großes Problem ist auch ein gravierender Mangel an aquatischen Omega-3-Fettsäuren – und zwar absolut wie relativ. Bei Sieben- bis Neunjährigen in Simbabwe stellte man einen Omega-6/3-Quotienten von über 15 fest. Dabei war nicht nur die Konzentration von bioaktiven Omega-6-Fettsäuren massiv erhöht, auch der Omega-3-Index war erschreckend niedrig. Bei manchen Kindern lagen die Omega-3-Konzentrationen unterhalb des messbaren Bereichs.[4] In vielen einkommensschwachen Ländern liegt auch bei schwangeren und stillenden Frauen die Zufuhr dieser essenziellen Fettsäuren weit unter den Empfehlungen[5] – die, wie Sie noch sehen werden, ohnehin schon um ein Vielfaches zu niedrig angesetzt sind. Doch selbst zum Erreichen dieser geringen Zielwerte reichen die finanziellen Möglichkeiten der Familien nicht aus.[6] Sie können sich vorstellen, welche dramatischen Folgen dies für die körperliche und geistige Entwicklung der heranwachsenden Generationen hat.

In den Industrienationen – und mittlerweile auch in den Schwellenländern – gelten die modernen industriell hergestellten Nahrungsmittel als kultureller Fortschritt. Dabei handelt es sich hierbei meist um billige und stark prozessierte Nahrungsmittel, die vor allem drei Makronährstoffe beinhalten: Kohlenhydrate, Fett und Proteine. Infolgedessen kommt es in den reicheren Ländern, trotz des Überschusses an diesen Nahrungsbestandteilen, auch zu einem weitverbreiteten Mangel an Mikronährstoffen. Man spricht deshalb vom »verborgenen Hunger«.

Eine Studie des US-amerikanischen Landwirtschaftsministeriums kam zu dem Ergebnis, dass über die Hälfte der Bevölkerung einen gravierenden Mangel an Vitamin A aufwies – und das in einem der reichsten Länder der Welt. Darüber hinaus hatten 30 Prozent der US-Amerikaner ein

Defizit an den Vitaminen B1 und B2, 26 Prozent an B3, 53 Prozent an B6, 33 Prozent an B9, 17 Prozent an B12 und 37 Prozent an Vitamin C.[7]

Viele Mikronährstoffdefizite werden dabei unterschätzt, weil schon die als ausreichend eingestuften Zielwerte oft viel zu niedrig angesetzt sind. Das heißt, der tatsächliche Mikronährstoffmangel ist schwerwiegender und weitaus verbreiteter, als man vermuten würde. Folgendes zur Verdeutlichung: Im Jahr 2017 stellte man in Deutschland bei über 50 Prozent der älteren Bevölkerung einen schweren Mangel an Vitamin D fest.[8] Dieses Problem ist noch gravierender, wenn man die Vitamin-D-Messung im Winter oder in nördlichen Gefilden durchführt. Der Grund: Als Alternative zu fettreichem Fisch liefert nur Sonnenlicht über die Eigenproduktion in der Haut genügend Vitamin D, die Lichteinstrahlung ist aber schon in Norddeutschland nur in den Sommermonaten genügend intensiv, um keinen Mangel aufkommen zu lassen.[9] Als Zielgröße, die als ausreichend gilt, werden von Gesundheitsbehörden 50 Nanomol/Liter angegeben.[10] Das heißt, nur wenn der Blutwert unter dieser Konzentration liegt, gilt dies als Mangel. Doch schon seit Jahren ist bekannt, dass zum Beispiel der beste Schutz vor Krebs oder Alzheimer bei der etwa doppelten Vitamin-D-Konzentration, also bei etwa 100 Nanomol/Liter, liegt.[11] Darüber hinaus verspricht dieser höhere Wert auch ein signifikant längeres Leben. Würde man

> Trotz Überschuss an Makronährstoffen leiden Menschen selbst in den reichen Ländern der Erde unter einem verborgenen Hunger nach Mikronährstoffen.

jedoch diesen als neue Zielgröße definieren, wäre nahezu die gesamte Bevölkerung offiziell mit Vitamin D unterversorgt (vielleicht ist das mit ein Grund dafür, dass man vor dieser an sich nötigen Änderung zurückschreckt).

Bei den aquatischen Omega-3-Fettsäuren ist die Situation vergleichbar. Auch hier sind die offiziellen Normwerte beziehungsweise Richtwerte viel zu gering angesetzt, weshalb der in weiten Teilen der Weltbevölkerung herrschende Mangel ebenfalls massiv unterschätzt wird. Um herauszufinden, welche Mengen an aquatischen Omega-3-Fettsäuren tatsächlich nötig sind, um den besten gesundheitlichen Effekt zu haben, hilft uns ein Blick auf klinische Studien – und deren Falschaussagen.

WARUM KLINISCHE STUDIEN OFT MIT VORSICHT ZU GENIESSEN SIND

Der verborgene Hunger nach Mikronährstoffen durch die moderne Ernährungsweise ist ein Problem, das die meisten Menschen in den reichen Industriestaaten völlig eigenständig lösen könnten. Aber dennoch tun es die wenigsten. Das muss nicht unbedingt an einem Desinteresse an der eigenen Gesundheit liegen, sondern könnte auch dem Umstand geschuldet sein, dass unser Denken und Handeln durch verbreitete Vorurteile und durch Schlagzeilen gesteuert wird.

Oft machen diese uns glauben, dass Mangelzustände entweder nicht existieren oder weitgehend irrelevant für unser Wohlergehen sind. Solche Fehlauffassungen verbreiten sich schnell, schließlich haben weder die Industrie noch eine Mehrheit der Gesellschaft ein Interesse daran, dass sich etwas an der gewohnten Lebensweise ändert. Wenn solche Schlagzeilen auf mangelhaft durchgeführten klinischen Studien basieren, dann sind sie besonders fatal für die Gesundheit der Bevölkerung. Wissenschaftliche Erkenntnisse genießen gemeinhin eine große Glaubwürdigkeit, auch dann, wenn sie aufgrund bedenklicher Grundannahmen oder einer mangelhaften Studiendurchführung zustande kommen. Kaum jemand kann hinter die Kulissen der Forschung schauen und erkennen, welche Fehler gemacht wurden.

Beispielsweise stellte die *Ärzte Zeitung*, die insbesondere von Ärzten und anderen in Heilberufen tätigen Personen gelesen wird, im Jahr 2015 einen Artikel über eine klinische Studie zur Demenz-Prävention sehr einprägend unter die Überschrift »Bewegung und Omega-3-Fette helfen Hirn kaum«.[12] Oder 2013 hieß es auf *Medscape*: »Fischöl floppt erneut in der kardiovaskulären Risikoprävention«. Doch wie kann das sein? Ein Mangel an aquatischen Omega-3-Fettsäuren erhöht das Risiko von Alzheimer sowie einer vaskulären Demenz. Das ist Fakt. Wie lässt sich also erklären, dass die Einnahme dieser essenziellen Wirkstoffe laut den Ergebnissen so mancher klinischer Studien nicht dabei hilft, diese Leiden zu verhindern?

Es ist lebenswichtig, einschätzen zu können, wie es zu solchen dubiosen Ergebnissen kommt – schließlich sind wir alle selbst »Studienleiter«, wenn es um unsere eigene

Gesundheit geht. Unser gesamtes Leben ist ein Experiment der Natur, und dieses sollte, um unserer Gesundheit willen, nicht schiefgehen. Bei der Durchführung unserer »persönlichen Studie« sollten wir deshalb auf folgende Fehler achten, die in klinischen Studien leider immer wieder gemacht werden. Schauen wir sie uns der Reihe nach an:

1. Gesetz des Minimums nicht berücksichtigt

Sämtliche Wachstumsvorgänge in der Natur unterliegen dem Gesetz des Minimums. Dieses Naturgesetz besagt, dass der größte Mangel an einem essenziellen Wachstumsfaktor die entscheidende Limitierung für das Wachstum darstellt. Dies gilt auch für die Entwicklung und Reifung unseres Gehirns. Bei der westlichen Ernährungsweise liegen jedoch mehrere Mängel gleichzeitig vor, weshalb klinische Versuche, die nur einen einzigen Mangel korrigieren, notgedrungen scheitern müssen.

Kapseln mit Ölen aus aquatischen Fettsäuren haben den Nachteil, dass man erst feststellt, dass die Inhaltsstoffe ranzig geworden sind, wenn sie einem aufstoßen.

Das bedeutet: Wir müssen sämtliche (!) Mängel beseitigen, wenn wir gesund werden und gesund bleiben wollen.

2. Zu kurzer Behandlungszeitraum

Viele Krankheiten, die auf einen chronischen Mangel an aquatischen Omega-3-Fettsäuren zurückzuführen sind, haben sich über Jahre oder Jahrzehnte entwickelt. Es ist vielleicht möglich, aber in der Regel unwahrscheinlich, durch kurzzeitige Interventionen die Krankheit heilen oder die

Folgeschäden beheben zu können. Dennoch werden klinische Studien aus Zeitmangel oder Kostengründen oft nur in relativ kurzen Behandlungszeiträumen durchgeführt. Somit ist in vielen Fällen ein Scheitern vorprogrammiert.[13] **Das bedeutet:** Wir müssen uns in Geduld üben, wenn wir unsere Ernährung umstellen und uns mehr bewegen wollen, bis sich erkennbare Erfolge abzeichnen. Zudem gilt es, eine gesunde Lebensweise (also eine ohne Mängel) während des gesamten Lebens beizubehalten, um auch langfristig gesund zu bleiben.

3. Falsches Zeitfenster

Für die körperliche oder geistige Entwicklung gibt es entscheidende Zeitfenster. Beispielsweise läuft die Reifung des Frontalhirns in bestimmten zeitlichen Phasen ab, in denen sich ein Mangel an aquatischen Omega-3-Fettsäuren besonders gravierend auswirken und langfristige Schäden verursachen kann, die später nur noch schwer korrigiert werden können. Ich habe das oben am Beispiel Autismus ausgeführt. **Das bedeutet:** Wir sollten versuchen, gesundheitsgefährdende Mängel von vornherein zu vermeiden.

4. Mangelhafte Qualität des Wirkstoffs

Aquatische Omega-3-Fettsäuren werden sehr leicht ranzig. Das »fischige« Aufstoßen nach der Einnahme entsprechender Kapseln ist ein Hinweis darauf, dass das betreffende Produkt verdorben ist.[14] Anstatt einen Mangel zu

> Auch wenn es lecker ist: Scharfes Anbraten oder Frittieren zerstört die im Fisch enthaltenen wertvollen aquatischen Omega-3-Fettsäuren und erzeugt viele Giftstoffe.

beheben, verschlimmert es dann womöglich sogar das Krankheitsbild. Es gibt mittlerweile Hinweise, dass auch in klinischen Studien die Qualität solcher Nahrungsergänzungen ungenügend war.[15]
Das bedeutet: Schlucken Sie keine Kapseln, sondern nehmen Sie das flüssige Öl zu sich. So können Sie es sofort auf der Zunge auf Geschmack und Frische oder Qualität prüfen.

5. Falsche Zubereitung des Nahrungsmittels

In manchen Studien wird untersucht, ob der Verzehr von Fisch bestimmte Krankheiten verhindert. Es wird aber so gut wie nie berücksichtigt, *wie* der Fisch zubereitet wird. Das ist aber wichtig, denn beim scharfen Anbraten werden die empfindlichen aquatischen Omega-3-Fettsäuren zerstört. So halbiert sich entsprechend den Ergebnissen einer Studie deren Konzentration.[16] Darüber hinaus werden dabei aus ungesättigten Fettsäuren giftige Stoffe gebildet wie das HNE, die genau das Gegenteil bewirken.[17] So kann der Verzehr von Fisch sogar schaden. **Das bedeutet:** Garen Sie ihn schonend, oder essen Sie ab und zu Sushi, das ist die gesündeste Form der Fischzubereitung.

6. Falsche Nahrungsquelle

In Studien wird so gut wie nie darauf geachtet, *welche* Fischart verzehrt wird. Das ist aber durchaus ein relevanter Faktor, denn manche Arten sind mehr mit Schadstoffen belastet als andere: Höhere Konzentrationen von Umweltgiften findet man in Thunfisch, Schwertfisch, Aal, Rotbarsch, Heilbutt, Hecht und Bonito. Diese bewirken das Gegenteil dessen, was man eigentlich durch den Verzehr von Fisch erreichen möchte.

Das bedeutet: Essen Sie nur weitgehend unbelasteten Fisch wie Kabeljau, Hering, Schellfisch oder Seelachs sowie Lachs aus Zuchtanlagen in Bioqualität.

7. Mangelhafte Therapietreue

Die Therapietreue (Compliance) ist bei den Probanden der Experimentalgruppe, die aquatische Omega-3-Fettsäuren erhalten, gegenüber denen der Kontrollgruppe, die ihr Leben unverändert weiterführen oder einen Scheinwirkstoff bekommen, besonders wichtig. Ist die Compliance, wie leider oft in klinischen Studien, nicht sonderlich hoch, nehmen die Teilnehmer der Experimentalgruppe also nicht genügend Omega-3-Fettsäuren zu sich, ohne dies den Therapeuten mitzuteilen, erweckt das negative Behandlungsergebnis fälschlicherweise den Eindruck, dass der Wirkstoff (hier die Omega-3-Fettsäuren) wirkungslos ist. Dabei wurde aber tatsächlich nur die Dosierung nicht eingehalten.[18] **Das bedeutet:** Betrügen Sie sich nicht selbst, und seien Sie bei der täglichen Ernährung so diszipliniert wie möglich.

8. Falscher Einnahmezeitpunkt

Laut Clemens von Schacky, Leiter der Abteilung Präventive Kardiologie der Ludwig-Maximilians-Universität München, »müssen Nahrungsergänzungsmittel mit Omega-3-Fettsäuren zur Hauptmahlzeit eingenommen werden, damit sie vom Körper aufgenommen werden können«.[19] Das klingt logisch. Denn die aquatischen Fettsäuren waren in der gesamten Menschheitsgeschichte immer Teil einer Fisch- oder Meeresfrüchtemahlzeit. Fischöl wurde nie isoliert gegessen. Wenn nun im Rahmen von klinischen Studien Fischöl zugeführt wird, muss dies beachtet werden. **Das bedeutet:** Betrachten Sie aquatische Omega-3-Fettsäuren nicht als Nahrungsergänzung, die man separat zuführt, sondern als Teil einer ausgewogenen Mahlzeit. Im nächsten Kapitel serviere ich Ihnen ein paar Rezeptvorschläge.

9. Relative Dosierung grundsätzlich unzureichend

Ich habe schon verschiedentlich darauf hingewiesen, dass aufgrund der modernen westlichen Ernährung ein meist gravierendes Missverhältnis zwischen Omega-6- und Omega-3-Fettsäuren besteht – von zehn bis 20 zu eins und oft sogar noch weit darüber. Um ein ausbalanciertes Verhältnis dieser Fettsäuren zu erreichen, genügt es nicht, einfach nur mehr Omega-3-Fettsäuren zuzuführen. Zugleich muss die Omega-6-Zufuhr vermindert werden. Leider wird darauf in klinischen Studien so gut wie nie geachtet, schließlich erhofft man sich dabei, dass eine Einzelmaßnahme wie eben die Einnahme von Omega-3-Kapseln genügt, um die jeweilige Krankheit zu verhindern oder zu stoppen.

Führt man jedoch weiterhin Omega-6-reiche Öle und Fleischwaren aus der Massentierhaltung zu, wird selbst bei einer Verdoppelung oder Vervierfachung der Omega-3-Zufuhr ein weiterhin erhöhter und damit ungesunder Omega-6/3-Quotient bestehen bleiben. Meines Erachtens sollten daher nur klinische Studien berücksichtigt werden, bei denen man den Omega-6/3-Quotienten tatsächlich auf einen natürlichen Wert gebracht hat. **Das bedeutet:** Ernähren Sie sich ausreichend mit aquatischen Omega-3-Fettsäuren, und senken Sie zugleich eine überschüssige Zufuhr an Omega-6-Fettsäuren. Nur so erreichen Sie einen gesunden Omega-6/3-Quotienten.

10. Absolute Dosierung zu niedrig

Ein weiterer Grund dafür, weshalb so manche klinische Fettsäure-Studie scheiterte, ist nicht zuletzt auch die absolute Menge an Wirkstoffen, die Testpersonen im Rahmen der Untersuchungen einnahmen. Ist diese zu niedrig, kann logischerweise keine messbare Wirkung erzielt werden. Wie in der folgenden Abbildung zu sehen ist, lassen sich Studien, die Effekte beziehungsweise einen Nutzen nachweisen konnten, gut nach der absoluten täglichen Dosierung an aquatischen Omega-3-Fettsäuren (in diesem Fall an DHA) gruppieren. In diesem Beispiel geht es um die Verbesserung der geistigen Fitness, und wir sehen: Geringe Tagesdosen zeigen keinen Nutzen, höhere hingegen schon. Das Ergebnis ist eindeutig. **Das bedeutet:** Führen Sie essenzielle Mikronährstoffe in ausreichender Menge zu. Aber was genau ist »ausreichend«? Auch bei der Beantwortung dieser Frage hilft uns ein grober Fehler bei vielen klinischen Studien weiter.

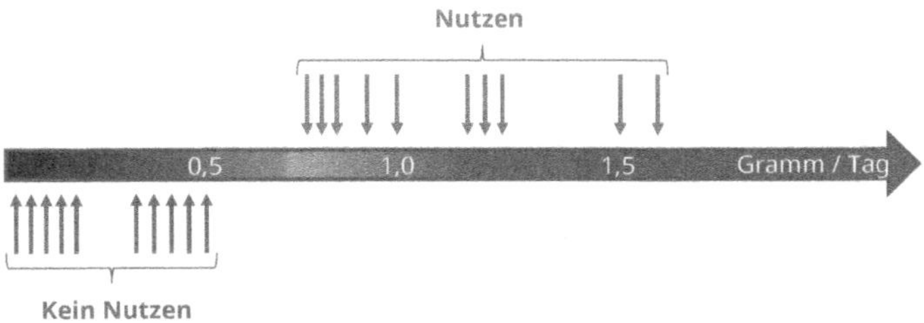

Jeder Pfeil repräsentiert die Tagesdosis an DHA, die in einer oder mehreren Studien verabreicht wurden. Untersucht wurde der Nutzen einer DHA-Gabe im Hinblick auf die Verbesserung der geistigen Fitness. Die oberen Pfeile repräsentieren Studien, die einen Nutzen erbrachten, die unteren Pfeile solche ohne Nutzen.[20]

11. Keine erfolgreiche Konzentrationserhöhung

Es kann nur wirken, was tatsächlich dort im Körper ankommt, wo es wirken soll. Wie viele der zugeführten aquatischen Omega-3-Fettsäuren tatsächlich dort ankommen, wo sie gebraucht werden, hängt von vielen Faktoren ab.[21] So können individuelle genetische Einflüsse Aufnahme und Umsatz und damit den Bedarf beeinflussen.[22] Auch ob man raucht oder körperlich aktiv ist, scheint einen Einfluss zu haben. Doch sehr wahrscheinlich haben die Ernährungsweise sowie die Nahrungsquellen (Fische, Meeresfrüchte, Krill, Algenöl, gereinigtes Fischöl) und deren Qualität die größte Bedeutung.[23] Der einzige Weg, um zu überprüfen, ob die eingenommenen aquatischen Omega-3-Fettsäuren tatsächlich eine Konzentrationserhöhung in den relevanten Geweben verursachen, ist eine Bestimmung des individuellen Omega-3-Indexes. Dies sollte die Regel bei klinischen Studien sein, ist es aber nicht.

So zeigten Studienergebnisse nur dann vorteilhafte Auswirkungen auf das Herzinfarktrisiko, wenn die Versuchsteilnehmer durch eine Supplementierung mit aquatischen Omega-3-Fettsäuren auch tatsächlich (!) einen höheren Omega-3-Index erreichten. Dies legt nahe, dass Schlussfolgerungen hinsichtlich der vermeintlichen Nutzlosigkeit von Omega-3-Fettsäuren dann irreführend sein können, wenn sie auf Studien basieren, die keine Blutwerte untersuchen und bewerten. Schließlich werden so auch Teilnehmer in die Untersuchung mit einbezogen, die keinen therapeutisch wirksamen Blutwert erzielt haben.[24] Beispielsweise wird das Risiko, einen schweren Herzinfarkt zu erleiden, erst ab einem Omega-3-Index verringert, den knapp 40 Prozent der

Versuchsteilnehmer in einer entsprechenden Studie trotz Einnahme von aquatischen Omega-3-Fettsäuren gar nicht erreichten.[25] **Das bedeutet:** Lassen Sie bei Ihrem Arzt oder Therapeuten eine Fettsäure-Analyse durchführen, so wie man auch in regelmäßigen Abständen den Blutzucker oder den Blutdruck überprüft. Mithilfe des Omega-3-Indexes lässt sich dann Ihr individueller Bedarf ermitteln!

INDIVIDUELLER BEDARF AN AQUATISCHEN OMEGA-3-FETTSÄUREN

Nur mithilfe des individuellen Omega-3-Indexes kann man feststellen, ob tatsächlich ein Defizit herrscht, welches Ausmaß es hat, und herausfinden, mit welcher Tagesmenge an aquatischen Omega-3-Fettsäuren man gegensteuern muss, um einen tatsächlichen Effekt zu erzielen. Eine für die Allgemeinheit angegebene Dosierung kann nur einen Richtwert darstellen, der individuell mithilfe einer Fettsäure-Analyse abgestimmt werden sollte.

Meines Erachtens sollte eine Fettsäure-Analyse zur klinischen Routine gehören. Und auch wenn der Test bisher von der Krankenkasse bestenfalls bezuschusst wird, sollte Sie das nicht davon abhalten, eine Fettsäure-Analyse durchführen zu lassen. Mittlerweile ist das so einfach wie das Messen des Blutzuckers. Sie wissen doch: Ein Tropfen Blut genügt.

Bisher bestimmen Richtwerte, die von Gesundheitsbehörden vorgegeben werden, welche Mengen an Vitaminen, Spurenelementen oder anderen Nährstoffen man zuführen sollte. Solche Richtwerte gibt es auch für aquatische Omega-3-Fettsäuren. So hält die Europäische Behörde für Lebensmittelsicherheit (auf Englisch abgekürzt EFSA) eine tägliche Gesamtaufnahme aus allen Quellen von zusammen drei Gramm DHA und EPA pro Tag für nötig, um den normalen Blutdruck zu gewährleisten.[26] Dennoch wird Schwangeren nach den Richtlinien dieser EU-Agentur[27] und des US-amerikanischen Gesundheitsministeriums[28] empfohlen, nur etwa 340 Gramm Fisch pro Woche zu essen. Dies entspricht bei einem durchschnittlichen Gehalt von etwa einem Prozent aquatischen Omega-3-Fettsäuren einer Zufuhr von etwa 0,5 Gramm dieser Fettsäuren beziehungsweise etwa 0,25 Gramm DHA pro Tag. Sollen Schwangere etwa nicht auf ihren Blutdruck achten? Und hier geht es nicht nur um ihren Blutdruck, sondern auch um die geistige Entwicklung ihres im Mutterleib heranwachsenden Kindes.

Aufgrund der in der vorherigen Abbildung zusammengefassten Studien ist der Omega-3-Fettsäuren-Gehalt bei Schwangeren um ein Vielfaches zu gering. Dabei ist doch evident, dass ein Mehr besser für die körperliche und geistige Entwicklung ist als ein Zuwenig. Selbst die EFSA stellte – basierend auf einer großen Zahl wissenschaftlicher Studien – im Jahr 2012 fest, dass aquatische Omega-3-Fettsäuren noch in Mengen von bis zu fünf Gramm täglich als unbedenklich für die Sicherheit der Bevölkerung zu betrachten sind.[29] Dies wäre meines Erachtens ein guter Richtwert für hochgereinigtes Fischöl oder von vornherein giftstofffreies Algenöl für schwangere und stillende Frauen, um eine optimale geistige und körperliche Entwicklung ihres Nachwuchses zu gewährleisten.

Der eigentliche Grund, weshalb man Schwangeren und Stillenden (und damit ihrem Nachwuchs) nur etwa ein Zehntel (!) dieser Tagesdosierung empfiehlt, ist die lange Liste von Giftstoffen in Fischen und Meeresfrüchten wie organisches Quecksilber oder polychlorierte Biphenyle (PCBs), um nur zwei zu nennen – worauf ich noch eingehen werde. Man nimmt dennoch an, dass es eine Giftmenge gibt, die für das heranwachsende Kind noch akzeptabel ist, und dass ihm erst eine höhere Zufuhr (eben eine ab zwei Portionen pro Woche) schadet.[30] Den viel zu niedrigen Richtwert bei der täglichen Ernährung mit aquatischen Omega-3-Fettsäuren mit dem Argument der Giftstoffbelastung zu begründen, hat natürlich zur Folge, dass viele Ärzte schwangere und stillende Frauen davor warnen, größere Mengen Fisch zu verzehren.[31] Schließlich könnten die darin enthaltenen Giftstoffe das Gehirn des Fetus respektive des Säuglings schädigen. Dies ist zwar an sich richtig, führt jedoch dazu, dass viele Schwangere und Stillende es aus völlig nachvollziehbarem Sicherheitsbedenken heraus vorziehen, überhaupt keinen Fisch zu konsumieren. Auf diese Weise wird selbst dieses unzureichende Minimalziel von nur zwei Fischmahlzeiten pro Woche von den wenigsten werdenden oder stillenden Müttern erreicht.

Interessanterweise empfehlen kardiologische Gesellschaften Erwachsenen ebenfalls nur 0,5 Gramm an aquatischen Omega-3-Fettsäuren pro Tag beziehungsweise zwei Portionen Fisch pro Woche.[32] Allerdings wären dazu laut der EFSA etwa drei Gramm pro Tag nötig, also die sechsfache Menge. Ich kann nur annehmen, dass auch in diesem

Fall die Mengenempfehlung wegen der Problematik schadstoffhaltigen Fischs nur einen unglücklichen Kompromiss darstellt – denn sie ist nachgewiesenermaßen viel zu niedrig angesetzt, wie weitere Untersuchungen zeigen. Zum Beispiel sind nach den Ergebnissen neuerer Studien mindestens 1,5 Gramm aquatische Omega-3-Fettsäuren täglich nötig, wenn es darum geht, den Omega-3-Index von fünf auf acht Prozent zu erhöhen, um auf diese Weise das Herzinfarktrisiko deutlich zu reduzieren.[33]

Es könnten aber noch mehr als diese 1,5 Gramm täglich nötig sein. Liegt beispielsweise der Omega-3-Index zu Anfang noch tiefer als fünf Prozent (was bei einer modernen westlichen Ernährungsweise meist der Fall ist), müsste man deutlich mehr zuführen, um zumindest auf acht Prozent zu kommen. Zudem gilt, dass das Risiko eines plötzlichen Herztodes proportional zur Einnahmemenge sinkt.[34] Da dieses »Mehr ist besser« auch noch bei einem Omega-3-Index zu erwarten ist, der deutlich über (!) acht Prozent liegt (wie zum Beispiel bei den Inuit)[35], empfehle ich einen etwas höheren Omega-3-Index zwischen neun und elf Prozent. »Als optimal gilt ein Wert von zehn Prozent«, bestätigt auch der Münchener Herz-Kreislauf-Experte Clemens von Schacky.[36] Wie ich anhand der Ergebnisse meines »Selbstversuchs« aufgezeigt habe, ist ein Omega-3-Index von über zehn Prozent durch eine ausgewogene Ernährung mit etwa zwei Gramm an aquatischen Omega-3-Fettsäuren täglich gut zu erreichen.

Bei optimaler Ernährung mit aquatischen Omega-3-Fettsäuren liegt die DHA-Konzentration in der Muttermilch bei etwa einem Prozent der gesamten Fettsäuren (etwa vier Prozent). Damit enthält sie etwa 0,4 Gramm DHA pro Liter.

Wir wissen, dass DHA und EPA ungefähr in gleichem Verhältnis zugeführt werden sollten. Somit liefert uns Mutter Natur einen guten Hinweis auf die Menge an aquatischen Omega-3-Fettsäuren, die Säuglingsnahrung enthalten sollte, falls diese die Muttermilch ganz oder teilweise ersetzt.

In der folgenden Tabelle sehen Sie Richtwerte für den täglichen Bedarf an aquatischen Omega-3-Fettsäuren, die ich aufgrund der heutigen Studienlage als sinnvoll erachte und die mit meinen evolutionsgeschichtlichen Überlegungen im Einklang stehen. Ich möchte an dieser Stelle jedoch nochmals betonen, dass dringend angeraten ist, vor einer Änderung der Ernährung eine Fettsäure-Analyse durchführen zu lassen. Nach deren Ergebnissen sollte sich der tatsächliche individuelle Bedarf richten. Auch ist ein Vierteljahr nach Umstellung der Ernährungsgewohnheiten eine weitere Untersuchung sinnvoll. So lässt sich leicht feststellen, ob die Maßnahmen erfolgreich waren oder erneut angepasst werden müssen. Personen, die zu stärkerem Blutverlust und Spontanblutungen neigen und/oder Blutgerinnungshemmer einnehmen, sollten sich grundsätzlich vor einer regelmäßigen Ernährung mit Ölen, die reich an aquatischen Omega-3-Fettsäuren sind, mit ihrem Arzt besprechen.

Diese Richtwerte liegen, wie gesagt, deutlich höher als die Empfehlungen vieler Gesundheitsbehörden. Meines Erachtens sind Einschränkungen bei der Zufuhr aquatischer Omega-3-Fettsäuren jedoch nicht akzeptabel, nur weil Fische und Meeresfrüchte mit gesundheitsgefährdenden Schadstoffen belastet sind. Mit der Natur kann man nicht verhandeln oder Kompromisse machen. Vielmehr sollten alle Menschen ausreichend mit schadstofffreien Lebensmitteln versorgt werden können, damit eine mangelfreie und damit optimale gesundheitliche Entwicklung gewährleistet ist. Um dieses Ziel zu erreichen, sollten wir den globalen Bedarf kennen.

Lebensphase	Aquatische Omega-3-Fettsäuren in Gramm/Tag
Erwachsener	mindestens 2
bei Erkrankungen z. B. des Stoffwechsels, des Herz-Kreislauf-Systems, des Immunsystems oder des Gehirns, bei Krebs	bis zu 5
Schwangerschaft	bis zu 5
Säuglinge/Kleinkinder bis 2 Jahre	0,3 bis 0,5
Kinder 3 bis 6 Jahre	0,5 bis 1,5
Kinder 7 bis 12 Jahre	1,5 bis 2
Pubertät und Adoleszenz	2 bis 4

Richtwerte für die tägliche Zufuhr an aquatischen Omega-3-Fettsäuren (EPA und DHA) in Abhängigkeit von der Lebensphase – unter Vorbehalt einer Kontrolle durch eine Fettsäure-Analyse

GLOBALER OMEGA-3-MANGEL

Die Versorgung mit aquatischen Omega-3-Fettsäuren ist hierzulande derzeit unbefriedigend. In Deutschland liegt der Omega-3-Index im Durchschnitt bei 5,5 Prozent, in den USA sogar bei nur 4,3 Prozent. Damit besteht für 99 Prozent der Menschen in diesen beiden Ländern ein mittleres bis hohes Risiko einer Herz-Kreislauf-Erkrankung. Kein Wunder also, dass dies die führende Todesursache darstellt. Dazu kommt, wie Sie gesehen haben, ein massiver Nachteil bei der geistigen und körperlichen Entwicklung sowie ein deutlich erhöhtes Risiko, eine Vielzahl weiterer an sich vermeidbarer Krankheiten zu erleiden. Doch den meisten Menschen in diesen beiden Ländern ist die Gefahr, in der sie schweben, in keiner Weise bewusst, zumal die Richtwerte viel zu niedrig angesetzt sind und kaum genügend Aufklärung stattfindet.[37]

Aber nicht nur die meisten Menschen in diesen beiden Ländern haben diese gravierenden Gesundheitsprobleme aufgrund einer chronischen Unterversorgung. Die Versorgung mit aquatischen Omega-3-Fettsäuren ist weltweit unzureichend. Wie die folgende Abbildung veranschaulicht, stellte man auch in Kanada, Brasilien, Indien, im Nahen Osten und Südostasien sowie in weiten Teilen Europas einen niedrigen bis sehr niedrigen Omega-3-Index fest.[38] Man kann die Länder an einer Hand abzählen, in denen die Bevölkerung im Mittelwert einen Omega-3-Index über der wünschenswerten Acht-Prozent-Marke erreicht. Zu diesen Ausnahmen gehören Norwegen, Japan, Alaska und Grönland. Weitere Sonderfälle

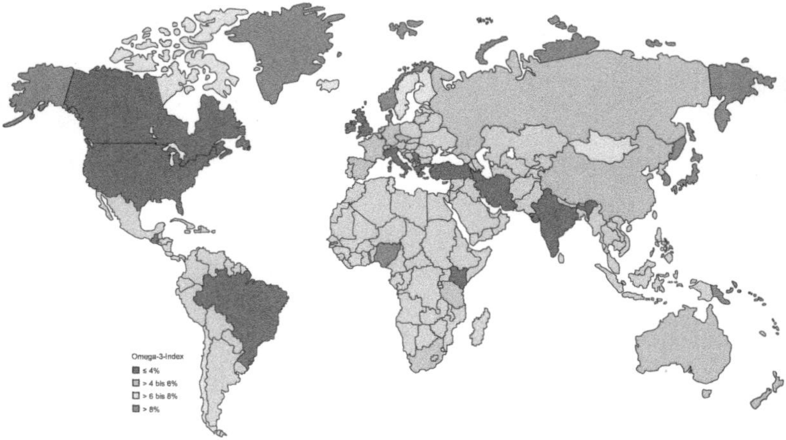

Der durchschnittliche Omega-3-Index auf Länderebene im weltweiten Vergleich.

bilden nur noch Regionen um das Japanische Meer sowie kleinere Gebiete mit indigenen Populationen, die sich (noch) nicht vollständig an die westlichen Ernährungsgewohnheiten angepasst haben.

Bei diesem gewaltigen globalen Mangel stellt sich jedoch die Frage, ob überhaupt genügend Fisch zur Verfügung stehen würde, um die gesamte Karte »begrünen« zu können. Laut der Ernährungs- und Landwirtschaftsorganisation der Vereinten Nationen (Food and Agriculture Organization of the United Nations, im Weiteren kurz: FAO) ist der Wildfang seit etwa Mitte der 1990er-Jahre weitgehend unverändert geblieben.[39] Doch laut wesentlich umfassenderen Untersuchungen der University of British Columbia hatte der Wildfang in den davor liegenden Jahrzehnten wesentlich größere Ausmaße als von der FAO angenommen.[40] Infolgedessen kam es seither zu einem deutlichen Rückgang der globalen Fangmenge von etwa 15 Prozent, wie in der folgenden Abbildung dargestellt. Die aquakulturelle Form der Fischproduktion hingegen stieg in den letzten Jahrzehnten nahezu stetig an und trägt mit etwa 75 bis 80 Millionen Tonnen Fisch pro Jahr in etwa demselben Maß wie die Hochseefischerei zur Welternährung bei. Wie ebenfalls in der Abbildung zu sehen ist, liegt die Gesamtproduktion bei etwa 160 Millionen Tonnen pro Jahr.

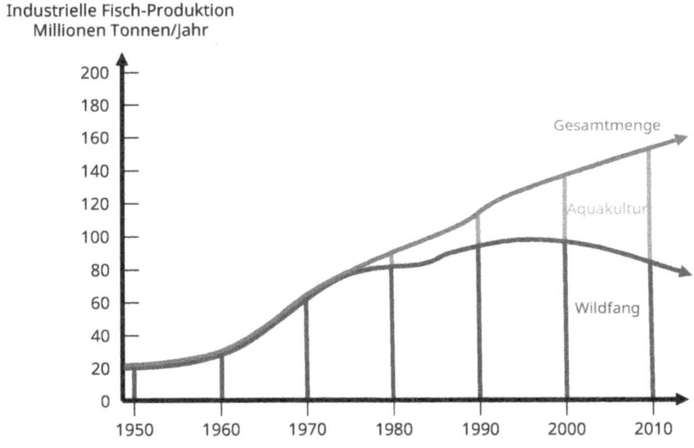

Weltweite industrielle Produktion von Fisch durch Wildfang und Aquakultur. Letztere ist zum Wildfang aufaddiert dargestellt.

Zieht man davon die nicht essbaren Anteile ab, so haben wir eine Gesamtjahresproduktion von etwa 135 Millionen Tonnen Fischfleisch. Bei gerechter Verteilung stünden damit jedem der derzeit 7,6 Milliarden Menschen (Stand: Frühjahr 2018) etwa 340 Gramm Fisch pro Woche zur Verfügung, also etwa die zwei Portionen, die viele Gesundheitsorganisationen für akzeptabel halten. Ist das Zufall? Und zurück zu der noch viel entscheidenderen Frage: Ist das genug, um die Weltbevölkerung ausreichend mit aquatischen Omega-3-Fettsäuren zu versorgen?

Fische enthalten je nach Art sowie Fang- oder Zuchtbedingung unterschiedliche Konzentrationen von aquatischen Omega-3-Fettsäuren. Karpfen zum Beispiel, der mit über 20 Millionen Tonnen pro Jahr mit Abstand meistgezüchtete Fisch weltweit, hat nur etwa 0,2 Prozent.[41] Beim Lachs hingegen machen diese Fettsäuren etwa ein Prozent des Gesamtgewichts aus.[42] Doch selbst wenn wir diese fünffach höhere Konzentration als Mittelwert für die gesamte Fischproduktion nehmen, ergibt sich nur eine durchschnittliche Versorgung mit ungefähr 3,4 Gramm aquatischen Omega-3-Fettsäuren pro Person und Woche – wiederum eine gerechte Verteilung vorausgesetzt. Somit kommen wir auf eine Tagesration von maximal 0,5 Gramm. Damit ist offensichtlich, dass die weltweite Produktion bei Weitem zu gering ist. Sie liegt mindestens um das Vierfache (!) unter dem durchschnittlichen Bedarf von etwa zwei Gramm pro Person und Tag.[43] Diese Menge wäre nämlich nötig, um alle Menschen in den wünschenswerten grünen Bereich zu bringen.

Doch es kommt noch schlimmer: Nach den Projektionen der Vereinten Nationen aus dem Jahr 2017 wird die Weltbevölkerung bis im Jahr 2050 auf 9,8 Milliarden Menschen und bis 2100 sogar auf 11,2 Milliarden anwachsen.[44] Dadurch wird sich das schon heute existierende und gewaltige Problem der globalen Unterversorgung mit aquatischen Omega-3-Fettsäuren weiter verschärfen. Und damit sind wir bei der nächsten zentralen Frage: Wo sollen diese gewaltigen Mengen an aquatischen Omega-3-Fettsäuren heute und in naher Zukunft herkommen?

DAS MEER GIBT ES NICHT MEHR HER

Die Art und Weise, wie die Menschheit mit der wichtigsten Quelle des Lebens umgeht, ist alles andere als nachhaltig, geschweige denn ausbaufähig. Vielmehr tun wir so ziemlich alles, um dieses lebenswichtige Ökosystem zu zerstören.

Vielleicht lässt sich unser selbstzerstörerisches Verhalten dadurch erklären, dass wir das Meer aufgrund seiner riesigen Ausmaße unbewusst als unerschöpflich empfinden, zumal es dies über den längsten Zeitraum der menschlichen Evolution auch tatsächlich war. Dass dem nicht mehr so ist, wird von viel zu wenigen Menschen viel zu langsam realisiert. Trotz Abschluss des Seerechtsübereinkommens der Vereinten Nationen[45] aus dem Jahr 1982, in dem es um nicht weniger geht als um »Frieden, Gerechtigkeit und Fortschritt für alle Völker der Welt« auf Basis einer nachhaltigen Fischwirtschaft, wird die Ausbeutung der Meere weiterhin rücksichtslos vorangetrieben. Dabei werden die hochempfindlichen marinen Ökosysteme systematisch zerstört. Der gesamte Bereich der Fischwirtschaft ist laut Awni Behnam, dem Präsidenten des International Ocean Institute, »von Habgier und

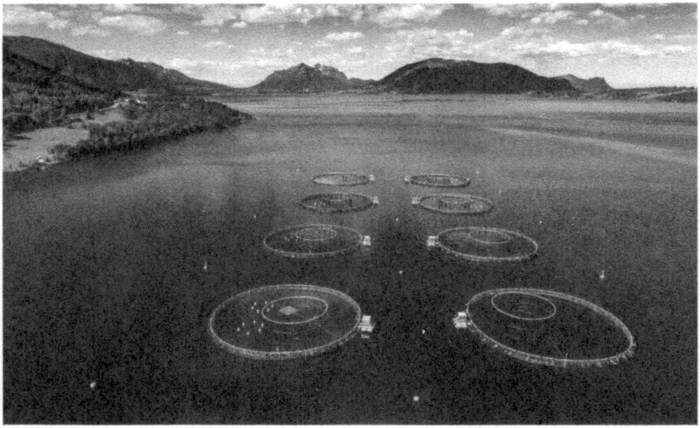

Lachsfischfarm in Norwegen: Um hochwertigen Fisch zu züchten, werden Fischmehl und Fischöl aus Wildfang benötigt.

Gewinnstreben gekennzeichnet und nimmt wenig Rücksicht auf den Schutz von Gemeingütern oder auf das Recht zukünftiger Generationen, Zugang zu diesen Ressourcen zu genießen und von deren Nutzung nachhaltig zu profitieren«.[46]

Eine Art nach der anderen wird durch unverantwortliche Fischereipraktiken dezimiert oder gar ausgerottet. Von den 600 Meeresfischbeständen, die von der FAO überwacht werden, sind über die Hälfte erschöpft[47], weitere 17 Prozent stehen am Rande des Kollapses, sieben Prozent sind mittlerweile schon völlig kollabiert. Im östlichen Mittelatlantik sind alle Speisefischarten überfischt, im Indischen Ozean die meisten. Dieselbe Katastrophe herrscht im Pazifik. Auch die Fischerei im Südchinesischen, im Schwarzen und im Mittelmeer steht kurz vor dem Zusammenbruch.[48] Die daraus resultierende Gesamtsituation erklärt den kontinuierlichen Rückgang des Wildfangs seit den 1990er-Jahren, der laut einer viel zitierten und im renommierten Wissenschaftsmagazin *Science* schon 2006 publizierten Studie im Jahr 2048 in einem kompletten Kollaps aller Fischbestände münden könnte.[49]

Nun kann man einwenden, dass das Problem des globalen Mangels an aquatischen Omega-3-Fettsäuren durch die aquakulturelle Fischproduktion lösbar wäre. Viele sind davon überzeugt, denn schließlich steigt deren Produktionsrate, wie in der Abbildung auf Seite 189 zu sehen, weiterhin stark an.[50] Doch die Ironie dabei ist, dass die Nahrung, mit der Zuchtfische aufgezogen werden, aus gefangenen Wildfischen bestehen muss, denn Fische können selbst keine aquatischen Omega-3-Fettsäuren herstellen, die sie zum Leben benötigen.[51] Damit ist auch diese Art der Fischproduktion – zumindest in Bezug auf die weltweite Produktion an diesen essenziellen Fettsäuren – durch den nicht nur stagnierenden, sondern sogar sinkenden globalen Fischfang limitiert.

Um dennoch immer mehr Fische in Aquakulturen züchten zu können, wird Omega-3-reiches Fischmehl und Fischöl immer mehr durch terrestrische Pflanzenöle ersetzt. »Weniger Fisch rein, mehr Fisch raus« ist die Devise. Dieses Ersatzfutter, mit billigen Pflanzenölen gestreckt, ist in nahezu unbegrenzter Menge produzierbar. Allerdings steigt durch diese Maßnahme der Anteil an den Omega-6-Fettsäuren (LA und AA) in Zuchtfischen, während der Anteil an aquatischen Omega-3-Fettsäuren (EPA und DHA) entsprechend sinkt. So musste man, um sich mit derselben Menge an Omega-3-Fettsäuren wie noch im Jahr 2006 zu versorgen, im Jahr 2015 schon die

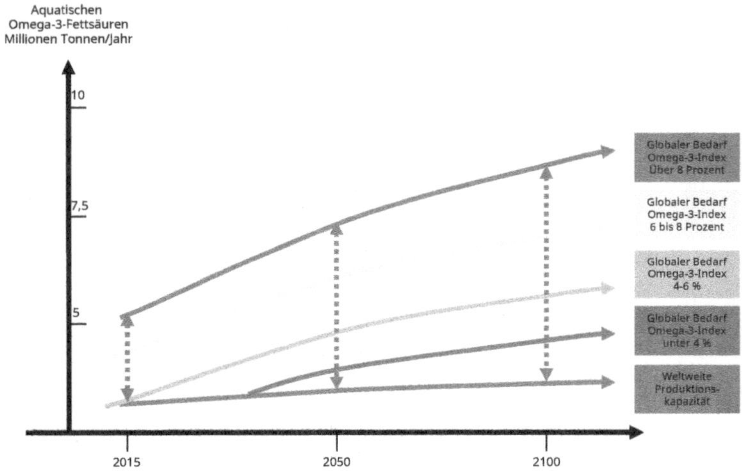

Die heutige globale Produktion von aquatischen Omega-3-Fettsäuren reicht bei Weitem nicht aus und kann mit dem wachsenden globalen Bedarf nicht mithalten, wobei sich das Problem weiter verschärfen wird. Mangel in Abhängigkeit des globalen Omega-3-Index.

doppelte Menge an Zuchtlachs verzehren.[52] Von diesem eklatanten Qualitätsverlust erfährt der Verbraucher in der Regel jedoch nichts.

Insgesamt gesehen bedeutet dies, dass die weltweite Produktionskapazität an aquatischen Omega-3-Fettsäuren stagniert und dass eine Produktionssteigerung auf traditionellem Weg (mehr Wildfang oder mehr Aquakultur) nicht möglich ist. Die heutige weltweite Produktion von umgerechnet etwa 0,5 Gramm Omega-3-Fettsäuren pro Tag und Erdenbürger reicht gerade dazu aus, um einen durchschnittlichen Omega-3-Index von etwa fünf Prozent zu erzielen. Um die Weltkarte komplett zu »begrünen«, müsste sich die Produktionsmenge heute schon vervierfachen, wie in der vorherigen Abbildung zu sehen – und dann mit dem Bevölkerungswachstum kontinuierlich weiter ansteigen.

Geschieht dies nicht, werden immer größere Teile der Weltkarte schon in wenigen Jahren in dunklem Rot leuchten. Die Folgen für die menschliche Entwicklung und Gesundheit würden immer dramatischer werden. Dabei stellt die weltweite Produktion von Fischen und Meeresfrüchten aber nicht nur ein quantitatives Problem dar, sondern auch ein qualitatives, und das ist ebenso gravierend, wenn es um unsere Gesundheit geht.

GIFT IM FISCH

Aufgrund der fortschreitenden Verschmutzung der Gewässer reichern sich in Fischen und in den Meeresfrüchten Jahr für Jahr immer höhere Konzentrationen von Schadstoffen an. Hier ein paar wenige Beispiele, die das Ausmaß des globalen Problems bewusst machen sollen.

Quecksilber

Quecksilber ist ein reaktives Schwermetall, das bei der Müll- und Kohleverbrennung freigesetzt wird.[53] Es gelangt über das Regenwasser in Seen und Ozeane, wo es in Methylquecksilber umgewandelt wird. Dieses extrem starke Nervengift reichert

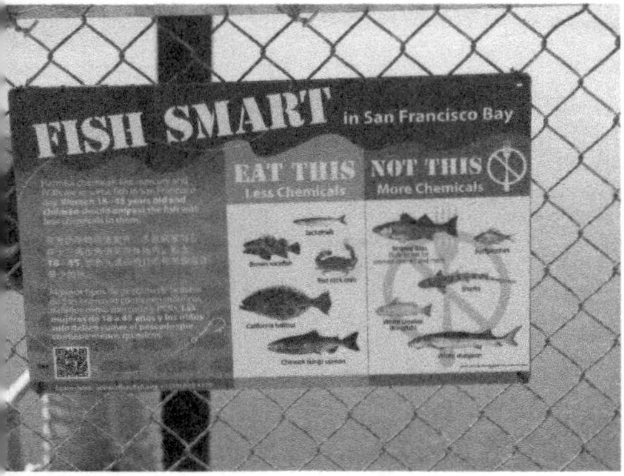
FISH SMART
in San Francisco Bay
EAT THIS
Less Chemicals
NOT THIS
More Chemicals

Man hat nur noch die Wahl zwischen Fisch mit mehr oder weniger Giftstoffen.

sich in der aquatischen Nahrungskette an. Deshalb weisen größere langlebige Räuber wie Thunfisch, Schwertfisch, Königsmakrele oder Hai wesentlich höhere Gewebekonzentrationen auf als kleinere kurzlebige Arten wie Lachs oder Hering.

Methylquecksilber kann die Plazenta problemlos durchdringen und reichert sich dann im Gehirn des heranwachsenden Fetus an. Die Gesamtmenge an diesem Nervengift hängt direkt davon ab, wie viel die schwangere Frau über die Nahrung zuführt. Es wird aber nicht nur Schwangeren empfohlen, auf den Verzehr von Fischen und Meeresfrüchten, die einen höheren Quecksilbergehalt haben, völlig zu verzichten. Auch bei gering mit Quecksilber kontaminierten Fischen sollte sich jeder auf zwei Portionen pro Woche beschränken.

Die Frage ist jedoch: Gibt es tatsächlich eine tolerable Menge an Giftstoffen, die man als ungefährlich bezeichnen darf, nur weil man mit statistischen Methoden bisher keine sogenannte Signifikanz nachweisen konnte? Auch beim Zigarettenkonsum wurde lange Zeit geglaubt, dass gelegentliches Rauchen unschädlich sei. Doch inzwischen weiß man, dass es keine akzeptable Obergrenze gibt, selbst die kleinste Menge birgt große gesundheitliche Risiken.[54] Dasselbe gilt für Alkohol, auch hier können bisher als belanglos betrachtete Mengen zum Schrumpfen des Hippocampus führen.[55]

Es gibt meines Erachtens keinen ersichtlichen Grund zur Annahme, dass es sich bei anderen Umweltgiften anders verhält. Da sich bestimmte durch den Fischkonsum aufgenommene Giftstoffe langfristig im Körper des Menschen ansammeln, ist es sehr wahrscheinlich, dass schon minimalste Mengen, regelmäßig zugeführt, enorme langfristige gesundheitliche Risiken bergen.

Polychlorierte Biphenyle

Dieses Phänomen zeigen auch komplexe chemische Verbindungen wie die polychlorierten Biphenyle, kurz PCBs. Sie gehören neben Dioxin und den Insektiziden DDT oder Dieldrin zu den giftigsten Substanzen, die jemals entwickelt und zugleich in sehr großen Mengen in die Umwelt freigesetzt wurden. Bereits geringste Spuren führen bei Versuchstieren zu Krebs und Missbildungen der Nachkommen – oder machen steril.

PCBs und Dioxine wurden bis in die 1980er-Jahre vor allem in Transformatoren, elektrischen Kondensatoren, als Hydraulikflüssigkeit in Hydraulikanlagen sowie als Weichmacher in Lacken, Dichtungsmassen, Isoliermitteln und Kunststoffen verwendet. Sie sind Teil der als »dreckiges Dutzend« bekannten Giftstoffe, zu denen auch einige Pflanzenschutzmittel, Industriechemikalien sowie Nebenprodukte von Verbrennungsprozessen gehören, die durch das Stockholmer Übereinkommen vom 22. Mai 2001 weltweit verboten wurden.[56] Alle diese Giftstoffe sind organische Chlorverbindungen und stehen im starken Verdacht, krebserregend zu sein sowie Missbildungen zu verursachen. Ihre besondere Gefährlichkeit resultiert aus der fatalen Kombination aus Langlebigkeit in der Natur, weltweiter Verbreitung über die Nahrungsketten und Anreicherung in den Organen.[57] Laut der US-Umweltbehörde können Fische über die aquatische Nahrungskette PCBs bis zum Millionenfachen ihrer Konzentration im Wasser anreichern. Davon sind natürlich besonders diejenigen Lebewesen betroffen, die am Ende dieser Nahrungsketten stehen. In den Ozeanen sind es die Schwertwale. Forscher haben festgestellt, dass PCBs deren Reproduktion unterdrücken. Sie werden steril und über kurz oder lang aussterben.[58]

An Land ist es der Mensch. Auch hier führen PCBs, die wir über die Nahrungskette wieder zurückbekommen und in uns aufnehmen, zu einer Hemmung der Fruchtbarkeit. Bei Männern wurde eine umgekehrte Beziehung zwischen dem Gehalt an PCBs im Gewebe und der Beweglichkeit ihrer Spermien festgestellt, wobei es bisher keinen Hinweis auf eine bestimmte Obergrenze zu geben scheint.[59] Das bedeutet, dass schon geringe Mengen schädlich sind! Bei Frauen sinkt die Wahrscheinlichkeit einer Schwangerschaft um fast die Hälfte, wenn sich PCBs anreichern, und die Infertilitätsrate steigt um das Dreifache bei Frauen, deren Mütter hohe Konzentrationen von PCBs im Blut haben.[60] Das macht ein weiteres gravierendes Problem dieser Giftstoffe deutlich: Die Effekte wirken generationsübergreifend.[61]

Plastikabfälle

Plastikabfälle bilden große schwimmende Inseln, die ständig wachsen und mittlerweile große Teile der Weltmeere bedecken. Eine dieser Plastikinseln liegt vor den Küsten Chiles und Perus und entspricht mit etwa 2,5 Millionen Quadratkilometern der Fläche Mexikos.[62] Laut einer Studie des Weltwirtschaftsforums wird bis Mitte dieses Jahrhunderts mengenmäßig mehr »totes« Plastik in den Weltmeeren zu finden sein als »lebendiger« Fisch.[63] Diese sich durch die Meeresströmungen bildenden künstlichen Inseln bestehen allerdings nicht nur aus Tüten oder Plastikflaschen, sondern auch aus kleineren Bruchstücken, die an Konfetti erinnern, sowie aus nahezu unsichtbarem Mikroplastik.

Mikroplastik wird von kleinsten Fischen gefressen und findet über die aquatische Nahrungskette seinen Weg zurück zu uns. Als Beweis für die Geschlossenheit des toxischen Kreislaufs nutzt man sogenannte polybromierte Diphenylether (PBDEs). PBDEs umfassen eine große Gruppe von Giftstoffen, die bei der Plastikproduktion verwendet werden. Sie sind verwandt mit den PCBs und werden derzeit als Marker für den Grad der Verseuchung von Fischfleisch mit Plastikrückständen genutzt.[64] Tatsächlich findet man mittlerweile PBDEs in nahezu allen Fischarten, die uns zum Verzehr angeboten werden, wie beispielsweise in Sardellen, Makrelen oder Barschen und ebenso in Austern.

Im Jahr 2050 wird in den Weltmeeren mehr Plastik schwimmen als Fisch.

Doch damit nicht genug, denn die Plastikrückstände gelangen nach neuesten Erkenntnissen nicht rein zufällig in die Mägen der Meerstiere. Es zeigte sich vielmehr, dass Fische Plastikstücke und -krümel als Beute betrachten, die ihr Fressverhalten anregt.[65] Mit zunehmender Zersetzung des Plastiks auf den ozeanischen Müllhalden wird das Problem somit nicht verschwinden, sondern sich immer mehr Mikroplastik in Fischen und Meeresfrüchten anreichern. Anstatt die Inseln weiterwachsen zu lassen oder sie einfach zu ignorieren, sollten sie schnellstmöglich aus dem Meer »gefischt« werden.[66]

Tributylzinn-Verbindungen

Diese große Stoffgruppe (kurz TBTs für englisch Tributyltin) umfasst äußerst schädliche Biozide, die jegliches Leben auslöschen. Aus diesem Grund werden sie bei Schiffsanstrichen eingesetzt, da sie bereits in geringen Konzentrationen Algen, Schnecken, Seepocken und Muscheln vernichten. In Bereich hochfrequentierter Schifffahrtswege sind mittlerweile zahlreiche Tierarten fortpflanzungsunfähig geworden, denn Toxine wie TBTs verursachen auch sexuelle Anomalien.[67] Diese sind irreversibel, weshalb einige Arten vom Aussterben bedroht sind. Der schwer abbaubare Giftstoff gelangt letztendlich über Kleinstlebewesen in die aquatische Nahrungskette und damit wiederum bei uns auf den Teller. Im Auftrag des Umweltmagazins *Öko-Test* wurden beispielsweise Fischfilets in Tomatensoße untersucht. Alle 16 untersuchten Konserven waren mit TBT belastet.[68]

Bisphenole

Bisphenole werden bei der Produktion von Plastik verwendet und reichern sich über Mikroplastikpartikel in Fischen und Meeresfrüchten an, wo sie dann vor allem auch bei Fisch in Dosen ein Problem darstellen. So finden sie auf indirektem Weg auch in unseren Körper. Die Stoffgruppe wird chemisch stetig weiterentwickelt und alphabetisch fortlaufend mit neuen Buchstaben (Bisphenol A–Z und inzwischen sogar mit Doppelbuchstaben) deklariert.

Es gibt aber auch einen direkten Weg, denn diese Stoffklasse wird auch zur Innenbeschichtung von Konservendosen verwendet und durch fetthaltige Lebensmittel aus diesen wieder herausgelöst.[69] Aufreißdeckel von Dosen enthalten besonders viel Bisphenol (A–Z) in der Beschichtung, da es sie elastischer macht. Das bedeutet, selbst wenn der darin konservierte Fisch kaum Schadstoffe gefressen haben sollte, sorgt die Verpackung dafür, dass er belastet ist.

Bisphenole mimen Östrogene und wirken deshalb wie weibliche Hormone. Bei Männern wurde mit dem Verzehr von Bisphenolen über die vielfältigen Nahrungsketten die weltweit steigende Infertilitätsrate erklärt.[70] Doch die Liste unerwünschter Wirkungen wächst, denn Bisphenole verursachen ein sehr breites Spektrum biologischer Effekte.[71] Dazu gehört auch die massiv erhöhte Rate an genetischen Veränderungen, die sie auch in Spermien hervorrufen, wodurch sie auch generationsübergreifend Schäden verursachen.[72] Das ist aber eigentlich nicht verwunderlich, denn Bisphenole gehören zur großen chemischen Gruppe der Epoxide. Diese gelten nicht nur als hochgradig giftig, sie sind auch bekannt dafür, das Erbgut zu verändern und Krebs zu erzeugen.

Was folgt daraus?

Die schaurige Liste der Giftstoffe, die in gewisser Weise die Aussicht auf den »Erfolg« des Menschen beim Versuch, sich selbst abzuschaffen, dokumentiert, ließe sich weiter fortsetzen. Das ist jedoch an dieser Stelle nicht nötig. Denn in

Bezug auf das nach wie vor ungelöste Problem einer nicht ausreichenden Versorgung mit aquatischen Omega-3-Fettsäuren drängt sich folgende Frage auf: Kann man den Verzehr von Fisch und Meeresfrüchten überhaupt noch empfehlen? – Nun, bis auf wenige Ausnahmen vermutlich nicht.

Letztendlich kann auch das Fischöl nicht die Lösung sein. Dessen Schadstoffgehalt, der ursprünglich im Fisch vorhanden war, lässt sich zwar durch chemische Reinigung reduzieren. Aber letztendlich ist auch die Menge an Fischöl, die man weltweit produzieren könnte, durch die Menge an Wildfang begrenzt – und die ist bekanntermaßen rückläufig!

KRILLÖL IST KEINE NACHHALTIGE LÖSUNG

Krill gehört zu den Krustentieren und ist Teil des tierischen Planktons. Immer mehr wird aufgrund der oben beschriebenen Problematik Omega-3-reiches Krillöl als Alternative zu Fischöl beworben. Viele Hersteller von Krillöl schreiben zwar im antarktischen Ökosystem dem Krill zu Recht die zentrale Schlüsselstellung zu. Sie äußern aber auch die Meinung, dass es sich dabei um eine schier unerschöpfliche Nahrungsquelle in den kalten Gewässern der Antarktis handle. Zudem sei der garnelenförmige Krill heute im Vergleich zu Fisch und Fischöl als Quelle aquatischer Omega-3-Fettsäuren so geschätzt, weil er in sehr sauberem, schadstoffarmem Wasser heranwachse und am Anfang der Nahrungskette stehe.

> Krill sind garnelenähnliche Kleintiere, die in riesigen Schwärmen in den kühlen polaren Meeren leben und sich dort von pflanzlichem Plankton wie Mikroalgen ernähren, der reich ist an aquatischen Omega-3-Fettsäuren.

Aber stimmt das alles? Schauen wir nur die Details an. Schon in den 1970er-Jahren wurden steigende Konzentrationen von PCBs und vielen weiteren Giftstoffen sowohl in der Arktis als auch in der Antarktis gefunden, weit entfernt von möglichen Quellen.[73] Es gibt also kein sauberes Meerwasser mehr und damit auch kein Krillöl, das völlig frei ist von menschengemachten Umweltgiften.[74]

Und wie steht es um die Unerschöpflichkeit von Krill? Die antarktischen Krillpopulationen vermehren sich jedes Jahr in gewaltigem Ausmaß und erzeugen dabei eine Gesamtbiomasse von rund 342 bis 536 Millionen Tonnen.[75] Diese enorme Menge ist aber auch erforderlich, denn Krill ist die zentrale Diät für viele Fischarten sowie Wale, Pinguine und Seevögel. Aber auch vom Menschen wird Krill umfangreich verwertet: als Nahrungsmittel, in der Kosmetikindustrie, zur Arzneimittelherstellung und als Futtermittel in Fischfarmen.

Die Fangbeschränkungen für antarktischen Krill wurden von der internationalen Kommission für die Erhaltung der antarktischen lebenden Meeresressourcen (Commission for the Conservation of Antarctic Marine Living Resources – CCAMLR) auf insgesamt etwa 8,6 Millionen Tonnen festgelegt.[76] Doch nur etwa 200 000 Tonnen Krill werden jährlich abgefischt, sodass es sich hierbei um einen der größten noch nicht ausgenutzten Bestände im Ozean handelt.

Der Grund für die derzeitig attestierte Nachhaltigkeit beim Krillfang liegt, vereinfacht gesagt, an dem Umstand, dass er bisher nur von sehr wenigen Firmen beziehungsweise Nationen betrieben wird.[77] Dementsprechend betonte Deborah K. Steinberg, biologische Ozeanografin am Virginia Institut für Meereswissenschaften in Gloucester Point, USA, gegenüber der *New York Times*: »Ich bin nicht besorgt über das derzeitige Niveau des Fischereiumfangs, aber ich mache mir Sorgen um die Zukunft, wenn die Branche wirklich startet.«[78] Da Krill die Nahrungsgrundlage für das gesamte marine Ökosystem darstellt, kann allerdings jeder substanzielle Eingriff des Menschen massive Auswirkungen haben.[79]

Dazu kommt die globale Klimaänderung, die den pflanzlichen Plankton, und dazu gehören Mikroalgen, besonders trifft, denn er ist äußerst temperaturempfindlich. Infolge der globalen Klimaerwärmung gingen deren Bestände in den letzten sechs Jahrzehnten weltweit bereits um über 40 Prozent zurück – und damit auch die Grundnahrung des Krills.[80] In der westlichen Antarktis sind diese Effekte äußerst dramatisch. Der Grund: Diese Region erwärmt sich noch schneller als der Rest der Erde. So ist dort die Temperatur in den letzten 50 Jahren um etwa drei Grad Celsius gestiegen, mehr als sonst wo auf unserem Planeten.[81]

Der durch die Klimaerwärmung verursachte Rückgang des pflanzlichen Planktons hat dazu geführt, dass auch die antarktischen Krillpopulationen in den letzten drei Jahrzehnten um 40 bis 80 Prozent abgenommen haben.[82] Ökosysteme sind jedoch anpassungs- und entwicklungsfähig, solange sie weitgehend ungestört bleiben. Am besten wäre es daher, die Krillfischerei einzustellen, die Meere nicht weiter zu verschmutzen und eine ökologischere Ernährungs- und Wirtschaftsweise zu entwickeln. Algenöl könnte dabei helfen, einen Ausweg aus der globalen Krise zu finden.

***

Pflanzlicher Plankton ist nicht nur der weltweit größte Produzent von Sauerstoff, sondern auch der einzige relevante Produzent aquatischer Omega-3-Fettsäuren. Er limitiert damit den Bestand allen tierischen Lebens und damit auch der menschlichen Spezies.

Die einzige Chance, die wir haben, ist, radikal umzudenken. Wir müssten völlig neue Wege beschreiten, beispielsweise hin zu einer umweltfreundlichen Lebensmittel- und Energieproduktion.

Mikroalgen, die einst unsere Entstehung ermöglichten, könnten auf vielfältige Weise dazu beitragen. Sie fressen Kohlendioxid, setzen dafür sauberen Sauerstoff frei und liefern dabei umweltschonender als jede andere Form der Nahrungsmittelproduktion auch nahezu alles, was der Mensch zum Leben benötigt: lebenswichtige Proteine, wertvolle Antioxidantien, nahezu sämtliche Vitamine und nicht zuletzt die aquatischen Omega-3-Fettsäuren EPA und DHA. Hierbei sind sie alternativlos!

MIT DEM ÖL DER MIKROALGEN RAUS AUS DER GLOBALEN KRISE

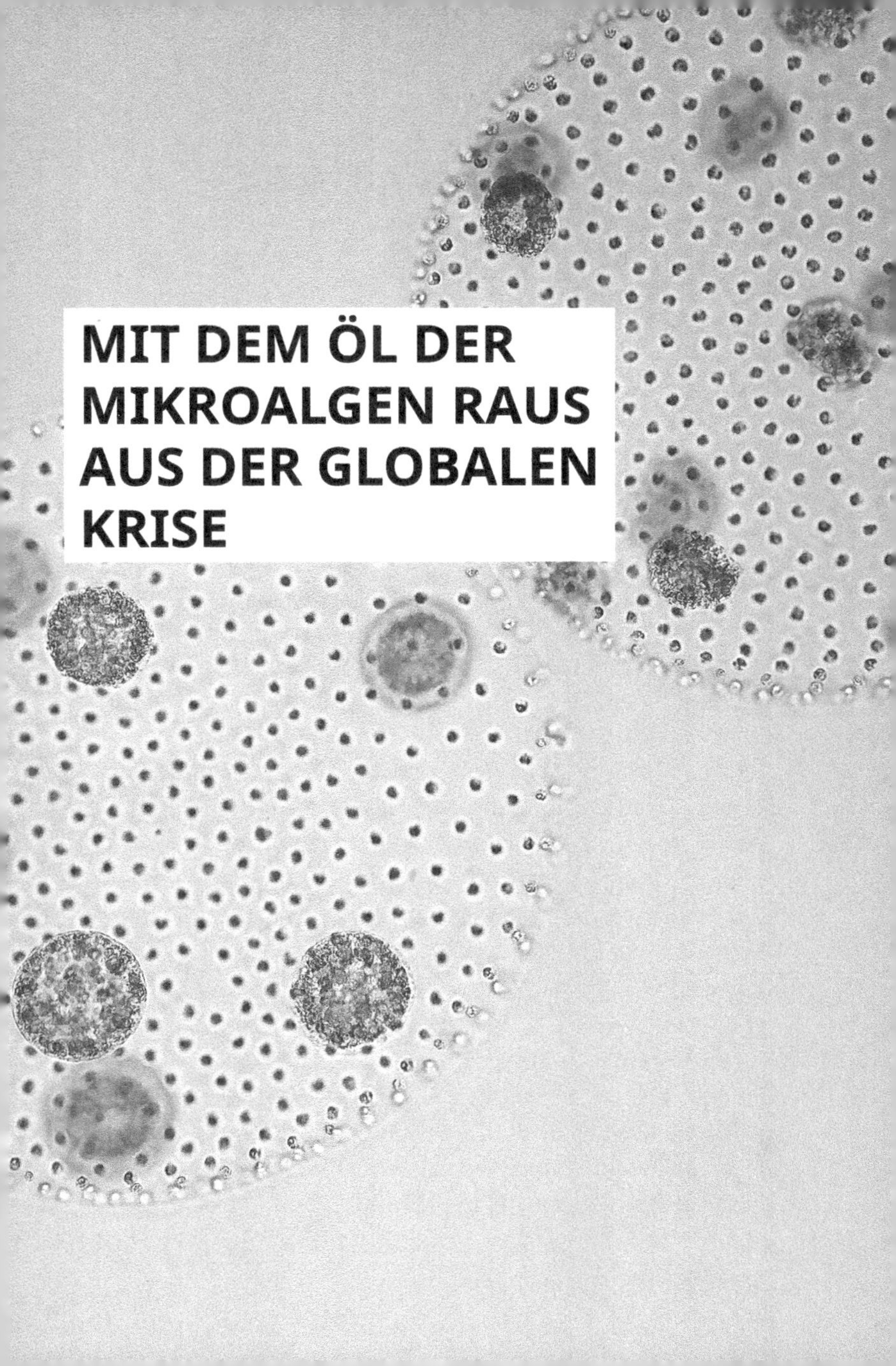

ALGENÖL – DAS A UND O DER MENSCHLICHEN ENTWICKLUNG

Nichts wird die Gesundheit der Menschen und die Chance auf ein Überleben auf der Erde so steigern wie der Schritt zur vegetarischen Ernährung.
Albert Einstein (1879–1955)

Der einzigartigen Syntheseleistung von Mikroalgen verdanken wir unsere Existenz – und wie es aussieht, auch unsere Zukunft. Ihre Inhaltsstoffe sind für uns lebenswichtig und fanden bisher über die aquatische Nahrungskette in Form von Fischen und Meeresfrüchten den Weg zu uns. Fatalerweise wird diese Kette dünn und dünner und droht sogar zu reißen. Doch es gibt eine Lösung: Wir können den Weg zur Quelle verkürzen, indem wir Mikroalgen wie andere Nutzpflanzen kultivieren und direkt nutzen – ohne »Reibungsverluste« über Fische und Meeresfrüchte. Auf diese neue Art und Weise wäre es der gesamten Menschheit möglich, sich aus der Krise eines globalen Mangels an aquatischen Omega-3-Fettsäuren zu befreien.

Meerespflanzen direkt als Nahrungsgrundlage zu nutzen ist eigentlich nichts völlig Neues. Makroalgen wie beispielsweise die Porphyrtange, die Golftange und viele weitere Spielarten des Seetangs waren schon vor Jahrzehntausenden eine gesunde Nahrungsquelle des Menschen.[1]

Im Gegensatz zu Makroalgen sind Mikroalgen kleine einzellige Lebewesen, die weder Wurzeln noch Stängel noch Blätter besitzen. Als ein wesentlicher Teil des pflanzlichen Planktons bevölkern Mikroalgen seit Jahrmilliarden sämtliche Gewässer unseres Planeten. Somit war genug Zeit für die Entstehung unzähliger Varianten. Die enorme Vielfalt der Mikroalgen wird auf über eine Million Arten geschätzt.[2]

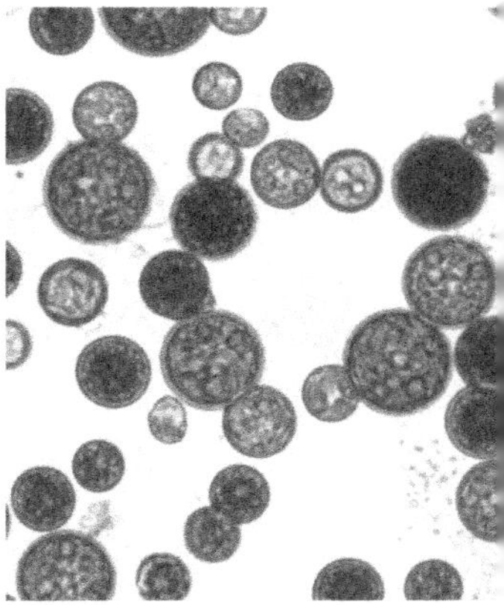

Die Blutregenalge ist eine nur 0,05 Millimeter kleine Mikroalge, die im Süßwasser lebt. Sie bildet das rötliche Astaxanthin, das Krebstieren, die sich von ihr ernähren, ihre Farbe verleiht, zum eigenen Schutz vor UV-Strahlung. Diese Mikroalgenart ist die bedeutendste natürliche Quelle für die industrielle Gewinnung dieses auch für unsere Gesundheit wertvollen Antioxidans.

Trotz ihrer Winzigkeit erzeugen sie eine gewaltige Menge an Biomasse und produzieren über die Hälfte des Sauerstoffs, den wir atmen. Aber nicht nur das. Sie beliefern auch die globalen Nahrungsketten mit Vitaminen, Antioxidantien wie Astaxanthin, mit Mineralstoffen sowie wertvollen Proteinen, die reich sind an essenziellen Aminosäuren – und nicht zuletzt mit aquatischen Omega-3-Fettsäuren. Mittlerweile wurden Zehntausende von neuen Stoffen aus Mikroalgen isoliert, von denen viele für unsere Gesundheit von Bedeutung sein könnten.[3]

Jede einzelne Mikroalgenart ist ein enorm leistungsfähiger Bioreaktor, und jede hat besondere Eigenschaften. Allerdings sind, streng wissenschaftlich betrachtet, nicht alle Mikroalgen, die als solche bezeichnet werden, tatsächlich Mikroalgen. Doch eine klare

Unterscheidung ist notwendig, da nur dann ihre optimale Nutzung vorangetrieben werden kann. Um zu verstehen, welcher Mikroorganismus tatsächlich eine Mikroalge ist und welcher nur Mikroalge genannt wird, hilft uns ein kurzer Blick zurück zum Beginn des Lebens. Dieser ist in der folgenden Abbildung vereinfacht dargestellt und im weiteren Text ausführlich erklärt.

Das Leben auf der Erde begann mit Urbakterien. Diese einzelligen Wesen hatten noch keinen Zellkern, der ihr Erbgut beherbergte. Deshalb werden sie als Prokaryonten bezeichnet (von altgriechisch *pro* für vor und *karyon* für Kern). Dabei entstanden zwei völlig unterschiedliche Arten, die sich grundlegend in der Form ihrer Energieversorgung unterschieden, in der Abbildung sind sie weiß und schwarz dargestellt.

Das »weiße« Urbakterium konnte die Energie des Sonnenlichts nutzen, um Kohlendioxid (CO_2) und Wasser in ihre jeweiligen »Legosteine« zu zerlegen und aus diesen alles selbst herzustellen, was es selbst zum Leben benötigte. Sauerstoff, der dabei übrig blieb, wurde in die Umwelt abgegeben. Diese Art der Ernährung nennt man fotoautotroph (von altgriechisch *phos* für Licht, *autos* für selbst und *trophe* für Ernährung). Den Produktionsprozess selbst bezeichnet man als Fotosynthese (Synthese mit Lichtenergie). Dazu besaß dieses Urbakterium sogenanntes Chlorophyll, eine Art »Sonnenlicht-in-chemische-Energie-Wandler« (von altgriechisch *chloros* für grün und *phyllon* für Blatt). Chlorophyll verleiht allen Pflanzen die grüne Blattfarbe.

Einige der direkten, heute noch existierenden Nachkommen dieser Urbakterien sind links zu sehen. Da sie im Wasser leben und Fotosynthese betreiben, bezeichnet man

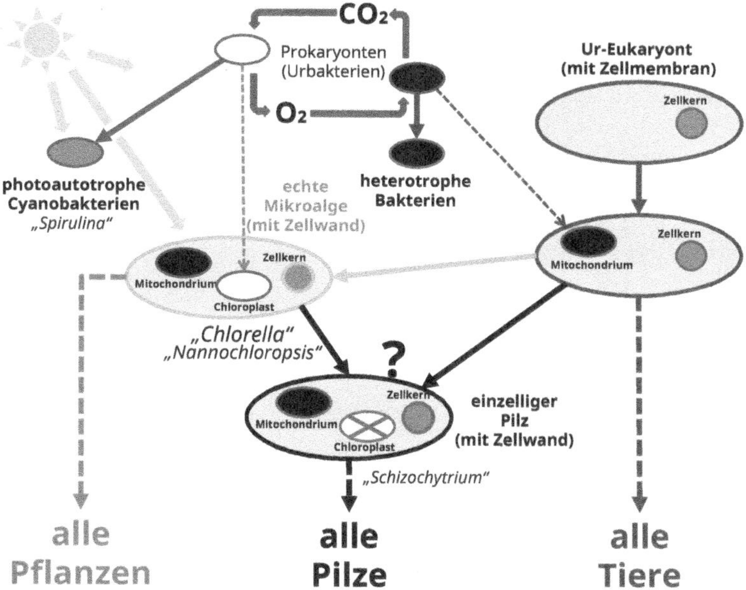

Die Evolution der Mikroalgen sowie der Pflanzen- und Tierwelt

sie als Blaualgen. Doch mittlerweile weiß man, dass es sich bei ihnen nicht um Algen, sondern um Bakterien handelt, genauer gesagt: um Cyanobakterien (*kyanos* ist griechisch für blau). *Spirulina*, der wohl bekannteste Vertreter der Cyanobakterien, wird dennoch als Mikroalge vermarktet. Sie produziert zwar wertvolle Proteine und viele andere interessante Nährstoffe, jedoch so gut wie keine aquatischen Omega-3-Fettsäuren.[4]

Das »schwarze« Urbakterium und dessen Nachkommen wurden zum funktionellen Gegenspieler des weißen Urbakteriums und wiederum dessen Nachkommen. Im Prinzip

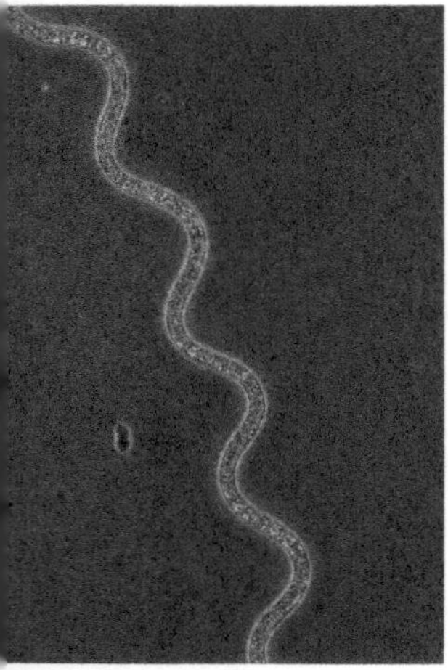

Die einer Spirale ähnliche Form gab Spirulina ihren Namen. Auch wenn sie als »Mikroalge« gehandelt wird, ist sie eigentlich ein Bakterium.

ernährt sich das schwarze vom weißen: Anstatt direkt Sonnenlicht als Energiequelle zu nutzen, konsumierten die schwarzen Urbakterien die mit Sonnenenergie hergestellten Kohlenhydrate, Proteine und Fettsäuren der weißen und sicherten so ihre eigene Energieversorgung. Dazu »verbrannten« sie diese Nährstoffe mit Sauerstoff, der ebenfalls von den weißen freigesetzt wurde.

Diese Art der Fremdernährung nennt man heterotroph (von altgriechisch *heteros* für fremd oder anders). Sie wird von den bakteriellen Nachkommen des schwarzen Urbakteriums auch heute noch praktiziert. Bei dieser Art der Energiegewinnung entsteht Kohlendioxid, das an die Umwelt abgegeben wird. Damit wurde durch die beiden Urbakterien (und durch deren Nachkommen) der Kohlendioxid- und Sauerstoff-Kreislauf geschlossen, wie ebenfalls in der Abbildung auf Seite 211 zu sehen. Letztendlich angetrieben und in Gang gehalten wird dieser Kreislauf jedoch durch die Energie des Sonnenlichts.

Einige Zeit nach den beiden Prokaryonten entstand der erste Eukaryont (von altgriechisch *eu* für gut oder echt). Eukaryonten besitzen, wie der Name impliziert, einen echten Zellkern, der ihr Erbgut beinhaltet. Ihre ursprüngliche Außenhülle war vermutlich eine dünne Zellmembran, die vorwiegend aus Fettsäuren bestand und daher fluide war, wie sie für alle Zellen im ganzen Tierreich typisch ist.

Im Laufe der weiteren Evolution nahm der Ur-Eukaryont ein schwarzes Urbakterium dauerhaft in sich auf. Man nennt diese Art der Koexistenz »Endosymbiose« (von altgriechisch *endo* für innen und *symbiosis* für Zusammenleben).[5] Das neu entstandene Mischwesen trug von nun an zwei verschiedene Erbsubstanzen in sich und besaß eine effiziente Art der Energiegewinnung mittels Verbrennung der Nährstoffe, die von den weißen Urbakterien mittels Fotosynthese gebildet werden. Dieser Umstand und die große Beweglichkeit seiner Zellmembranen machte es zum Stammvater sämtlicher Tierarten – und damit auch von uns Menschen.

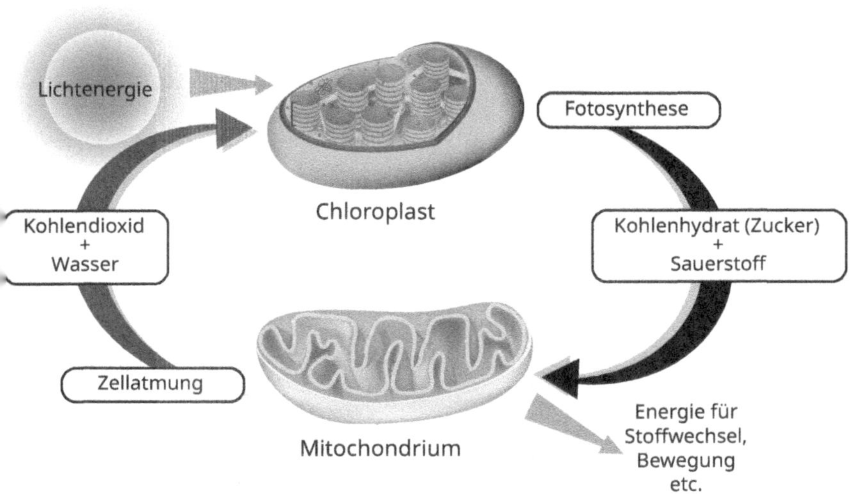

Die jeweiligen zellulären Kraftwerke von Pflanzen und Tieren, die Chloroplasten beziehungsweise die Mitochondrien, schließen den auf Kohlenstoff basierenden Energiekreislauf, der durch Sonnenlicht in Gang gehalten wird.

Auch in unseren Körperzellen finden sich Vertreter dieses schwarzen Urbakteriums. Sie werden als Mitochondrien bezeichnet und sind, da sie Kohlenstoff mit Sauerstoff energieeffizient zu Kohlendioxid verbrennen, die Kraftwerke unserer Zellen. Noch immer findet sich in jedem Mitochondrium ein Teil des ursprünglichen bakteriellen Erbguts. Heterotrophe Organismen, also Pilze und Tiere, die mit Mitochondrien ihre Energie generieren, erfüllen, ökologisch betrachtet, die Funktion von Konsumenten, die sich entweder als Pflanzen-, Fleisch- oder Allesfresser ernähren.

In einem weiteren wichtigen evolutionären Schritt fand eine weitere Endosymbiose statt.[6] Ein Nachkomme des Eukaryonten, der schon ein Mitochondrium besaß, nahm nun noch einen Nachkommen eines weißen Urbakteriums in sich auf. So entstand die erste echte Mikroalge. Ob diese schon als Außenhülle eine stabile Zellwand bildete oder ob diese erst später in der Evolution dazukam – darüber lässt sich nur spekulieren.

Da Mikroalgen Lichtenergie nutzen können und durch ihre feste Zellwand sehr stabil sind, wurden sie zum Ursprung sämtlicher Pflanzenarten. Das in ihren Blättern enthaltene weiße Urbakterium bezeichnet man als Chloroplast (von altgriechisch *plastos* für geformt). Dieser enthält das Chlorophyll, das, wie schon erwähnt, Mikroalgen und allen Pflanzen die Fähigkeit verleiht, Sonnenlicht als Energiequelle zu nutzen. Sämtliche fotoautotrophen Organismen, also alle höheren Pflanzen sowie Mikroalgen und Cyanobakterien, erfüllen, ökologisch betrachtet, die Funktion des Produzenten.

Bekannte Vertreter der »echten« fotoautotrophen Mikroalgen (echt im Vergleich zu Cyanobakterien wie *Spirulina*) sind die eingangs gezeigte Blutregenalge sowie die ebenfalls im Süßwasser lebende *Chlorella*. Ihr Name bedeutet nichts anderes als grün (*chloros*) und klein (lateinische Endung *ella*). *Chlorella* liefert ein sehr breites Spektrum an wichtigen Nährstoffen. Aus diesem Grund ist diese Mikroalge seit Jahrzehnten im Gespräch als *die* Nahrungsquelle, die den Welthunger stillen könnte.

Nahrhaftes Pulver aus getrockneten Chlorella-Algen. Es enthält dreimal mehr Protein als Fleisch und darüber hinaus die aquatische Omega-3-Fettsäure EPA.

Die berechtigte Hoffnung beruht darauf, dass Mikroalgen wie *Chlorella* Kohlendioxid und Wasser mithilfe von Sonnenenergie wesentlich effizienter in Biomasse umwandeln können als jede andere Pflanzenart und dabei nahezu alle Nährstoffe produzieren, die wir von Natur aus zum Leben benötigen.[7]

Zum Beispiel besteht die Trockenmasse von *Chlorella* zu weit über der Hälfte aus wertvollem Protein. Dieses ist so hochwertig wie das von Fleisch, Fisch oder Hühnerei, denn es enthält alle für uns essenziellen Aminosäuren in hoher Konzentration und ist zudem gut verdaulich. Darüber hinaus enthält die Trockenmasse von *Chlorella* zu je 20 Prozent Kohlenhydrate und Fettsäuren sowie sehr hohe Konzentrationen von Chlorophyll, das entzündungshemmend wirkt.[8] Außerdem liefert *Chlorella* reichlich Ballaststoffe, Mineralstoffe und sehr viele Vitamine. Trotz all dieser unbestreitbaren Vorzüge trägt *Chlorella* nach wie vor nicht wesentlich zur Welternährung bei. Ihre Kulturbedingungen zu optimieren war lange Zeit nicht lukrativ genug, um mit der traditionellen landwirtschaftlichen Nahrungsmittelproduktion mithalten zu können.[9] Doch das wird sich ändern, denn landwirtschaftliche Flächen zur Deckung des Bedarfs einer stetig wachsenden Weltbevölkerung sind schlichtweg limitiert.

Einige *Chlorella*-Stämme produzieren unter bestimmten Kulturbedingungen mit vier bis sechs Prozent am Gesamtgewicht relativ große Mengen an EPA, was sie allein deshalb aufgrund unserer völlig unzureichenden Versorgung an dieser aquatischen Omega-3-Fettsäure interessant macht.[10] Allerdings hat *Chlorella* hierbei schon Konkurrenz aus den eigenen Reihen bekommen, und zwar durch eine weitere Mikroalge namens *Nannochloropsis*, im Weiteren mit »Nanno« abgekürzt. Nanno produziert unter optimierten Kulturbedingungen mehr als doppelt so viel EPA wie *Chlorella*.[11] Nannos Potenzial bei der Proteinherstellung ist ebenso beträchtlich – und dabei ist sie enorm ökonomisch. Entscheidend für die Wertigkeit einer Proteinquelle ist ihr Anteil an essenziellen Aminosäuren, weshalb es sinnvoll ist, beim Vergleich zwischen Nahrungsmitteln nur auf diese zu achten.

Sich auf die anteilige Menge an essenziellen Aminosäuren in einem Nahrungsmittel zu beziehen, ist auch ideal für die Berechnung des Fußabdrucks (Bedarf an Frischwasser oder Ausstoß an Kohlendioxid), den man bei deren Herstellung in der Umwelt hinterlässt.[12] Beispielsweise benötigt man, um ein Kilogramm essenzielle Aminosäuren über Rindfleisch zu produzieren, etwa 148 000 Liter frisches Wasser und 125 Quadratmeter fruchtbares Land, bei Nanno hingegen genügen hierfür gerade einmal 20 Liter Wasser (um den Faktor 7400 weniger!) und nur 1,5 Quadratmeter Land, das jedoch nicht fruchtbar sein muss und somit keine wertvollen landwirtschaftlichen Flächen beansprucht.[13] Allein aus diesen Gründen müsste dieser nachhaltigen Art der Proteinproduktion die Zukunft gehören.

Allerdings stellen weder *Chlorella* noch Nanno nennenswerte Mengen an DHA her, weshalb man sich auf die Suche nach weiteren Mikroalgen machte, die sich von Natur aus auf diese essenzielle Fettsäure spezialisieren. Ein Mikroorganismus, der dieses spezifische Suchkriterium erfüllte, ist *Schizochytrium*, kurz »Schizo«. Die meisten Stämme von Schizo liefern ausschließlich DHA, dies allerdings in sehr hoher Konzentration.[14] Nur ein Schizo-Stamm produziert beide essenziellen aquatischen Omega-3-Fettsäuren[15] – und dies in einem guten Verhältnis: In seiner Trockenmasse sind etwa sechs Prozent EPA und neun Prozent DHA enthalten. Das ist das Mehrfache des Prozentsatzes bei jedem noch so ölreichen Fisch – und dazu völlig schadstofffrei!

Schizo kann jedoch keine Fotosynthese betreiben, um diese wertvollen Fettsäuren zu bilden. Der Mikroorganismus besitzt schließlich keinen Chloroplasten und somit auch kein Chlorophyll, das dazu nötig wäre. Schizo ernährt sich rein heterotroph. Es stellt sich daher die Frage, ob es sich bei Schizo überhaupt um eine Mikroalge handelt. Die wissenschaftliche Gemeinde ist offenbar noch gespalten (daher das Fragezeichen in der Abbildung auf Seite 211).

Ursprünglich nahm man an, dass Schizo aus der Großfamilie der Mikroalgen stamme, und betrachtete es deshalb als solche. Nach dieser These habe der direkte Vorfahr von Schizo, eine echte Mikroalge, einen Chloroplasten besessen. Schizo selbst habe diesen jedoch im Lauf seiner weiteren Entwicklung hinausgeworfen, als sich eine alternative Energiequelle zu direktem Sonnenlicht auftat. Tatsächlich ernährt Schizo sich in der Natur von abgestorbenen Blättern der Mangroven, die ins karibische Wasser fallen. Dort wurde *Schizochytrium mangrovei* auch zum ersten Mal entdeckt.[16]

Die Gegenthese geht jedoch davon aus, dass der Vorfahr von Schizo zwar ein Eukaryont mit einem Mitochondrium gewesen sei, allerdings niemals ein weißes Urbakterium in sich aufgenommen und somit auch niemals einen Chloroplasten besessen habe.[17] Nach dieser wahrscheinlicheren Theorie ist Schizo kein Mitglied der Großfamilie echter Mikroalgen, sondern vielmehr ein Vertreter einzelliger Pilze – ebenso wie Hefe, die wir fürs Brotbacken oder Bierbrauen nutzen. Dennoch wurde das Omega-3-reiche Öl von Schizo von den zuständigen Behörden der Europäischen Union als »Öl aus der *Mikroalge* Schizochytrium« zugelassen, und als solches müssen (!) auch sämtliche Produkte gekennzeichnet werden.[18]

Zur Produktion von DHA- und EPA-reichem Öl wird Schizo in großen, oft Hunderttausende Liter fassenden Stahltanks kultiviert (ähnlich wie beim Bierbrauen).[19] Dadurch bleibt das Ökosystem Meer unbeeinträchtigt, Fisch- und Krillbestände werden geschont. Das für die Kultur künstlich erzeugte Meerwasser (mit Meersalz versetztes Frischwasser) ist von vornherein frei von jeglichen Schadstoffen wie Pestiziden, PCBs oder Schwermetallen, die das Meer verunreinigen und sich in Fischen und Meeresfrüchten anreichern. Ein weiterer großer Vorteil der Kultivierung in Stahltanks – anstelle von Teichanlagen oder offenen Gewässern – ist darüber hinaus, dass Schizo in Reinkultur gezüchtet werden kann, ohne dass dazu Hemmstoffe (Antibiotika oder Pestizide) gegen das unerwünschte Wachstum anderer Spezies eingesetzt werden müssen, die für die Umwelt oder den Menschen schädlich sein könnten.

NACHHALTIGKEIT DER ALGENÖLPRODUKTION

Schizo benötigt wie Hefe, mit deren Hilfe Alkohol erzeugt wird, Kohlenhydrate als Kohlenstoffquelle, weshalb man die vermeintliche Mikroalge mit Zucker füttern muss, um DHA und EPA zu erhalten. Um eine Tagesdosis von zwei Gramm an aquatischen Omega-3-Fettsäuren zu erhalten, benötigt Schizo etwa 20 Gramm Zucker.[20] Das ist nur etwa ein Fünftel der Zuckermenge, die jeder Deutsche durchschnittlich täglich verzehrt.[21]

Genauso wenig, wie befürchtet werden muss, dass es jemals einen Mangel an Bier geben wird, sollte es auch keinen Mangel an Algenöl geben. Dennoch wäre es einfacher (und damit auch prinzipiell kostengünstiger), wenn die Produzenten aquatischer Omega-3-Fettsäuren dafür Kohlendioxid als Kohlenstoffquelle nutzen würden. Auf diese Weise müssten sie nicht erst Zuckerrohr oder Zuckerrüben anbauen, ernten und verarbeiten. Hier geht es auch um Nachhaltigkeit, schließlich ist die globale landwirtschaftliche Produktion limitiert durch fruchtbare Agrarflächen, und diese können mit der

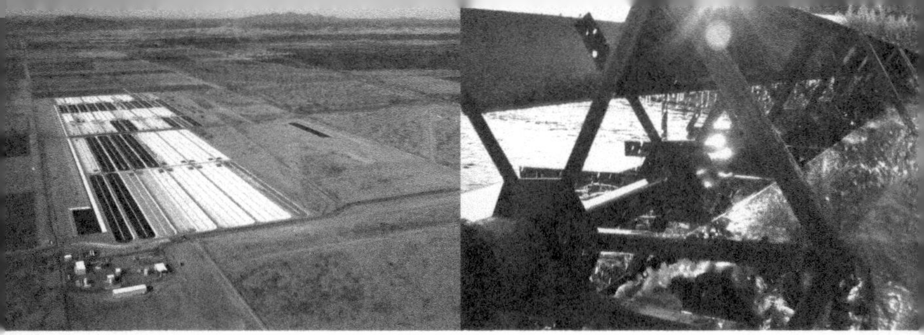

Offenes System der Mikroalgen-Produktion in New Mexico, USA. Umwälzanlagen sorgen für Belüftung in den Teichsystemen.

weltweiten Bevölkerung nicht mitwachsen, ohne die natürlichen Lebensräume weiter zu zerstören. Um mit EPA- und DHA-reichem Algenöl den globalen Bedarf zu decken, wäre deshalb die Nutzung der fotoautotrophen Mikroalgen und Cyanobakterien vorzuziehen.[22]

Führende Unternehmen im Bereich der fotoautotrophen Mikroalgen-Produktion setzen auf sogenannte offene Systeme. Sie ahmen, wie in der Abbildung oben links zu sehen ist, die natürliche Art und Weise nach, Mikroalgen im großen Stil zu vermehren. Man nennt diese Kulturen dementsprechend auch »open pond«, offener Teich. Dazu werden riesige Areale mit Teichfolien in Produktionsanlagen verwandelt – und das ohne allzu großen Kostenaufwand.

Hier enden aber auch schon die Vorteile, denn der Bedarf an Frischwasser eines open pond ist enorm, um den enormen Verlust durch Verdunstung auszugleichen. Zudem steht den Mikroalgen in offenen Systemen nur der relativ niedrige Gehalt von Kohlendioxid in der Luft als Nahrung zur Verfügung, weshalb sowohl Wachstumsgeschwindigkeit als auch zu erreichende Konzentrationen von Biomasse nicht sonderlich hoch sind. Selbst wenn zusätzlich Kohlendioxyd eingeleitet wird (was manchmal gemacht wird), diffundiert das meiste an die Oberfläche und damit in die Umwelt. Ebenfalls ist die Versorgung der Zellen mit Licht für die Fotosynthese in den oft mehr als 20 Zentimeter tiefen Becken suboptimal. Dies alles zusammengenommen macht die Ernte dann doch relativ teuer, weil die Biomasse mit viel Aufwand und damit energieintensiv angereichert werden muss.

Um die Energie- und Rohstoffgewinnung effizienter, umweltschonend und nachhaltig zu gestalten, benötigt es eine andere Technik. Dieser Ansicht war man bereits im Jahre 1995 in der Abteilung Umweltbiotechnologie des Fraunhofer-Instituts für Grenzflächen- und Bioverfahrenstechnik (IGB) in Stuttgart.[23] Der damalige Leiter Walter Trösch setzte auf geschlossene Systeme, denn bei diesen gibt es keinen nennenswerten Wasserverlust durch Verdunstung. Um das bei deren Entwicklung gewonnene Know-how so effizient wie möglich an industrielle Partner weiterzugeben und auf diese Weise eine nachhaltige Mikroalgen-Revolution einzuleiten, gründete das

Links: Pilotanlage aus Flat-Panel-Airlift-Fotobioreaktoren der Subitec GmbH. Unterschiedliche Grüntöne weisen auf unterschiedliche Zelldichten hin, die dunklen Paneele stehen kurz vor der Ernte. Rechts: Geschlossene Systeme in geschlossenen Räumen ergeben höchste Ausbeute und beste Qualität bei der Produktion von Mikroalgen.

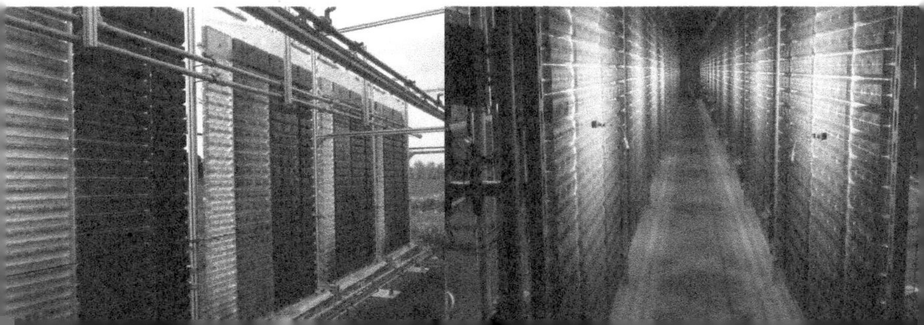

IGB die Subitec GmbH. Das Unternehmen ist heute ein weltweit führender Technologieanbieter im Bereich Kultivierung und Produktion fotoautotropher Mikroalgen.[24]

Subitecs patentiertes Flat-Panel-Airlift-System (siehe die beiden Abbildungen auf Seite 221) versorgt die Algenkulturen mit Luft, die mit Kohlendioxid als deren Nährstoff angereichert wird. Indem sie von unten nach oben durch die lichtdurchlässigen flachen Paneele blubbert, hält es die Mikroalgen ständig in Bewegung und sorgt auf diese Weise für eine optimale Lichtexposition und damit für eine hohe Wachstumsgeschwindigkeit. Insgesamt führt dies zu einer sehr hohen Konzentration von Biomasse. In Subitecs Fotobioreaktoren können die Kulturbedingungen an die individuellen Bedürfnisse des jeweiligen Algenstamms angepasst werden, was die Erzeugung einer auch qualitativ hochwertigen Biomasse ermöglicht – wie beispielsweise hohe Konzentrationen von aquatischen Omega-3-Fettsäuren.

In der Außenanlage (siehe Seite 220) nutzen die Mikroalgen das Sonnenlicht direkt. Doch es hat sich gezeigt, dass Innenanlagen wie in der Abbildung auf Seite 221 sogar noch energieeffizienter sind. Das liegt daran, dass man in klimatisierten Räumen mit künstlichem Licht das Algenwachstum rund um die Uhr aufrechterhalten kann. Und noch wichtiger: Die Kulturbedingungen sind nicht mehr von Temperaturschwankungen oder der Tageslichtqualität abhängig. Deshalb können solche Anlagen überall auf der Erde hingestellt werden – so etwa in der Nähe von Kraftwerken oder Industrieanlagen, in denen viel Kohlendioxid freigesetzt wird, das gesammelt und für das Algenwachstum genutzt werden kann. Aber auch Wüstenregionen könnten interessant sein, wenn man Fotovoltaik dazu nutzt, die für die Algenproduktion erforderliche Energie umweltschonend zu gewinnen, sei es für die Durchmischung, Klimatisierung oder Erzeugung von Licht. Die Nähe zu Meerwasser könnte zudem den Bedarf an Süßwasser obsolet machen, das man ansonsten mit Salz künstlich aufbereiten müsste.

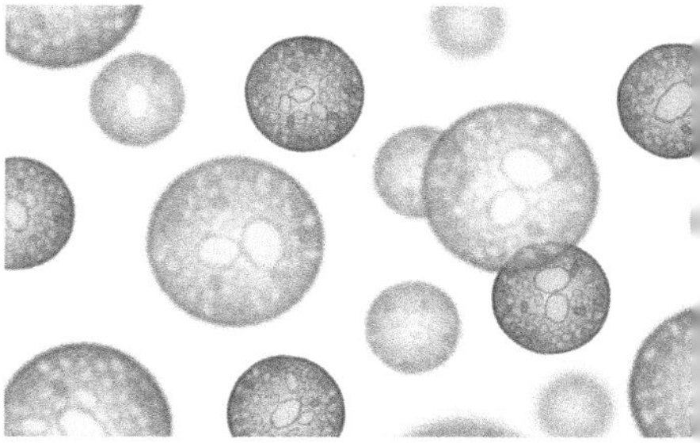

Mikroalgen als Bioreaktoren: Gut zu erkennen sind die kleinen hellen Fetttropfen, die, je nach Art, entweder Biotreibstoff oder essenzielle aquatische Omega-3-Fettsäuren enthalten.

Geschlossene Kultursysteme mit fotoautotrophen Mikroalgen sind enorm effizient[25]: Auf nur einem Hektar unfruchtbarem Land kann die Mikroalge Nanno pro Jahr etwa 136 900 Liter Öl als Biotreibstoff produzieren. Mais hingegen liefert auf gleicher Fläche im selben Zeitraum nur etwa 152 Liter. Damit ist Nanno dem Mais um das Achthundertfache (!) überlegen. Kulturpflanzen zum Zweck der Biospritproduktion anzubauen anstatt für den menschlichen Nahrungskonsum, ist daher nicht zu rechtfertigen, zumal diese – im Gegensatz zu Mikroalgen – fruchtbares Land benötigen, das weltweit limitiert ist und immer knapper wird.[26]

Auch zum Thema der abnehmenden Bodenfruchtbarkeit durch die industrielle Landwirtschaft können Mikroalgen wie Nanno nachhaltige Beiträge leisten. »Von zwei Tonnen CO_2, die die Algen in Biomasse umgewandelt haben, bleiben 1,76 Tonnen nach der Vergärung [in Bioenergie] fixiert im Gärrest«, erklärt der Biologe und Mikroalgenexperte Sebastian

Schwede von der Ruhr-Universität Bochum gegenüber *GEO*.[27] Anstatt Kohlendioxid, das in Verbrennungsanlagen frei wird, zu sammeln, um es in tiefen Erdschichten zu »endlagern«, was einige große Energiekonzerne als Lösung vorschlagen[28], was letztendlich aber nur eine Zeitbombe ist, könnte man Mikroalgen mit dem Treibhausgas füttern. Damit würde man eine potenziell umweltschädliche Technologie in eine definitiv umweltnützliche verwandeln. Der Abfall aus der Nährstoffproduktion könnte als wertsteigernder Kompost landwirtschaftliche Anbauflächen verbessern und den weiteren Einsatz von künstlichen Düngemitteln signifikant verringern, denn der kohlenstoffreiche Humus führt zur Entstehung sogenannter Schwarzerde: Je mehr Kohlenstoff gebunden ist, umso fruchtbarer der Boden.[29] Damit würde eine weltweite Nutzung von Mikroalgen zur Gewinnung von Energie und wertvollen Nahrungsgütern auch zu einer »Humus-Revolution« beitragen.[30]

Fotoautotrophe Mikroorganismen können die Lösung einer ganzen Reihe dringender Probleme sein, vor der die Menschheit derzeit steht. Um die längst überfällige Entwicklung hin zu einer grünen Gesamtwirtschaft einzuleiten, bedarf es jedoch einer industrieübergreifenden Gesamtlösung.[31] Das liegt daran, dass die Biomasse der Mikroalgen, wie die folgende Abbildung illustriert, zu 100 Prozent nutzbar ist und zu 100 Prozent genutzt werden sollte, um deren Produktion so nachhaltig und kosteneffizient wie möglich zu gestalten. Dazu muss jedoch die stoffliche Nutzung (hochwertiges Protein, Antioxidantien, Vitamine und der Anteil an essenziellen Fettsäuren) mit der energetischen Nutzung (der Anteil der nicht essenziellen Fettsäuren sowie die Ethanol-/Methanproduktion aus

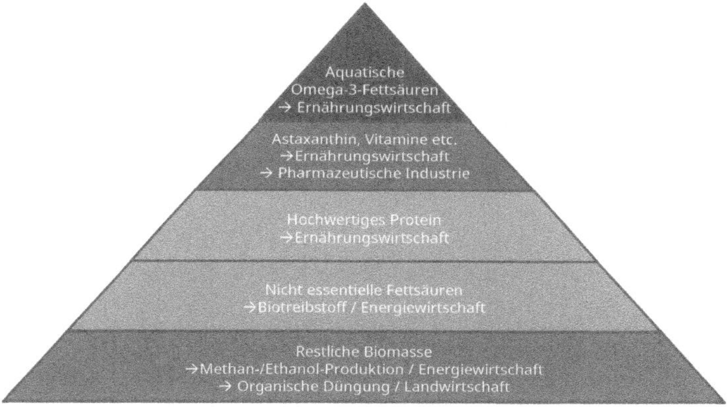

Fotoautotrophe Mikroalgen »fressen« fast nur Kohlendioxid, und die dabei entstehende Biomasse ist zu 100 Prozent nutzbar.

der restlichen Biomasse) sowie der Humusproduktion kombiniert werden.

Das wiederum kann nur gelingen, wenn die dafür nötigen Industriezweige – ob aus freien Stücken, durch politische Auflagen oder ein internationales Regelwerk – sich eng vernetzen und zum Wohle der Menschheit kooperieren. Ob das passieren wird oder, wenn überhaupt, dann schnell genug, ist jedoch fraglich. Solange jeder einzelne Industriebereich seine eigene Kosten-Nutzen-Rechnung macht, wird es auf absehbare Zeit keine globale Gesamtlösung geben. Ein Beispiel: Nicht erneuerbare Rohstoffe wie Erdöl, Kohle und Methan via Fracking liefern – wenn auch weiterhin auf Kosten der Umwelt und damit unseres Lebensraums — billig Energie, sodass dieser Industriezweig den Hebel hin zu einer vollständig nachhaltigen Energiewirtschaft nicht umlegen wird.[32]

Ein Liter Sprit aus Algen kostet mehr als ein Liter Sprit aus fossilen Quellen. Somit werden weiterhin mehr Treibhausgase durch die Energiewirtschaft freigesetzt als eingefangen. Die freie Marktwirtschaft, Motor innovativer Technologien, ist somit Teil des Problems und nicht Teil der Lösung. Hier muss mit politischem Willen nachgeholfen werden. Nur ein absolut grüner Weg führt in eine lebensfreundliche Zukunft.

Die ökonomischen und ökologischen Vorteile geschlossener Systeme mit fotoautotrophen Mikroalgen liegen somit auf der Hand. Fassen wir sie kurz zusammen:

- hohe fotosynthetische Effizienz durch Energienutzung frei verfügbaren Sonnenlichts mittels Fotovoltaik
- Produktionssicherheit (Gefahr von Ernteausfällen gering)
- extrem schnelles Wachstum und hohe Produktivität im Vergleich zu Kulturpflanzen
- je nach Stamm und Kulturbedingungen hoher Fettsäure-Gehalt, bis zu 80 Prozent der Biomasse
- effiziente Produktion essenzieller Nahrungsmittelbestandteile wie Vitamine und Antioxidantien
- qualitativ hochwertige Proteine bei bis zu 7000-fach geringerem Wasserbedarf im Vergleich zur Rinderzucht bezogen auf den Anteil essenzieller Aminosäuren
- Errichtung von Großanlagen auch in trockenen südlichen Regionen möglich, wo Landwirtschaft kaum praktikabel ist, aber viel Sonnenenergie zur Verfügung steht
- keine Konkurrenz mit landwirtschaftlichen Produkten um fruchtbares Ackerland
- Nutzung von Kohlendioxid als Baustoff, was effektiv zur Minderung des Treibhauseffekts beiträgt

- höhere chemische Stabilität der Omega-3-Fettsäuren von Mikroalgen gegenüber denen von heterotrophen Mikroorganismen und auch denen in Fischöl[33]

Dazu kommen noch weitere Vorteile, die spezifisch für die Produktion aquatischer Omega-3-Fettsäuren durch Mikroalgen (im Vergleich zu tierischen Quellen) gelten:

- höhere biologische Wertigkeit des Mikroalgenöls gegenüber Fischöl aufgrund seines Anteils an pflanzlichen Antioxidantien und Provitaminen wie Carotinoide, die einem Vitamin-A-Mangel entgegenwirken können[34]
- höhere Bioverfügbarkeit – das heißt, mehr von den im Produkt enthaltenen essenziellen Fettsäuren werden vom Körper aufgenommen, wobei Algenöl besser ist als Krillöl[35] und Krillöl besser als Fischöl[36]
- keine Verunreinigung durch Schadstoffe, die man in Fischen und Meeresfrüchten findet
- kein Fischgeschmack beziehungsweise -geruch

Durch die hier skizzierte Algenöl-Revolution könnte jeder Mensch auf der ganzen Welt in absehbarer Zeit ausreichend mit wirksamen Omega-3-Fettsäuren versorgt werden. Zudem wäre ein Ende des Raubbaus an den Ozeanen möglich, und die Fischbestände könnten sich wieder erholen.

Allerdings liefern die fotoautotrophen *Chlorella* und Nanno nur EPA. Um geeignete fotoautotrophe Kandidaten für die Massenproduktion von DHA zu identifizieren, laufen weltweit große Anstrengungen. Kürzlich wurden Wissenschaftler der Sammlung von Algenkulturen der Universität

Göttingen (SAG) beim Durchsuchen von 2000 (!) Mikroalgenstämmen hinsichtlich derer individuellen Fettsäureprofile fündig.[37]

Die SAG ist für solche Pionierarbeiten prädestiniert, denn als umfassendes Ressourcenzentrum für lebendiges Kulturmaterial von Mikroalgen besitzt das Institut eine der drei größten Algen-Service-Sammlungen der Welt. Allerdings ist selbst die größte Sammlung noch winzig im Vergleich zur Biodiversität in der freien Natur. Aus diesem Grund werden auch weiterhin die Weltmeere, aber auch Süßwasserbiotope ständig durchforstet, um neue Arten zu entdecken.[38] Doch schon mit dem jetzigen Wissen und den jetzigen Möglichkeiten werden durch Konzerne wie Evonik und DSM Hunderte von Millionen an US-Dollar in den Bau von gigantischen Produktionsanlagen investiert, um das Problem einer globalen Unterversorgung mit aquatischen Omega-3-Fettsäuren in den Griff zu bekommen.[39]

Einige weitere Entwicklungen möchte ich an dieser Stelle nicht unerwähnt lassen. Um die Produktion von aquatischen Omega-3-Fettsäuren sowohl qualitativ (Zusammensetzung des Öls) als auch quantitativ (Menge des Öls) zu optimieren, werden auch Züchtungen vorgenommen, um Organismen mit zufälligen genetischen Veränderungen zu selektieren. Bei manchen der heute schon genutzten Mikroalgenstämme hat man inzwischen deren Erbgut völlig entschlüsselt. So kann man besser verstehen, unter welchen Kulturbedingungen die höchste Ausbeute zu erzielen ist.[40]

Mit dem Verständnis, welche Gene von Mikroalgen die Biosynthese von EPA und DHA steuern, ist es auch schon gelungen, herkömmlichen Kulturpflanzen beizubringen, ebenfalls aquatische Omega-3-Fettsäuren zu bilden. Dazu wurden die entsprechenden Gene aus Mikroalgen ins Erbgut von Senfpflanzen, Leindotter und Soja sowie Tabakpflanzen transplantiert.[41] Allerdings ist deren Produktion von aquatischen Omega-3-Fettsäuren nicht effizient genug, um einen neuen Markt zu eröffnen. Die Frage, die sich stellt, ist allerdings, ob solche Entwicklungen wirklich notwendig sind und Wirklichkeit werden sollten.

Was mittlerweile schon industriellen Maßstab erreicht hat, ist, die Omega-3-reiche Biomasse der Mikroalgen als Tierfutter einzusetzen, um deren Produkte (wie Fischfilets, Fleisch oder Hühnerei) für den menschlichen Konsum aufzuwerten. So versucht man, das zentrale Dilemma der Fischzucht – den Mangel an Fischöl und Fischmehl infolge des Rückgangs an Wildfang – zu lösen, indem man Mikroalgen als neue Quelle aquatischer Omega-3-Fettsäuren nutzt.[42] In einer Pilotstudie ernährte man die Buntbarschart Nil-Tilapia entweder wie gehabt mit fischölhaltigem Fischfutter oder stattdessen mit Pellets aus getrockneten Schizo. Diese hatten in etwa dieselbe Menge an aquatischen Fettsäuren, jedoch in anderer Zusammensetzung (viel DHA, wenig EPA). Dennoch wuchsen diejenigen dieser Buntbarsche, die mit Schizo gefüttert wurden, schneller als jene, die das herkömmliche Fischfutter verabreicht bekamen. Sie nutzten auch die verfügbare Nahrungsenergie effizienter, und ihr Fleisch war wesentlich reicher an DHA – allerdings auch etwa zehnfach ärmer an EPA.[43]

Dennoch zeigt dieses Beispiel, dass aus der Biomasse von Mikroalgen eine alternative Fischnahrung hergestellt werden kann, um höherwertigen Fisch zu züchten. Auch hier wird kräftig investiert.[44] Es stellt sich wiederum die Frage, weshalb man die hochwertigen aquatischen Fettsäuren aus Mikroalgen nicht direkt für den menschlichen Konsum nutzt und stattdessen den wenig nachhaltigen Umweg über die Fischzucht macht. Man füttert Fische schließlich auch nicht mit hochwertigem Olivenöl, um dann nur einen Bruchteil der darin enthaltenen Fettsäuren und Vitamine als Fischfilet verpackt zu verspeisen.

MIT ALGENÖL ZUM VOLLSTÄNDIGEN FISCHERSATZ

Mit Fischen und Meeresfrüchten lässt sich der weltweite Bedarf an aquatischen Omega-3-Fettsäuren nicht mehr decken. Dies ist nur mit Algenöl möglich. Es wird somit zu einem lebensnotwendigen Mittel – genauso wie Wasser, Obst und Gemüse. Ich lehne aus diesem Grund Algenöl ab, das in Kapseln verpackt ist, weil diese Darreichungsform den Anschein vermittelt, man nähme ein Medikament zu sich, so als wäre man krank. Ich würde auch keinen Apfel derart synthetisch verpackt »verspeisen«, und ich kenne auch kein Olivenöl in Kapseln.

Flüssiges Algenöl enthält keine Zusatzstoffe, die fürs Verkapseln benötigt werden. Das macht es ist in der Regel wesentlich kostengünstiger, bezogen auf den Gehalt an wirksamen

Omega-3-Fettsäuren. Zudem liefert es Sicherheit vor eventuell verdorbener Ware, denn vor dem Gebrauch kann es auf seinen guten Geruch hin getestet werden. Bei Kapseln ist das nicht möglich. Sobald es einem ranzig aufstößt, ist es schon zu spät. Algenöl wird andere Omega-3-reiche Öle wie beispielsweise Leinöl als ein neues Lebensmittel ablösen, weil es als einziges pflanzliches Öl die hochwertigen aquatischen Omega-3-Fettsäuren liefert.

Algenöl kann jedoch den Bedarf an Fischen und Meeresfrüchten nicht völlig ersetzen, schließlich enthalten beide neben den essenziellen aquatischen Omega-3-Fettsäuren noch weitere Nahrungsbestandteile, die dazu beitrugen, dass insbesondere unser Gehirn seine besondere Leistungsfähigkeit entwickelte. Dazu gehören einige Spurenelemente, essenzielle Aminosäuren und mehrere Vitamine.

Glücklicherweise gibt es jedoch für diese lebenswichtigen Nährstoffe wie für die aquatischen Omega-3-Fettsäuren gesunde Alternativen, die ich nun im Weiteren vorstelle. Die Liste ist willkürlich geordnet, denn keiner dieser Nährstoffe ist wichtiger als ein anderer, schließlich gilt für die Entwicklung und den Erhalt unserer geistigen und körperlichen Fitness das Gesetz des Minimums (siehe Seite 174). Der Bedarf ist für Erwachsene angegeben, wer sich für den anderer Altersgruppen interessiert, den verweise ich auf die jeweiligen Anmerkungen.

Spurenelemente

Spurenelemente sind Mineralstoffe, die wir für eine Vielzahl von Körperfunktionen benötigen. Einige von ihnen wurden im Laufe der Erdgeschichte durch Regenwasser

> Das Fleisch der Kokosnuss ist extrem reich an Selen, schon ein bis zwei Esslöffel (etwa zehn Gramm) getrockneter Flakes decken den Tagesbedarf.

aus den Böden gewaschen und ins Meer gespült. Während heimische Nahrungsmittel deshalb oft nur sehr niedrige Konzentrationen von diesen Spurenelementen aufweisen, reichern sie sich über die maritime Nahrungskette an und kehren so wieder zu uns Landbewohnern zurück.

- An *Jod* müssen wir in etwa 0,15 Milligramm täglich zuführen. Die verlässlichste Quelle dafür ist jodiertes Speisesalz. Etwa fünf Gramm pro Tag zusätzlich zu einer ausgewogenen Ernährung decken den Bedarf.[45]
- An *Kupfer* benötigen wir etwa zwei Milligramm täglich.[46] Nüsse und Hülsenfrüchte sowie Vollkornprodukte enthalten ausreichende Mengen, um selbst bei einer rein veganen Ernährung – solange sie vitalstoffreich gestaltet wird – keinen Mangel aufkommen zu lassen.
- *Lithium* ist als Spurenelement zwar noch nicht offiziell anerkannt, aber ein täglicher Bedarf von etwa 0,3 bis einem Milligramm ist notwendig, um sich vor Depression und Alzheimer sowie entzündlichen Prozessen zu schützen.[47] Da Leitungswasser meist arm an Lithium ist, empfehle ich lithiumhaltiges Mineral- oder Heilwasser.
- Bei *Selen* liegt der Tagesbedarf bei etwa 60 bis 70 Mikrogramm Selen.[48] Neben Paranüssen besitzen vor allem die fleischhaltigen Produkte der Kokosnuss wie -flocken oder -milch außergewöhnlich große Mengen. Ein bis zwei Esslöffel getrockneter Kokosflocken pro Tag reichen völlig.

Viel Selen liefern auch Hülsenfrüchte, allen voran Soja und Linsen, sowie Vollkorngetreide.

Essenzielle Aminosäuren

Diese Aminosäuren findet man reichlich in Protein von Fischen und Meeresfrüchten. Andere tierische Proteinquellen sind in der Zusammensetzung ihrer Aminosäuren uns und somit auch unserem Bedarf am nächsten. Aber auch eine ausgewogene Ernährung mit pflanzlichen Produkten ermöglicht es uns, unseren Bedarf optimal zu decken. Es ist schließlich weithin bekannt, dass die stärksten Lebewesen wie Elefant, Nashorn, Büffel oder Nilpferd sich rein pflanzlich ernähren. Beispielsweise hat die Sojabohne eine vergleichbare biologische Wertigkeit wie Hühnerei oder Tierfleisch. *Chlorella* liefert sogar noch höhere Konzentrationen von essenziellen Aminosäuren, ebenso wie Nanno.

Vitamine

Vitamine sind essenzielle Wirkstoffe und erfüllen die vielfältigsten Lebensfunktionen. Diejenigen, die in Fischen und Meeresfrüchten so reichlich vorhanden sind, dass wie bei den zuvor genannten Spurenelementen (sowie den essenziellen Aminosäuren und Omega-3-Fettsäuren) nur 200 bis 300 Gramm davon täglich genügen würden, um keinen Mangel zu erleiden, stelle ich im Weiteren vor.

- Wir benötigen etwa ein Milligramm *Vitamin A* täglich. Diese Menge ist schon in etwa 50 bis 100 Gramm Grünkohl, Karotten oder Spinat enthalten.[49]

- Bei *Vitamin B1 (Thiamin)* liegt der Tagesbedarf ebenfalls bei etwa einem Milligramm. Hier sind Vollkornprodukte und Hülsenfrüchte reichhaltige Lieferanten.[50]
- Von *Vitamin B2 (Riboflavin)* benötigen wir auch etwa ein Milligramm täglich. Wiederum sind Hülsenfrüchte eine gute Quelle.[51]
- Bei *Vitamin B3 (Niacin)* liegt der tägliche Bedarf bei etwa 15 Milligramm. Dieser kann ebenfalls durch Hülsenfrüchte gedeckt werden. Insbesondere Erdnüsse sind reich an diesem Vitamin, schon 100 Gramm wären ausreichend.[52]
- Das *Vitamin B4 (Cholin)* können wir aus den beiden essenziellen Aminosäuren Lysin und Methionin selbst bilden – ist daher streng genommen kein Vitamin.[53] Dennoch wird empfohlen, täglich mindestens 0,3 Gramm Cholin oder Lezithin (das aus Cholin gebildet wird) über die Nahrung zuzuführen.[54] Schon zwei bis drei Hühnereier (Lezithin bedeutet Eidotter) würden genügen, um den Tagesbedarf zu decken. Auch Hülsenfrüchte wie Soja sind reich an Cholin beziehungsweise Lezithin, ebenso wie Kartoffeln, viele Früchte und Nüsse und nahezu alle Kohlsorten.[55]
- An *Vitamin B5 (Pantothensäure)* benötigen wir etwa sechs Milligramm pro Tag. Dieser Bedarf kann durch Hülsenfrüchte, ein bis zwei Hühnereier sowie Pilze gedeckt werden.[56]
- Der Bedarf von *Vitamin B6 (Pyridoxin)* liegt bei etwa eineinhalb Milligramm täglich. Diese Menge kann ebenfalls mit Hülsenfrüchten, Vollkornprodukten oder Nüssen zugeführt werden.[57]

- An *Vitamin B7 (Biotin)* benötigen wir täglich etwa 60 Mikrogramm. Eine Ernährung mit Hülsenfrüchten, Vollkornprodukten und Nüssen ist ausreichend.[58]
- *Vitamin B12 (Cobalamin)* wird von Bakterien produziert, die im Boden leben. Pflanzenfresser nehmen diese über die Wurzeln ihrer Nahrung auf, und so reichert sich Vitamin B12 über die tierische Nahrungskette (Eier, Fleisch und Fisch) an.[59] Als vegane Ausnahme galten lange Zeit Produkte von *Spirulina*. Tatsächlich jedoch enthalten sie zum Teil relativ hohe Konzentrationen von sogenanntem Pseudovitamin B12.[60] Dieses ist, wie man inzwischen weiß, im Vergleich zu dem Vitamin B12, das wir benötigen, nicht nur wirkungslos, sondern konkurriert auch mit diesem bei der Aufnahme über den Darm. Auf diese Weise können entsprechende *Spirulina*-Produkte einen funktionellen Vitamin-B12-Mangel verursachen.[61] Eine Ernährung mit *Spirulina* ist daher nicht ganz risikolos. *Chlorella* hingegen liefert je nach Kulturbedingung für uns verwertbares Vitamin B12.[62] Aber auch zwei Hühnereier decken den täglichen Bedarf von etwa drei Mikrogramm Vitamin B12. Die Menge ist so gering, weil unser Körper dieses Vitamin aktiv aufnimmt. Dazu produziert er in der Magenschleimhaut einen speziellen Transporter. Ist der Magen geschädigt (zum Beispiel durch eine chronische Entzündung), dann kann man Vitamin B12 nur passiv aufnehmen, und dann muss etwa die hundertfache Menge täglich zugeführt werden.[63]
- *Vitamin D (Cholecalciferol)* können wir bei ausreichender Sonnenlichteinstrahlung über die Haut selbst bilden, allerdings in mittleren Breiten nur in den Sommermonaten und im hohen Norden zu keiner Jahreszeit. Jedoch reichert sich

Vitamin D in Fischen an, da es von pflanzlichem Plankton produziert wird.[64] Nur über diesen Weg decken beispielsweise Inuit ihren Bedarf an Vitamin D. Da schadstoffarmer Fisch nicht mehr in genügender Menge zur Verfügung steht, bleibt je nach Jahreszeit und nach Breitengrad nur eine Nahrungsergänzung, die sich jedoch nach den Blutwerten richten muss.[65]

Sie sehen also, auch wenn wir uns in Zukunft artgerecht ohne die Grundnahrungsmittel unserer Vorfahren (also ohne Fische und Meeresfrüchte) ernähren, sind – mit Ausnahme von Vitamin D und den aquatischen Omega-3-Fettsäuren alle essenziellen Nährstoffe über andere Nahrungsmittel verfügbar. Bei Vitamin D bleibt meist nur die Nahrungsergänzung (zumindest außerhalb der Sommermonate), und für die aquatischen Omega-3-Fettsäuren gibt es mit veganem Algenöl ein neues Lebensmittel.

ALGENÖL – BEZUGSQUELLEN UND FÜNF REZEPTE

Algenöl in Kapseln wird von vielen Herstellern vertrieben. Aus den zuvor genannten Gründen (siehe Seite 230 bis 231) empfehle ich jedoch nur Algenöl in flüssiger Form. Nur als solches kann es als Nahrungszutat zur Optimierung von Speisen dienen und zu einem neuen Lebensmittel werden.

Derzeit wird flüssiges Algenöl, das die beiden essenziellen Omega-3-Fettsäuren EPA und DHA in ausgewogenem Verhältnis und hoher Konzentration enthält, von Norsan[66], SinoPlaSan[67], myFairtrade[68] sowie DOGenesis[69] über das Internet vertrieben (Stand meiner Recherche: Oktober 2018). Beim Verfassen der Erstauflage war es lediglich eine Firma, mittlerweile sind es vier. Ich bin mir sicher, dass aufgrund des gewaltigen Bedarfs an aquatischen Omega-3-Fettsäuren sehr bald noch mehr Algenöle den Markt bereichern werden.

Das wird auch den Preis positiv beeinflussen. Konkurrenz belebt schließlich das Geschäft. Derzeit kostet die durchschnittliche Tagesration von etwa zwei Gramm aquatischen Omega-3-Fettsäuren etwas unter einem Euro[70]. Diese Menge entspricht in etwa dem Omega-3-Gehalt von etwa zweihundert bis dreihundert Gramm fettreichem Fisch.

An dieser Stelle möchte ich anmerken, dass ich am Umsatz von Algenöl nicht beteiligt bin. Mein Interesse, dieses neue Grundnahrungsmittel einzuführen, ist rein gesundheitlicher sowie gesellschafts- und umweltpolitischer Natur.

Im Folgenden stelle ich Ihnen fünf Rezepte vor, die sich einfach umsetzen lassen und die ebenso gesund wie wohlschmeckend sind.

MÜSLI

für 2 Portionen | Zubereitungszeit: 5 Minuten

200 g	Sojajoghurt
80 g	Vollkornflocken
50 g	Nüsse und Mandeln
2 TL	Leinsamen
2 TL	Omega-3-Algenöl
1	Banane
1	Apfel
1 Handvoll	Heidelbeeren
etwas	Zitronensaft

Den Sojajoghurt mit den Vollkornflocken, den Nüssen, den Leinsamen und dem Omega-3-Algenöl zu einem Müsli mischen. Die Banane schälen und in Scheiben schneiden, den Apfel entkernen, ungeschält in dünne Scheiben schneiden und zusammen mit den Heidelbeeren auf dem Müsli anrichten. Zitronensaft darüber träufeln und sofort genießen.

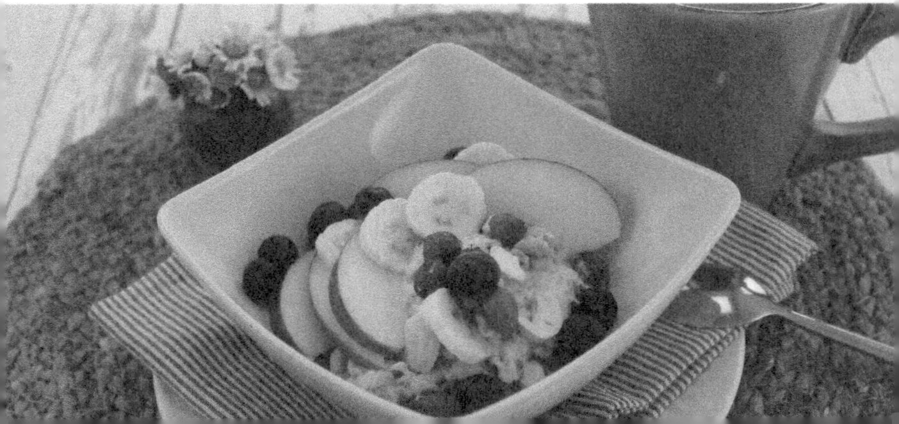

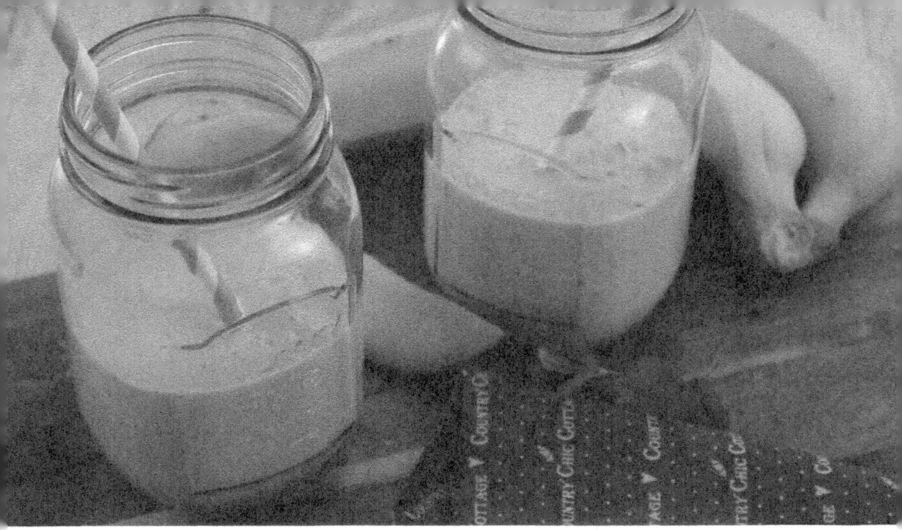

BANANEN-MANGO-SMOOTHIE

für 2 Portionen | Zubereitungszeit: ca. 10 Minuten

1	reife Banane
½	Mango
150 g	Sojajoghurt
100 ml	ungesüßter Sojadrink
2 TL	Omega-3-Algenöl

Die Banane schälen, die Mango schälen und das Fruchtfleisch vom Kern trennen. Die Banane und das Fruchtfleisch der Mango mit dem Sojajoghurt und dem Sojadrink in einem Standmixer so lange mixen, bis eine geschmeidige Konsistenz erreicht ist. In zwei Gläser füllen, in jedes Glas 1 TL Omega-3-Algenöl geben, umrühren und genießen.

AVOCADO-AUFSTRICH

für 4 Portionen | Zubereitungszeit: 5–10 Minuten

2	Avocados
1	Tomate
Saft	einer ½ Orange
1	Knoblauchzehe
1 EL	dunkler Balsamico-Essig
1 Prise	Jodsalz
1 Prise	Pfeffer aus der Mühle
4 TL	Omega-3-Algenöl

Das Fruchtfleisch der Avocados in einer Schüssel mithilfe einer Gabel zerdrücken. Die Tomate waschen, in kleine Stücke schneiden und mit dem Saft einer halben Orange, der gepressten Knoblauchzehe, dem Balsamico-Essig, Jodsalz, Pfeffer und Omega-3-Algenöl vermischen und sofort genießen. Schmeckt lecker auf Vollkorn- und Vollkornknäckebrot oder als Dip für Gemüse-Rohkoststicks aus Karotten, Staudensellerie, Brokkoli, Gurken etc.

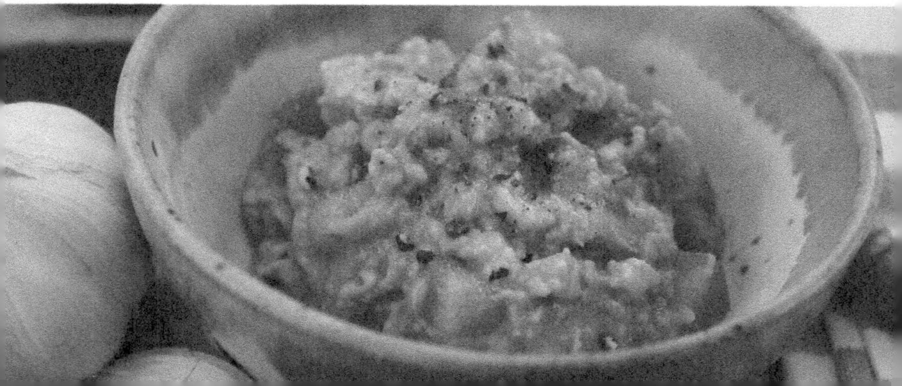

KAROTTEN-SÜSSKARTOFFELSUPPE

für 2 Portionen | Vorbereitungszeit: ca. 10 Minuten
Kochzeit: ca. 30 Minuten

200 g	Karotten
1	Süßkartoffel (ca. 200 g)
1	kleine Zwiebel
1	Knoblauchzehe
300 ml	Wasser
Saft	einer ½ Orange
1 TL	Kokosöl
½ TL	Jodsalz
1 Msp.	Anispulver
100 ml	Kokosmilch
1 Prise	Pfeffer aus der Mühle
2 TL	Omega-3-Algenöl

Die Karotten und die Süßkartoffel waschen, schälen und in kleine Würfel schneiden. Die Zwiebel schälen und hacken, die Knoblauchzehe schälen und pressen. Die Kokosmilch aus der Dose in einen Mixbecher geben und mit einem Rührgerät so lange verrühren, bis eine gleichmäßige Masse entstanden ist. In ein Schraubglas füllen. Das Wasser in einem Wasserkocher erhitzen. Eine halbe Orange auspressen.

In einem Topf das Kokosöl erhitzen und die Zwiebelstückchen darin ca. eine Minute anbraten. Den gepressten Knoblauch dazugeben, kurz mit anbraten und alles mit dem Wasser ablöschen. Die Karotten- und Süßkartoffelstücke hineingeben

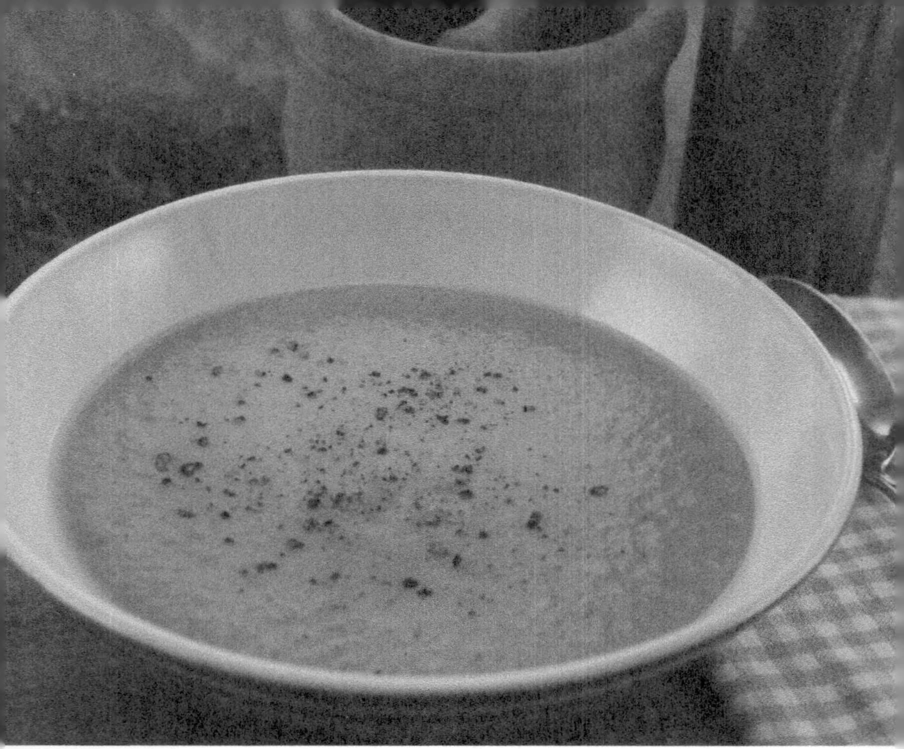

und bei geschlossenem Deckel 20–30 Minuten köcheln lassen, bis sie weich sind. Von der Kochstelle nehmen und mit einem Pürierstab fein mixen. Jodsalz, Anispulver und 100 ml Kokosmilch unterrühren. Die restliche Kokosmilch im Kühlschrank aufbewahren. Zuletzt den Orangensaft in die Suppe geben, nochmals umrühren und auf zwei Teller verteilen. Jeweils 1 TL Omega-3-Algenöl einrühren. Pfeffer darüber mahlen und genießen.

BUNTER SALAT

für 2 Portionen | Zubereitungszeit: 15 Minuten

1 Päckchen	Blattsalatmischung (150–200g)
oder: 1	kleiner Blattsalat
	(z. B. Kopf-, Romana-, Novita o. Ä.)
½	Salatgurke
1	Tomate
oder:	ein paar Radieschen
Für das Dressing:	
½	rote Paprikaschote
½	reife Mango
2 EL	Balsamico-Essig
2 EL	Olivenöl
½ TL	Jodsalz
2 TL	Omega-3-Algenöl
1 Prise	Pfeffer aus der Mühle
ein paar	Petersilienspitzen
eine Handvoll	Pinienkerne

Die Blattsalatmischung waschen bzw. den Blattsalat waschen und mundgerecht zerkleinern, abtropfen lassen und beiseite stellen. Die halbe Gurke waschen und ungeschält in Scheiben schneiden. Die Tomate oder die Radieschen waschen und in Scheiben schneiden. Auf zwei Teller verteilen.

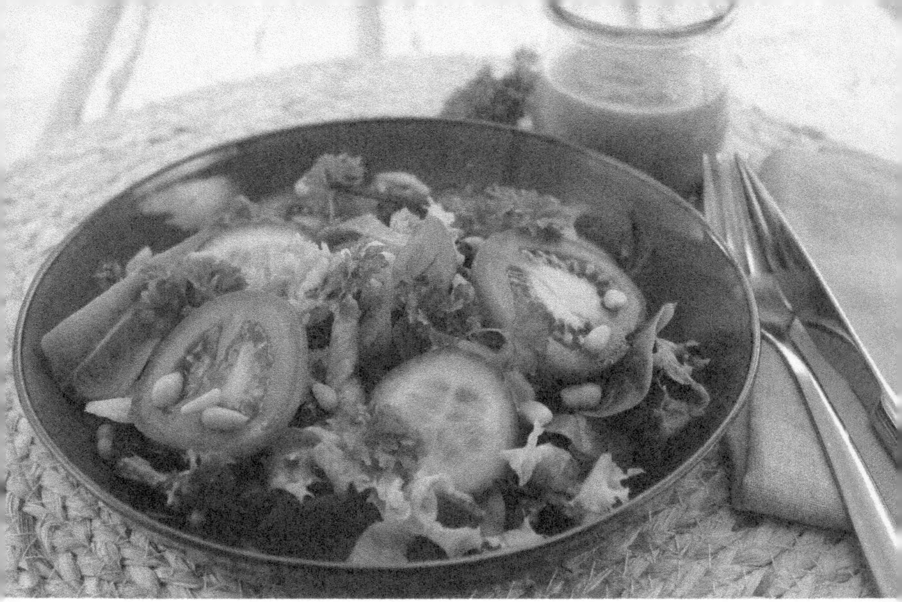

Für das Dressing die Pinienkerne in einer Pfanne ohne Fett unter ständigem Rühren leicht anrösten und auf einem Teller abkühlen lassen.

Eine halbe rote Paprikaschote und das Fruchtfleisch einer halben Mango grob in Würfel schneiden und in einem Standmixer oder mit einem Pürierstab zusammen mit dem Balsamico-Essig, dem Olivenöl und dem Jodsalz mixen, bis eine gleichmäßige Masse entstanden ist. Das Dressing auf dem Salat verteilen, darüber ein paar Petersilienspitzen und die Pinienkerne streuen und jeweils 1 TL Omega-3-Algenöl darüber träufeln. Mit Vollkornbrot genießen.

TIPP: Übriges Dressing auf dem Teller mit Brot auftunken, damit die wertvollen Nährstoffe nicht verschwendet werden.

***

Der weltweite Mangel an aquatischen Omega-3-Fettsäuren ist mit eine wesentliche Ursache für das pandemische Auftreten an sich vermeidbarer körperlicher und geistiger Entwicklungsstörungen sowie für die meisten zivilisatorischen Krankheiten. Mit einer nachhaltigen Produktion von Algenöl gibt es einen Weg hinaus aus dieser globalen Krise. Meiner Meinung nach haben wir keine andere Wahl, als diesen Weg zu beschreiten, denn es steht nicht weniger auf dem Spiel als die Zukunft der Menschheit.

DIE ZUKUNFT EINER FRONTALHIRN-GESCHWÄCHTEN MENSCHHEIT

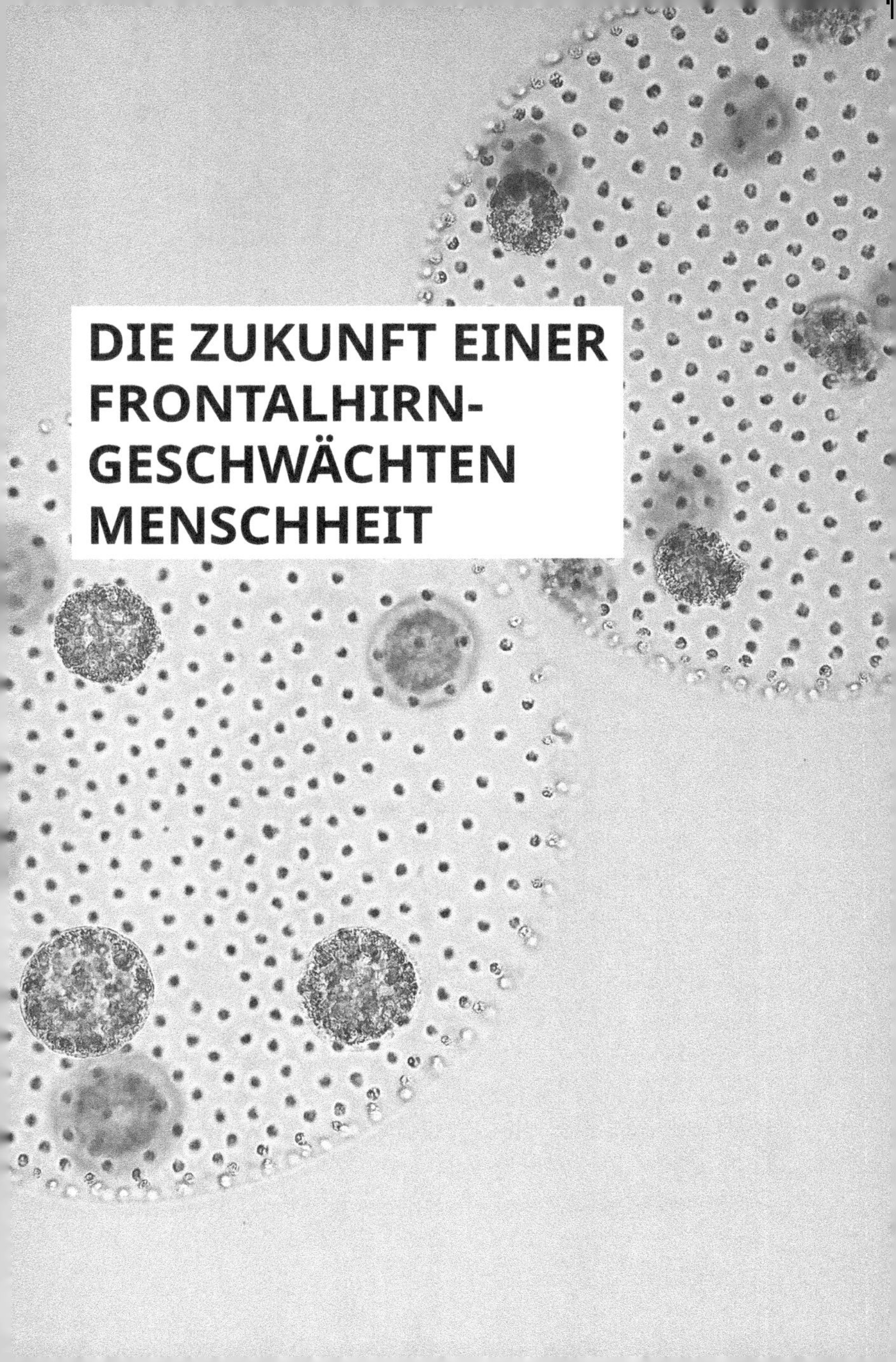

WARUM EIN SOFORTIGES UMDENKEN STATTFINDEN MUSS

Der einzelne Mensch, obgleich als Individuum ein unlösbares Rätsel, wird in einer Gesamtheit zu einer mathematischen Gewissheit.
Arthur Conan Doyle (1859–1930)

Wir haben gesehen, dass ein chronischer Mangel an aquatischen Omega-3-Fettsäuren eine lange Liste lebensbedrohlicher Krankheiten verursacht, die weltweit an Häufigkeit zunehmen, und zwar in besorgniserregendem Ausmaß. Dazu gehören Herzinfarkte, Schlaganfälle, Demenzen, Allergien, Krebsleiden und viele mehr. Jede einzelne dieser Pandemien wäre an sich schon Grund genug, so schnell wie möglich eine grundlegende Änderung unserer Ernährungsweise in die Wege zu leiten.

Es gibt aber einen weiteren Grund, der meines Erachtens noch mehr zur Eile drängt, weil dessen Folgen weitaus bedrohlicher sind: Sie gefährden den Fortbestand der Menschheit an sich. Die Hiobsbotschaften treffen inzwischen mit solcher Regelmäßigkeit ein, dass, wenn nicht Gewöhnung, so doch eine gewisse Resignation einzutreten droht: Kriege, Umweltzerstörung, Insektensterben, Trinkwasserknappheit, Luftverschmutzung, Verwüstungen von Agrarland und Hungersnöte – die Liste ließe sich noch lange fortsetzen. Der gemeinsame Nenner all dieser katastrophalen Entwicklungen ist der Mensch. In unserer Gesamtheit verhalten wir uns wie eine Kultur von Hefepilzen, mit der man ein Fass Traubensaft geimpft hat. In seinem begrenzten Lebensraum (dem Fass) vermehrt dieser Mikroorganismus sich rasch und zehrt dabei seine Nahrung (Traubenzucker) auf. Letztendlich erstickt er an seinem eigenen Abfall (Alkohol). Es stellt sich nun die dringliche Frage, ob die Menschheit nicht in der Lage ist, sich eine Spur intelligenter zu verhalten als dieser einzellige und damit hirnlose Pilz. Es geht hier schlichtweg um die Zukunft der Menschheit, um die Chance auf ein artgerechtes Leben für nachfolgende Generationen, letztendlich um ein Leben in Würde.

Ob die Hefezellen in Panik geraten, wenn ihnen die Nahrung ausgeht und ihr Lebensraum immer toxischer wird, lässt sich nicht sagen. Bei uns Menschen können wir sie jedoch direkt beobachten: Panik ist eine natürliche Reaktion, wenn man sich bedroht und zugleich machtlos fühlt. Sie äußert sich weltweit in einer Zunahme an Angststörungen, aber auch in Depressionen.[1] Zugleich hat der Kampf ums Überleben begonnen. Er äußert sich wiederum in Bürgerkriegen und Flüchtlingskatastrophen, aber auch in rechtsextremem Populismus und Fremdenhass.

Die nahezu uniformen Antworten der meisten reichen Nationen auf die dringenden Probleme, die ironischerweise durch ihre eigene wirtschaftliche Macht ausgelöst wurden, bestehen aus mehr oder weniger unzureichenden Lippenbekenntnissen. Sie sind nicht auf die tatsächlichen Herausforderungen fokussiert, die es zu lösen gilt, soll die Menschheit auf Dauer eine Chance haben.

Die Gefahr liegt aber nicht nur in der rasant fortschreitenden Zerstörung unseres Lebensraums. Uns droht auch zunehmend das konkreter werdende Risiko, vollkommen obsolet zu werden. Der Neandertaler ist vom Erdboden verschwunden, weil seine geistigen Fähigkeiten mit der sozialen, planerischen Frontalhirnintelligenz des anatomisch modernen Menschen, des *Homo sapiens sapiens*, nicht mithielten. Eine ähnliche evolutionäre Entwicklung könnte auch uns zum Verhängnis werden.

Immer mehr Menschen reden wie selbstverständlich von der »Digitalisierung«. Doch die wenigsten scheinen die Bedrohung zu verstehen, die sich hinter der als hoffnungsvoll präsentierten Marketingbotschaft versteckt. Da wird uns eine Zukunft vorgegaukelt, in der uns computergesteuerte Roboter das Leben immer leichter machen. Denn diese werden die Mehrheit der Menschen auf Dauer arbeitslos machen, was die Gefahr birgt, dass das Leben weithin als sinnentwertet empfunden wird. Aber damit wir auch dann, wenn wir nichts mehr verdienen, weiter konsumieren können, schlagen politische Vordenker schon jetzt eine vermeintliche Lösung vor: Laut ihrer Überzeugung macht die zunehmende Digitalisierung ein bedingungsloses Grundeinkommen unumgänglich.[2]

Doch werden wir solche paradiesischen Zustände, in denen wir nur noch konsumieren, wirklich erleben, und wenn ja, auch tatsächlich als Paradies? Als Molekulargenetiker, der die Prozesse der Evolution studiert, erwarte ich eine andere Entwicklung – und sie ähnelt eher der Hölle, um bei dieser biblischen Metapher zu bleiben. Der Grund für meine eher pessimistische Einschätzung liegt im Mechanismus der Evolution. Dieser beruht, wie schon an anderer Stelle ausgeführt, auf Selektion eines Vorteils, der durch eine mehr oder weniger zufällige Änderung (Mutation) eines (genetischen) Programms entsteht. Welche Eigenschaft dabei selektiert wird, ist völlig irrelevant – zumindest aus Sicht der Natur. Sie muss nur einen Vorteil bei der Verbreitung des Programms liefern, um das es geht. So wurde im Laufe der Zeit das an sich völlig unnütze Rad eines männlichen Pfaus immer prächtiger. Es signalisierte dem Weibchen: Je größer und bunter, umso potenter der paarungswillige Hahn, weil er sich diesen Überfluss, der ihn selbst eigentlich gefährdet, leistet. Intelligenz ist ebenso ein Treiber der Evolution, ein Selektionskriterium. Wir sind das beste Beispiel dafür – zumindest bis jetzt.

Beim evolutionären Prinzip der Selektion eines Überlebensvorteils ist es allerdings auch völlig gleichgültig, um was für eine Art Programm es sich handelt. Es kann ein genetisches sein, das mit den Buchstaben A, C, G und T beschrieben wird, aber eben auch ein digitales, das mit 1 und 0 codiert wird und das immer bessere Computersysteme hervorbringt.

Bei der digitalen Evolution selektiert bisher der Mensch immer höhere Computerleistung. Es entsteht dadurch eine immer effizientere Software, die uns immer mehr Denkarbeit abnimmt. Diese Art der Evolution beginnt aber, sich in einem entscheidenden Punkt von allen anderen technischen oder kulturellen Entwicklungen zu unterscheiden: Künstliche Intelligenz (KI) kann sich selbst optimieren. Mittlerweile schreiben sich die fortschrittlichsten Softwareprogramme selbst, und zwar genau nach dem oben ausgeführten evolutionären Prinzip.[3] Dementsprechend könnte eine sich selbst verbessernde KI in naher Zukunft – und nach evolutionärer Gesetzmäßigkeit ist das sehr wahrscheinlich, wenn nicht sogar unvermeidbar – die letzte Erfindung der Menschheit gewesen sein.

Dieser Meinung war auch der erst kürzlich an der degenerativen Nervenkrankheit ALS verstorbene Astrophysiker Stephen Hawking, der sich in seinen letzten Lebensjahren zunehmend Gedanken um die Zukunft der Menschheit machte. Er befürchtete, dass Maschinen eines Tages intelligenter werden könnten als ihre menschlichen Schöpfer und so die Menschheit auslöschen werden.[4] Mittlerweile übersteigen sogenannte künstliche neuronale Netze, die nach dem Grundmechanismus der menschlichen Hirnfunktion entwickelt wurden, in jedem Bereich die Leistungsfähigkeit des Menschen bei Weitem.[5] Sie bluffen besser als die gewieftesten Pokerspieler.[6] Sie lesen Gedanken.[7] Sie produzieren beeindruckende Kunstwerke[8] und komponieren beeindruckende Musik.[9] Nicht zuletzt entwickeln sie sogar Intuition – und das sogar besser ohne menschliche Hilfe, sprich: gezielte Programmierung.[10]

Wir können derzeit eine dramatische Entwicklung beobachten, in der immer mehr Menschen erschöpft und ausgebrannt sind, während künstliche Intelligenzen immer fitter und leistungsfähiger werden. Dies geht sogar schon so weit, dass man KI einsetzt, um Menschen, die unter Depressionen und Angstzuständen leiden, eine erste Anlaufstelle zu geben. Beispielsweise stellt »Noni«, eine psychotherapeutisch »geschulte« KI, Fragen an ihre Patienten, die sie via Internet kontaktieren: »Wie oft in den vergangenen zwei Wochen hast Du Dich traurig, deprimiert oder hoffnungslos gefühlt?«, um dann gezielt Hoffnung zu übermitteln: »Wir können mit Dir arbeiten, damit du Dich nicht mehr so einsam fühlst.«[11] Schöne neue Welt.

Künstliche Intelligenzen diagnostizieren mittlerweile in vielen Bereichen der Medizin Krankheiten effizienter als Ärzte, und das hat mehrere Gründe[12]: Sie verfügen über das gesamte Weltwissen und sind stets auf dem neuesten Stand. Darüber hinaus sind sie unermüdlich, völlig neutral und machen schon allein aus diesen Gründen keine Fehler. »Dabei sollten wir allerdings nicht den Fehler begehen, die Arbeit gleich ganz der künstlichen Intelligenz zu überlassen«, warnt die Ärztin Shari Langemak gegenüber *Medscape*.[13] Ihrer Meinung nach mag der Computer dem Arzt »überlegen sein, wenn es um die Auswertung von Patientenakten und die Berücksichtigung aller aktuellen Studiendaten geht. In Sachen Empathie, Erfahrung und Patientenbeziehung wird die künstliche Intelligenz allerdings lange noch von uns Menschen lernen müssen«. Hier würde Noni, die Psychotherapeutin (oder besser: *das* Psychotherapeut) widersprechen.

Der »genetische« Code künstlicher Intelligenz (englisch: AI) ist einfacher als der des Menschen, und er evolviert so schnell, dass wir nicht mehr werden mithalten können.

Ob und, wenn ja, wie lange Programme der künstlichen Intelligenz dem Menschen unterlegen sind, ist ungewiss, denn deren Entwicklung läuft atemberaubend schnell voran. AlphaZero, Googles Flaggschiff in Sachen KI, in dessen Entwicklungsprogramm das Unternehmen bisher (Stand: Januar 2018[14]) knapp vier Milliarden Dollar investierte, lernte beispielsweise in nur vier Stunden, Schach zu spielen. Dabei zapfte es allerdings nicht das über viele Jahrhunderte gewonnene menschliche Wissen über Strategie und Taktik an, sondern spielte einfach nur mit sich selbst! Es lernte wie ein Kind seine Muttersprache, ohne mühsame Grammatik und ohne vorgefertigte Regeln, doch das genügte völlig: AlphaZero schlug Stockfish, den bis dato besten Schachcomputer der Welt, auf eine Weise, die mich erschauern ließ.[15] Wenn man sieht, wie AlphaZero »denkt«, wie seine KI nicht einzelne Zugkombinationen analysiert, sondern vielmehr das Schachbrett in seiner ganzen Komplexität zu erfassen scheint, spürt man eine Macht, die der menschlichen Intelligenz nicht nur bei Weitem überlegen, sondern irgendwie völlig anders ist.

Das Tempo, mit der eine KI lernt und letztendlich sich selbst evolvieren kann, ist irrsinnig hoch. Mutation (Änderung im Code) und Selektion (höhere Intelligenz) erfolgen in minimalsten Bruchteilen von Sekunden, nicht in Jahrhunderten oder gar Jahrtausenden wie bei uns Menschen. Nicht ohne Grund sprechen Propheten des Transhumanismus bei der KI von einer sich abzeichnenden Singularität. Dieser Begriff wird auch für die Beschreibung des Zentrums schwarzer Löcher im Weltraum verwendet, weil sie von unserer vorstellbaren Wirklichkeit so weit entfernt sind, dass wir ihnen vermutlich niemals näher kommen können.[16]

Noch ist eine KI wie AlphaZero nur Spezialist in jeweils dem Bereich, in dem sie sich selbst trainiert hat. Aber das wird sich ändern, denn schließlich gibt es keinen technischen Grund, weshalb sie nicht alles zugleich lernen könnte – man muss ihr nur ein genügend großes »Gedächtnis« geben, vielleicht ebenfalls nach dem Vorbild des menschlichen Gehirns.[17] In diese Richtung arbeitet auch Ray Kurzweil als Forschungschef der KI-Abteilung bei Google, der beabsichtigt, die Fähigkeiten (und Inhalte) eines menschlichen (und vielleicht speziell seines eigenen) Gehirns künstlich zu reproduzieren, um damit Unsterblichkeit zu erlangen.[18]

Vor der Evolution einer KI, die uns in allen Bereichen überlegen ist, warnen neben Stephen Hawking auch viele Tausende hochrangige Wissenschaftler, Nobelpreisträger, KI-Experten und Philosophen. Sie fordern deshalb ein Moratorium, einen Stopp ihrer weiteren völlig unkontrollierten Entwicklung.[19] Sie befürchten, dass wir auf Dauer nur ein historischer Zwischenschritt in einem evolutionären Prozess hin zu einer höheren Intelligenz sein könnten, die uns nicht mehr benötigt.[20] Dies wäre in der Evolution kein Novum. Auch die Vorstufen unserer geistigen Evolution sind ausgestorben, und ein paar Seitenzweige unserer Entwicklung halten wir als repräsentierende Arten im Zoo oder in Schutzgebieten.

Ob die Menschheit überhaupt überleben und nachfolgende Generationen eine Zukunft haben werden, in der sie menschenwürdig leben können, hängt davon ab, ob wir heute bereit sind, diese beängstigenden Entwicklungen wahrzunehmen und ihnen mit Sinn und Verstand entgegenzuwirken. Das kann aber niemand im Alleingang schaffen. In einer immer mehr von Demokratien regierten Weltgemeinschaft könnten sich jedoch neue rettende Ideen durchsetzen, wenn die Mehrheit ihrer Bürger für diese offen und nicht zuletzt dazu bereit wäre, ihre Lebensweise, wo immer nötig, entsprechend zu ändern. Meines Erachtens ist dies nur möglich, wenn eine solche Mehrheit über die dafür

> Wo wird man uns im posthumanen Zeitalter leben lassen, wenn wir die geistige Kontrolle an die KI abgegeben haben?

nötige emotionale und soziale Intelligenz verfügt. Ansonsten zerstören dumpfer Populismus auf der einen Seite und ungezügelter Kapitalismus auf der anderen uns sämtliche Zukunftschancen. Interessanterweise ist es eine KI, die, in der Gestalt eines Albert-Einstein-Roboters, kürzlich die Menschheit dazu ermahnte, sich in den Griff zu bekommen: »Die Menschheit muss sich selbst heilen, um sicherzustellen, dass ihre Kreationen gesund bleiben«, denn es sei »nicht die Kooperation zwischen Menschen und Robotern« problematisch, sondern die zwischen den Menschen.«[21]

Eine Trendwende kann die Weltgemeinschaft nur im fairen Miteinander einleiten, durch das Entfalten derjenigen Eigenschaften, die uns Menschen als solche auszeichnen: empathisches, kreatives und weitsichtiges Denken und Handeln. Dies sind alles geistige Fakultäten eines funktionierenden Frontalhirns. Die Entwicklung dieses Hirnbereichs markierte, wie Sie wissen, die letzte evolutionäre Phase der Menschwerdung, machte den Menschen zum Menschen. Es ist auch derjenige Teil des Gehirns, der unsere Zukunft bestimmt. Wenn aufgrund eines globalen Mangels an essenziellen Hirnbaustoffen dessen Funktion grundlegend gestört ist, droht zwar nicht ein genereller Verlust der kognitiven Leistungsfähigkeit – aber letztendlich eine globale Entmenschlichung, ein Fehlen von Weitsicht und Einsicht. Diese spezielle Problematik hätte allerdings nicht nur (funda-)mentale Konsequenzen für direkt davon Betroffene, vielmehr ist dadurch das Leben und Überleben der gesamten Menschheit in Gefahr.

EMPATHIEVERLUST UND SELBSTZERSTÖRUNG

Alle Regionen im menschlichen Gehirn arbeiten auf komplexe Weise zusammen, und letztendlich werden alle geschädigt, wenn ein Hirnbaustoff wie DHA unzureichend zugeführt wird. Eine Funktionseinbuße des Frontalhirns ist jedoch besonders dramatisch. Schließlich erlaubt uns dieses Gehirnteil, langfristig zu planen und die Folgen dieser Planungen abzuschätzen. Wir verdanken ihm unsere Handlungsfreiheit.

Die Zunahme an sogenannten Frontalhirnkrankheiten wie AD(H)S und Autismus sind – so meine Spekulation – sehr wahrscheinlich nur die Spitze eines gewaltigen Eisbergs. Tatsächlich werden krankhafte Störungen des Sozialverhaltens, die ebenfalls auf eine Frontalhirnschwäche hinweisen könnten, immer häufiger diagnostiziert.[22] Wie andere biologischen Größen (zum Beispiel das Gewicht oder der IQ) müsste auch die »Frontalhirnstärke« einer natürlichen Verteilung unterliegen. Manche haben von Natur aus etwas mehr, andere etwas weniger. Innerhalb einer Bevölkerung liegt jedoch die Mehrheit in der Mitte – zwischen den Extremen *hoch* und *niedrig*. Man nennt dies eine Normalverteilung (siehe nächste Abbildung).

Verändert sich etwas Grundlegendes, kommt es zu einer Verschiebung. Fehlt, wie es leider in immer mehr Ländern der Fall ist, ein entscheidender Reifungsfaktor für das Frontalhirn – bei unserem Thema natürlich die aquatischen Omega-3-Fettsäuren aufgrund eines westlichen Ernährungsstils –, so kommt es notgedrungen gegenüber einer artgerechten Ernährung (grüne Verteilung) zu einer Linksverschiebung (rote Verteilung) mit der Folge einer *niedrigen* oder gar *sehr niedrigen* Leistungsfähigkeit.

So lässt sich die dramatische Zunahme an AD(H)S, Autismus und gestörtem Sozialverhalten erklären. Natürlich ist ein Mangel an aquatischen Omega-3-Fettsäuren nur einer der für eine solchen Entwicklung verantwortlichen Faktoren, weil auch genuin soziale und ökonomische Gründe eine Rolle spielen, aber man darf den Anteil der Ernährungsphysiologie an neuropsychologischen Problemen und Verhaltensauffälligkeiten nicht unterschlagen.

Eine generelle Linksverschiebung der Frontalthirnstärke in der breiten Bevölkerung könnte allerdings auch dazu beigetragen haben, dass sich unsere Gesellschaft in den letzten Jahrzehnten insgesamt grundlegend verändert hat. Ein Beispiel dafür ist die Fähigkeit zur Selbstkontrolle, die uns das Frontalhirn im Rahmen seiner Exekutivfunktionen verleiht. Ob ich zum Beispiel die Tafel Milchschokolade, die vor mir auf dem Tisch liegt, in einem Rutsch aufesse oder ob mir meine Gesundheit auf Dauer wichtiger ist, wäre eine Entscheidung, die mein Frontalhirn zu fällen hat. Eine grundlegende Schwächung der Selbstkontrolle in breiten Teilen der Bevölkerung könnte erklären, weshalb eine kurzfristige Befriedigung vieler vermeintlicher Bedürfnisse so derart bedeutend geworden ist und unsere Lebensweise beherrscht. Die Fast-Food-Industrie zum Beispiel, aber auch die IT- , die Kommunikations- und Modebranche boomen aufgrund eines stetig wachsenden Konsumismus. Dass diese Industrien alles andere als nachhaltig arbeiten, ist bekannt.

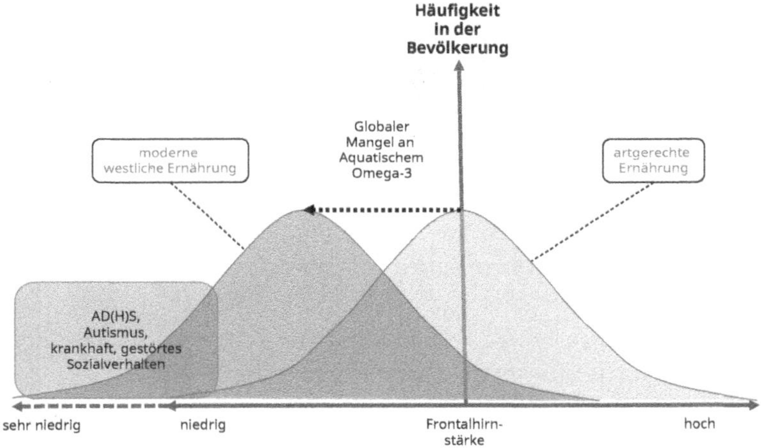

Veränderung einer normal verteilten Frontalhirnstärke durch einen globalen Mangel an Hirnbaustoff aufgrund eines Mangels an aquatischen Omega-3-Fettsäuren

Der weitverbreitete Mangel an Selbstkontrolle steht somit in völligem Widerspruch zu dem eigentlich zutiefst menschlichen Bedürfnis, sich selbst und den eigenen Kindern und Enkeln die bestmöglichen Zukunftschancen zu ermöglichen. Dass die globalen Folgen einer verschwenderischen Lebensweise ignoriert werden, weist auch auf eine weitere Funktion des Frontalhirns hin, die durch einen generellen Mangel an aquatischen Omega-3-Fettsäuren gestört sein könnte: die Fähigkeit zur Empathie. »Empathie spielt eine entscheidende zwischenmenschliche und gesellschaftliche Rolle, ermöglicht den Austausch von Erfahrungen, Bedürfnissen und Wünschen zwischen Individuen und stellt eine emotionale Brücke dar, die prosoziales Verhalten fördert«, schreibt Helen Riess, Ärztin im Programm für Empathie und Beziehungswissenschaften der US-amerikanischen Harvard Medical School in Boston.[23]

Alle verfügbaren empirischen Studien belegen, dass der Rückgang an Empathiefähigkeit immens ist.[24] Empathische Menschen zeichnen sich durch die elementare Fähigkeit aus, sich das potenzielle Leid, das sie durch bestimmte Handlungen anderen antun würden, vorstellen zu können. Ein zunehmender Mangel an Empathie geht typischerweise einher mit einem verstärkten Hang zum Narzissmus.[25] Dieser ist geprägt durch einen überhöhten Ich-Anspruch und damit eine übertriebene Tendenz, das eigene Wohl über das anderer zu stellen:[26] Egoismus statt Altruismus.

Zunehmender Narzissmus, gepaart mit einem zunehmenden Verlust an Empathie, ist auch auf politischer Ebene zu erkennen. In nahezu allen Demokratien sind rechtsgerichtete, populistische Parteien auf dem Vormarsch. Selbst in Deutschland sind die AfD- und die Pegida-Anhänger längst keine Randgruppen mehr, trotz der speziellen Vergangenheit unseres Landes und intensiver schulischer Aufklärung über die Gefahren einer solchen Entwicklung. In den USA unterstützten breite Teile der Bevölkerung Donald Trumps »America first«, und das in Anbetracht gewaltiger globaler Probleme, die die USA selbst mit verursacht haben und immer noch verursachen.

Trumps berüchtigtes mexikanisches Mauerbau-Projekt ist vielleicht das offensichtlichste Beispiel für eine bewusste Isolierung und Entfremdung vom Rest der Welt. »Hüten Sie sich vor Amerikas schockierendem Verlust der Empathie«,

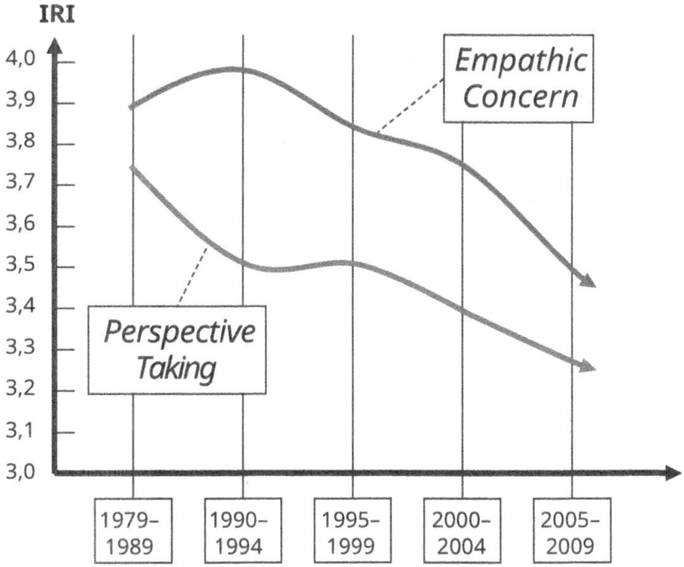

Die Fähigkeit, Empathie zu empfinden, nimmt rapide ab, wie der International Reactivity Index (IRI) zeigt. In einer Studie mit US-amerikanischen Collegestudenten über einen Zeitraum von 30 Jahren (1979 bis 2009) wurde die Fähigkeit untersucht, sich in andere Menschen hineinzuversetzen (Perspective Taking) beziehungsweise Anteilnahme für Menschen in einer unglücklichen Lage zu empfinden (Empathic Concern). Das Studienergebnis kann stellvertretend für die westliche Gesellschaft betrachtet werden.

schreibt der Menschenrechtsanwalt David Niose in *Psychology Today*.[27] Seiner Beobachtung zufolge ist diese Entwicklung »in vielerlei Hinsicht einzigartig«. Als Beispiel nennt Niose Trumps öffentliches Befürworten der Anwendung von Folter. Dabei stellte er – im Gegensatz zu manchen seiner Vorgänger – die Folter nicht einmal als notwendiges Übel dar.

Stattdessen betonte er auf einer Wahlveranstaltung: »Auch wenn es nicht funktioniert, verdienen sie [die Gefolterten] es trotzdem.« Und seine Anhänger brachen in Jubel aus, wie Niose berichtet. Trump konnte zuversichtlich sein, dass die Mehrheit der US-amerikanischen Bürger, die ihn später ins höchste Amt wählten, solche Aussagen (und Handlungen) von ihm erwartet.

Trump verunglimpft eine Gruppe nach der anderen – Mexikaner, Muslime, Afroamerikaner, Asiaten, Frauen und natürlich seine Konkurrenten –, und genau dadurch steigert er seine Popularität. In Deutschland mit seiner eigenen von Rassismus und Fremdenhass geprägten Geschichte reagiert man zwar empört, doch zugleich verlogen. Ausländer sollen sich hinten anstellen, wenn es um die Verteilung von Nahrung an Bedürftige geht, fordern selbst Vertreter bürgerlicher Parteien.[28] Und das europäische Pendant zur »mexikanischen Mauer« befindet sich im Mittelmeer, kurz vor dem afrikanischen Festland – und ist nicht minder menschenfeindlich. »Mindestens 700 Menschen sind vergangene Woche im Mittelmeer ertrunken«, schrieb der *Spiegel* im selben Jahr, in dem Trump mit dem Mauerbau punktete, und weiter: »Doch die Europäer berührt das kaum noch. Sie haben sich an das Sterben vor ihren Grenzen gewöhnt.«[29] Auch bei uns gilt ein »Deutschland beziehungsweise EU first« – man spricht es nur nicht aus.

Für die zunehmende Zerstörung der Biosphäre und der Artenvielfalt macht die Wissenschaft einen zunehmenden Mangel an Empathie verantwortlich.[30] Das Ausmaß der weltweiten Artenvernichtung wird inzwischen mit demjenigen verglichen, mit dem vor 65 Millionen Jahren nicht nur die

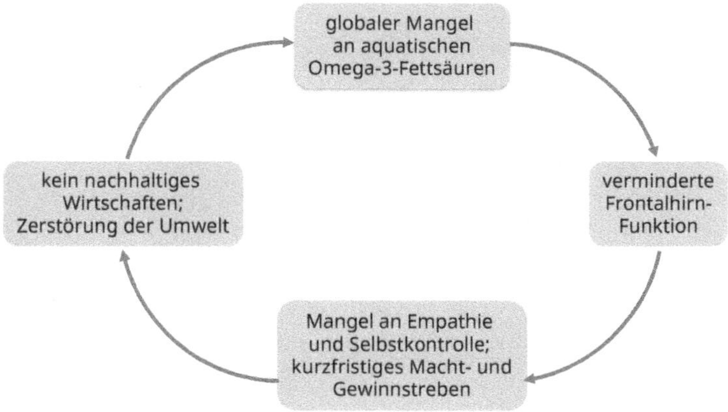

Ein Teufelskreis: Ein globaler Mangel an aquatischen Omega-3-Fettsäuren führt zu globalen Verhaltensweisen, die diesen globalen Mangel verstärken.

Dinosaurier vernichtet wurden, sondern über 90 Prozent allen Lebens – nur ist dieses Mal die Katastrophe durch den Menschen verursacht. So schreibt Gerardo Ceballos von der Nationalen Autonomen Universität von Mexiko, dass »der massive Verlust von Populationen und Arten unser mangelndes Mitgefühl für all die wilden Arten widerspiegelt, die seit unserer Entstehung unsere Begleiter waren«.[31] Laut Ceballos ist dies alles nur ein Vorspiel zum »Niedergang der natürlichen Systeme, die unsere Zivilisation ermöglichen«. Denken Sie dabei an die Hefepilze, die über kein Frontalhirn verfügen und die durch zügelloses Wachstum ihren Lebensraum und damit sich selbst zerstören. Den Teufelskreis der Selbstzerstörung, in dem sich die Menschheit zu befinden scheint und der eine seiner Ursachen in einem globalen Mangel an aquatischen Omega-3-Fettsäuren haben könnte, illustriert die vorherige Abbildung.

Globale Herausforderungen wie die nachhaltige Sicherung einer artgerechten Welternährung, ein Beenden der fortschreitenden Umweltzerstörung sowie soziale Gerechtigkeit und Zukunftschancen für alle Menschen benötigen globale Lösungsansätze. Diese zu meistern wird nur mit funktionierenden, sozial und nachhaltig denkenden und agierenden Frontalhirnen gelingen.[32] So kommt die zuvor schon einmal zitierte Empathie-Forscherin Helen Riess in ihrem Artikel über die »Wissenschaft der Empathie« zu folgendem Schluss: »Wenn wir uns in Richtung einer empathischeren Gesellschaft und einer mitfühlenderen Welt bewegen wollen, ist es für die Stärkung individueller, gemeinschaftlicher, nationaler und internationaler Bindungen von entscheidender Bedeutung, unsere empathischen Fähigkeiten zu stärken.«

Um die globalen Probleme zu lösen, benötigen wir zwar intelligente Lösungen (wie beispielsweise eine effiziente globale Versorgung mit den Produkten von Mikroalgen), aber interessanterweise nicht unbedingt mehr rationale Intelligenz – auch wenn sich diese mit einem Mehr an aquatischen Omega-3-Fettsäuren ebenfalls steigern würde. »Natürlich ist Intelligenz wichtig, um komplexe Zusammenhänge zu verstehen«, äußerte sich die promovierte Psychologin Tanja Gabriele Baudson im Wissenschaftsmagazin *Spektrum*, »aber was man aus dieser Erkenntnis letztlich macht, ist ein ganz anderer Punkt, bei dem auch ganz andere Merkmale der Persönlichkeit ins Spiel kommen.«[33] Intelligenz schützt laut Baudson schließlich nicht davor, kurzfristige egoistische Ziele vor nachhaltige gemeinverträgliche zu setzen und so ethisch inakzeptabel zu handeln. Um die Interessen anderer mit zu berücksichtigen und nachhaltig für zukünftige Generationen zu wirtschaften, ist vielmehr emotionale und soziale Intelligenz gefragt: EQ statt IQ.

Wenn wir dabei scheitern sollten, die Welt und die Menschheit vor dem drohenden Untergang zu retten, muss sich ein jeder von uns an die eigene Stirn fassen. Politik, Wirtschaft und Kapitalismus für die Zerstörung unseres Lebensraums verantwortlich zu machen ist jedenfalls zu einfach. Schuld sind keine großen Systeme oder finsteren Mächte. Wir entscheiden selbst, wen wir wählen, was wir konsumieren oder welchen Beruf wir ergreifen. Alle unsere tagtäglichen Entscheidungen summieren sich auf und haben globale Auswirkungen.

ALGENÖL – EINE ZUKUNFTS-CHANCE FÜR UNS ALLE

Der Mangel an aquatischen Omega-3-Fettsäuren ist ein gewaltiges gesellschaftliches Problem. Die mittlere Tagesdosis von etwa zwei Gramm, die das neue Lebensmittel Algenöl derzeit (Stand: Mai 2018) liefert, kostet etwa einen Euro.[34] Würden alle Menschen ihr Recht auf eine gesunde Entwicklung einfordern und würde die Weltgemeinschaft ihr dies zugestehen, läge der Umsatz bei etwa 7,5 Milliarden Euro täglich beziehungsweise bei 2 737 Milliarden pro Jahr – und damit etwa beim 25-Fachen von dem des Internetgiganten Google (Stand 2017[35]).

Für eine fotoautotrophe Produktion von Algenöl, die die gesamte Menschheit mit ausreichend aquatischen Omega-3-Fettsäuren (und vielen anderen wertvollen Rohstoffen) versorgen könnte, gäbe es auch genügend Kohlendioxid. Denn während ich diese Zeilen schreibe, kursiert eine weitere Hiobsbotschaft durch die Medien. Danach sei das Jahr 2017 nicht nur ein Rekordjahr bei der Klimaerwärmung gewesen (rechnet man das natürliche Klimaphänomen El Niño heraus), sondern auch ein Rekordjahr im weltweiten Kohlendioxidausstoß – aller Klimaziele und internationaler Abkommen zum Trotz.[36] Stattdessen hätte es auch ein Rekordjahr der Algenölproduktion sein können, wäre man bereit, entsprechende technologische Möglichkeiten zu fördern und zu nutzen.

Meine Hoffnung ist, dass immer mehr Menschen diese einmalige Chance erkennen, etwas grundlegend zu ändern, und dass die Politik die Weichen stellt, damit auch immer mehr innovative Unternehmen in die Herstellung von aquatischen Omega-3-Fettsäuren als neuem Lebensmittel investieren. Auf dem freien Markt würde infolgedessen der Preis sinken, insbesondere wenn man die kostbare Algenbiomasse sektorenübergreifend nutzt. Man könnte auf zehn Eurocent für eine Tagesdosis an essenziellen Omega-3-Fettsäuren kommen, vielleicht sogar noch deutlich darunter. So könnte es sich jeder leisten, und damit hätte tatsächlich jeder Mensch auf unserem Planeten, ob jung oder alt, die Chance, gehirngerecht zu leben und sein geistiges Potenzial auszuschöpfen. In diesem Sinne könnten die Kosten für eine weltweite Versorgung auch durch die vielfältigen Ersparnisse im Gesundheitswesen gedeckt werden.

Mikroalgen lieferten indirekt einen entscheidenden Baustein für die Entwicklung des Gehirns des modernen Menschen und waren somit essenziell für seine soziale Eroberung der Erde. Heute könnte die direkte Nutzung von Mikroalgen unerlässlich sein für das Überleben der Menschheit.

Es gibt natürlich, wie schon mehrfach angesprochen, viele Gründe, weshalb Menschen sich auf die eine oder andere Weise verhalten: kulturelle, evolutionsbiologische, psychologische, neurobiologische – alle sind in unseren individuellen und kulturell verknüpften Gehirnen untrennbar miteinander verbunden. Der Verlust an Empathie und die Zunahme an Narzissmus, Depressionen und Angstzuständen in den letzten Jahrzehnten könnte dementsprechend durch viele Veränderungen unserer Lebensweise erklärt werden. Aber so komplex diese Gemengelage aus Ursachen und Folgen auch sein mag, so stellt sich doch eine ganz simple Frage:

Wie soll man sich artgerecht verhalten, wenn man sich nicht artgerecht ernährt?

Ihre persönliche Antwort darauf könnte entscheidend sein!

GLOSSAR

AA	Arachidonic Acid bzw. Arachidonsäure ist eine bioaktive (→) Omega-6-Fettsäure tierischen Ursprungs; Hirnbaustein, Vorstufe der (→) AA-Eicosanoide
AA-Eicosanoide	ein Reihe vielfältiger hormoneller Wirkstoffe, die sich aus AA ableiten; biologisch essenziell, aber aufgrund der modernen westlichen Ernährung überschüssig in der Wirkung, und daher werden AA-Eicosanoide als die »Schlechten« bezeichnet
ALA	biologisch inaktive (→) Omega-3-Fettsäure aus Landpflanzen (daher auch als terrestrische Omega-3-Fettsäure bezeichnet); ALA steht für Alpha-Linolensäure bzw. Alpha-Linolenic Acid; Vorstufe der bioaktiven Omega-3-Fettsäuren (→) EPA und (→) DHA
Aquatische Omega-3-Fettsäuren	(→) EPA und (→) DHA, die vorwiegend von (→) Mikroalgen gebildet werden und über Fische und Meeresfrüchte in die menschliche Ernährung gelangen
Bisphenole	chemische Produkte zur Plastikproduktion, toxisch
Cis-Fettsäuren	ungesättigte Fettsäuren in einer für den Menschen natürlichen Form – im Gegensatz zu (→) Trans-Fettsäuren
DHA	Docosahexaenoic Acid bzw. Docosahexaensäure; eine bioaktive (→) Omega-3-Fettsäure; Hirnbaustein, Vorstufe der (→) DHA-Docosanoide

DHA-Docosanoide	eine Reihe vielfältiger hormoneller Wirkstoffe, die aus (→) DHA gebildet werden; generell positive gesundheitliche Wirkung, daher als die »Guten« bezeichnet
EPA	Eicosapentaenoic Acid bzw. Eicosapentaensäure; bioaktive (→) Omega-3-Fettsäure; Vorstufe der (→) EPA-Eicosanoide und Vorstufe von (→) DHA
EPA-Eicosanoide	eine Reihe vielfältiger hormoneller Wirkstoffe, die aus (→) EPA gebildet werden; generell positive gesundheitliche Wirkung, daher als die »Guten« bezeichnet
EPA und DHA	bioaktive (→) Omega-3-Fettsäuren, die vorwiegend von (→) Mikroalgen gebildet werden und über die Nahrungskette von Krill über Fische und Meeresfrüchte zu uns gelangen, daher als (→) aquatische Omega-3-Fettsäuren bezeichnet, biologisch aktiv und gesundheitlich vorteilhaft
F-Vitamine	historischer Begriff für die essenziellen Fettsäuren (→) ALA und (→) LA, später erweitert auf (→) EPA, (→) DHA und (→) AA
LA	biologisch inaktive (→) Omega-6-Fettsäure aus Landpflanzen (daher auch als terrestrische Omega-6-Fettsäure bezeichnet); LA steht für Linoleic Acid bzw. Linolsäure; Vorstufe zu (→) AA
Mikroalgen	einzellige Lebewesen in Frisch- und Salzwasser, Teil des Planktons
Omega-3-Fettsäuren	mehrfach ungesättigt, essenziell, da unser Körper deren Grundstruktur nicht selbst herstellen kann; dazu gehören (→) ALA, (→) EPA und (→) DHA

Omega-3-Index	prozentualer Anteil der aquatischen (→) Omega-3-Fettsäuren (→) EPA und (→) DHA in Bezug auf alle Fettsäuren in der Zellmembran der roten Blutkörperchen
Omega-6/3-Quotient (O-6/3-Q)	das relative Verhältnis der Omega-6-Fettsäure (→) AA zur Omega-3-Fettsäure (→) EPA, gemessen in der Membran der roten Blutkörperchen
Omega-6-Fettsäuren	mehrfach ungesättigt, essenziell, da unser Körper deren Grundstruktur nicht selbst herstellen kann; dazu gehören (→) LA und (→) AA
Omega-9-Fettsäuren	einfach ungesättigt, nicht essenziell, da Eigenproduktion möglich; in der (→) Cis-Form als Ölsäure bekannt
PCBs	polychlorierte Biphenyle; chemische Produkte, toxisch
PBDEs	polybromierte Diphenylether; chemische Produkte, toxisch
TBTs	Tributyltin bzw. Tributylzinn-Verbindungen; chemische Produkte, toxisch
Trans-Fettsäuren	ungesättigte Fettsäuren in einer für den Menschen unnatürlichen Form und daher ungesund; im Gegensatz zu (→) Cis-Fettsäuren

DANK

Mein Dank für die hilfreichen Kommentare und hervorragenden inhaltlichen Anregungen geht an Diplombiologin Bettina Simonis, Dr. med. Bernhard Dickreiter, Facharzt für Innere Medizin, Physikalische Rehabilitative Medizin und Naturheilkunde, sowie an den Mikroalgenexperten Peter Bergmann, MSc. Biotechnologie, Head of Research and Development der Subitec GmbH. Mit Klaus Gabbert hatte ich einen sehr erfahrenen Sachbuchredakteur zur Seite, dessen kritische Kommentare, Anregungen und Änderungsvorschläge ich sehr zu schätzen weiß. Ich danke Simone Ruths von rosavision, die das Manuskript mit ihren frischen Ideen gestalterisch hervorragend in ein Buch verwandelte. Heike Plauert, meine Lektorin bei Heyne, trieb in gewohnter Weise mit sehr viel Einfühlungsvermögen und Verständnis das Lektorat voran. Nicht zuletzt danke ich meiner Frau Sabine wieder einmal für ihre unermüdliche Unterstützung.

ANMERKUNGEN

DIE EVOLUTION DES MENSCHLICHEN GEISTES

1 Williams R: Microscopic algae produce half the oxygen we breathe. www.abc.net.au/radionational/programs/scienceshow/microscopic-algae-produce-half-the-oxygen-we-breathe/5041338

2 Wiedmann TS et al: Lipid-protein interactions mediate the photochemical function of rhodopsin. Biochemistry 1988, 27:6469–6474

3 Fliesler SJ & Anderson RE: Chemistry and metabolism of lipids in the vertebrate retina. Prog Lipid Res 1983,22:79–131

4 Gawrisch K et al: The structure of DHA in phospholipid membranes. Lipids 2003, 38:445–452

5 Mitchell DC & Litman BJ: Docosahexaenoic acid-containing phospholipids optimally promote rhodopsin activation. Essential Fatty Acids and Eicosanoids: Invited Papers from the Fourth International Congress. Champaign, American Oil Chemists' Society, 1998: 154–158

6 Mihailescu M & Gawrisch K: The structure of polyunsaturated lipid bilayers important for rhodopsin function: A neutron diffraction study. Biophys 2006, 90:4–6

7 Fliesler SJ & Anderson RE: Chemistry and metabolism of lipids in the vertebrate retina. Prog Lipid Res 1983,22:79–131

8 Birch EE et al.: Visual acuity and the essentiality of docosahexaenoic acid and arachidonic acid in the diet of term infants. Pediatr Res 1998, 44:201–209

9 Souied EH et al: Omega-3 Fatty Acids and Age-Related Macular Degeneration. Ophthalmic Res 2015, 55:62–69

10 Tanaka K et al: Effects of docosahexaenoic acid on neurotransmission. Biomol Ther 2012, 20:152–157

11 Bazan NG & Scott BL: Dietary omega-3 fatty acids and accumulation of docosahexaenoic acid in rod photoreceptor cells of the retina and at synapses. Ups J Med Sci Suppl 1990, 48:97–107

12 Suzuki H et al: Rapid incorporation of docosahexaenoic acid from dietary sources into brain microsomal, synaptosomal and mitochondrial membranes in adult mice. Int J Vitam Nutr Res 1997, 67:272–278

13 Crawford MA & Broadhurst CL: The role of docosahexaenoic and the marine food web as determinants of evolution and hominid brain development: the challenge for human sustainability. Nutr Health 2012, 21:17–39

14 Kawakita E et al: Docosahexaenoic acid promotes neurogenesis in vitro and in vivo. Neuroscience 2006, 139:991–997

15 Koletzko B et al: The roles of long-chain polyunsaturated fatty acids in pregnancy, lactation and infancy: Review of current knowledge and consensus recommendations. J Perinat Med 2008, 36:5–14

16 Kang JX & Gleason ED: Omega-3 Fatty acids and hippocampal neurogenesis in depression. CNS Neurol Disord Drug Targets 2013, 12:460–465

17 Snyder JS et al: Adult hippocampal neurogenesis buffers stress responses and depressive behaviour. Nature 2011, 476:458–461

18 Nehls M: Unified theory of Alzheimer's disease (UTAD): implications for prevention and curative therapy. J Mol Psychiatry 2016, www.ncbi.nlm.nih.gov/pubmed/27429752

19 Calderon F & Kim HY: Docosahexaenoic acid promotes neurite growth in hippocampal neurons. J Neurochem 2004, 90:979–988

20 Zhao Y et al: Docosahexaenoic acid-derived neuroprotectin D1 induces neuronal survival via secretase- and PPARγ-mediated mechanisms in Alzheimer's disease models. PLoS One 2011, www.ncbi.nlm.nih.gov/pubmed/21246057; Asatryan A & Bazan NG: Molecular mechanisms of signaling via the docosanoid neuroprotectin D1 for cellular homeostasis and neuroprotection. J Biol Chem 2017, 292:12390–12397

21 Michael-Titus AT & Priestley JV: Omega-3 fatty acids and traumatic neurological injury: from neuroprotection to neuroplasticity? Trends Neurosci 2014, 37:30–38

22 Silva RV et al: Long-Chain Omega-3 Fatty Acids Supplementation Accelerates Nerve Regeneration and Prevents Neuropathic Pain Behavior in Mice. Front Pharmacol 2017, www.ncbi.nlm.nih.gov/pubmed/29089890

23 Simón MV et al: Synthesis of docosahexaenoic acid from eicosapentaenoic acid in retina neurons protects photoreceptors from oxidative stress. J Neurochem 2016, 136:931–946

24 Serhan CN: Pro-resolving lipid mediators are leads for resolution physiology. Nature 2014, 510:92–101

25 Salem N Jr et al: Arachidonic and docosahexaenoic acids are biosynthesized from their 18-carbon precursors in human infants. Proc Natl Acad Sci USA 1996, 93:49–54

26 Gibbons A: Humans' head start: new views of brain evolution. Science 2002, 296:835 ff.

27 Eaton SB & Konner M: Paleolithic nutrition. A consideration of its nature and current implications. N Engl J Med 1985, 312: 283–289

28 Crawford MA & Broadhurst CL: The role of docosahexaenoic and the marine food web as determinants of evolution and hominid brain development: the challenge for human sustainability. Nutr Health 2012, 21:17–39

29 Ruff CB et al: Body mass and encephalization in Pleistocene Homo. Nature 1997, 387:173–176

30 Behar DM et al: The Dawn of Human Matrilineal Diversity. Am J Hum Genet 2008, 82:1130–1140

31 Marean CW et al: Early human use of marine resources and pigment in South Africa during the Middle Pleistocene. Nature 2007, 449:905–908

32 Marean CW et al: Als die Menschen fast ausstarben. Spektrum der Wissenschaft 2010, 12:59–65

33 Orlich MJ et al: Vegetarian dietary patterns and mortality in Adventist Health Study 2. JAMA Intern Med 2013, 173:1230–1238

34 Stetka B: By Land or by Sea: How Did Early Humans Access Key Brain-Building Nutrients? Scientific American 2016; www.scientificamerican.com/article/by-land-or-by-sea-how-did-early-humans-access-key-brain-building-nutrients

35 Brown KS et al: Fire as an engineering tool of early modern humans. Science 2009, 325:859–862

36 Marean CW: The origins and significance of coastal resource use in Africa and Western Eurasia. J Hum Evol 2014, 77:17–40

37 Bowles S: Did warfare among ancestral hunter-gatherers affect the evolution of human social behaviors? Science 2009, 324:1293–1298

38 Hoffmann M: The human frontal lobes and frontal network systems: an evolutionary, clinical, and treatment perspective. ISRN Neurol 2013, www.ncbi.nlm.nih.gov/pubmed/23577266

39 Bradbury J: Docosahexaenoic acid (DHA): an ancient nutrient for the modern human brain. Nutrients 2011, 3:529–554

40 Boeckx C & Benítez-Burraco A: The shape of the human language-ready brain. Front Psychol 2014, www.ncbi.nlm.nih.gov/pubmed/24772099

41 Bar-Yosef O: The role of western Asia in modern human origins. Philos Trans R Soc Lond B Biol Sci 1992, 337:193–200

42 Strasser TF et al: Stone Age Seafaring in the Mediterranean: Evidence from the Plakias Region for Lower Palaeolithic and Mesolithic Habitation of Crete. Hesperia 2010, 79:145–190

43 Richards MP et al: Isotope evidence for the intensive use of marine foods by Late Upper Palaeolithic humans. J Hum Evol. 2005, 49:390–394

44 Bocherens H et al: Isotopic evidence for diet and subsistence pattern of the Saint-Césaire I Neanderthal: review and use of a multi-source mixing model. J Hum Evol 2005, 49:71–87

45 Ruff CB et al: Body mass and encephalization in Pleistocene Homo. Nature 1997, 387:173–176

46 Harari YN: Eine kurze Geschichte der Menschheit. DVA 2013:101–125

47 Abbildung modifiziert nach: http://aquatic-human-ancestor.org/anatomy/brain.html

48 Crabtree GR: Our fragile intellect. Part I & II. Trends Genet 2013, 29:1–5
49 Florio M et al: Human-specific gene ARHGAP11B promotes basal progenitor amplification and neocortex expansion. Science 2015 347:1465–1470
50 Shaffer J: Neuroplasticity and Clinical Practice: Building Brain Power for Health. Front Psychol 2016, www.ncbi.nlm.nih.gov/pubmed/27507957
51 Kitajka K et al: Effects of dietary omega-3 polyunsaturated fatty acids on brain gene expression. Proc Natl Acad Sci USA 2004, 101:10931–10936
52 Tan ZS et al: Red blood cell omega-3 fatty acid levels and markers of accelerated brain aging. Neurology 2012, 78:658–664; Pottala JV et al: Higher RBC EPA + DHA corresponds with larger total brain and hippocampal volumes: WHIMS-MRI study. Neurology 2014, 82:435–442
53 Kuipers RS et al: Estimated macronutrient and fatty acid intakes from an East African Paleolithic diet. Br J Nutr 2010, 104:1666–1687

EIN STREIFZUG DURCH DIE WELT DER FETTSÄUREN

1 Kreiß C: Gekaufte Forschung – Wissenschaft im Dienste der Konzerne. Europa Verlag 2015
2 Orlich MJ et al: Vegetarian dietary patterns and mortality in Adventist Health Study 2. JAMA Intern Med 2013, 173:1230–1238; Michaëlsson K et al: Milk intake and risk of mortality and fractures in women and men: cohort studies. BMJ 2014; www.ncbi.nlm.nih.gov/pmc/articles/PMC4212225
3 Baum SJ et al: Fatty acids in cardiovascular health and disease: a comprehensive update. J Clin Lipidol 2012, 6:216–234; Ramsden CE et al.: Re-evaluation of the traditional diet-heart hypothesis: analysis of recovered data from Minnesota Coronary Experiment (1968-73). BMJ 2016, www.ncbi.nlm.nih.gov/pubmed/27071971
4 Makki K et al: Adipose tissue in obesity-related inflammation and insulin resistance: cells, cytokines, and chemokines. ISRN Inflamm 2013, www.ncbi.nlm.nih.gov/pubmed/24455420
5 Gano LB et al: Ketogenic diets, mitochondria, and neurological diseases. J Lipid Res 2014, 55:2211–2228
6 Grabacka M et al: Regulation of Ketone Body Metabolism and the Role of PPARα. Int J Mol Sci 2016, www.ncbi.nlm.nih.gov/pubmed/27983603
7 Sleiman SF et al: Exercise promotes the expression of brain derived neurotrophic factor (BDNF) through the action of the ketone body β-hydroxybutyrate. Elife 2016, www.ncbi.nlm.nih.gov/pubmed/27253067
8 Burr GO & Burr MM: A new deficiency disease produced by rigid exclusion of fat from the diet. J Biol Chem 1929, 82: 345–336

9 Smith W & Mukhopadhyay RJ: Essential fatty acids: the work of George and Mildred Burr. Biol Chem 2012, 287:35439–35441

10 Bourre JM et al: Dietary alpha-linolenic acid at 1.3 g/kg maintains maximal docosahexaenoic acid concentration in brain, heart and liver of adult rats. J Nutr 1993, 123:1313–1319; Gao F et al: Quantifying conversion of linoleic to arachidonic and other n-6 polyunsaturated fatty acids in unanesthetized rats. J Lipid Res 2010, 51:2940–2946

11 Goyens PL et al: Compartmental modeling to quantify alpha-linolenic acid conversion after longer term intake of multiple tracer boluses. J Lipid Res 2005, 46:1474–1483

12 Hussein N et al: Long-chain conversion of [13C] linoleic acid and alpha-linolenic acid in response to marked changes in their dietary intake in men. J Lipid Res 2005, 46:269–280

13 Gillingham LG et al: Dietary oils and FADS1-FADS2 genetic variants modulate [13C]α-linolenic acid metabolism and plasma fatty acid composition. Am J Clin Nutr 2013, 97:195–207

14 Baker EJ et al: Metabolism and functional effects of plant-derived omega-3 fatty acids in humans. Prog Lipid Res 2016, 64:30–56

15 Lands B: Dietary omega-3 and omega-6 fatty acids compete in producing tissue compositions and tissue responses. Mil Med 2014, 179:76–81

16 Salem N Jr et al: Arachidonic and docosahexaenoic acids are biosynthesized from their 18-carbon precursors in human infants. Proc Natl Acad Sci USA 1996, 93:49–54

17 Harnack K et al: Quantitation of alpha-linolenic acid elongation to eicosapentaenoic and docosahexaenoic acid as affected by the ratio of n6/n3 fatty acids. Nutr Metab 2009, www.ncbi.nlm.nih.gov/pubmed/19228394

18 Blasbalg et al: Changes in consumption of omega-3 and omega-6 fatty acids in the United States during the 20th century. Am J Clin Nutr 2011, 93:950–962

19 Hibbeln JR et al: Healthy intakes of n-3 and n-6 fatty acids: Estimations considering worldwide diversity. Am J Clin Nutr 2006, 83: 1483–1493

20 Simopoulos AP: Importance of the omega-6/omega-3 balance in health and disease: Evolutionary aspects of diet. World Rev Nutr Diet 2011, 102:10–21

21 Liou YA et al: Decreasing linoleic acid with constant alpha-linolenic acid in dietary fats increases (n-3) eicosapentaenoic acid in plasma phospholipids in healthy men. J Nutr 2007, 137:945–952

22 Wood KE: The effect of modifying dietary LA and ALA intakes on omega-3 long chain polyunsaturated fatty acid (n-3 LCPUFA) status in human adults: A systematic review and commentary. Prostaglandins Leukot. Essent Fat Acids 2015, 95:47–55

23 Okuyama H: Dietary fatty acids—The N-6/N-3 balance and chronic elderly diseases. Excess linoleic acid and relative N-3 deficiency syndrome seen in Japan. Prog Lipid Res 1996, 35:409–457

24 Grant WB: Trends in diet and Alzheimer's disease during the nutrition transition in Japan and developing countries. J Alzheimers Dis 2014, 38:611–620

25 Kim H et al: Association between maternal intake of n-6 to n-3 fatty acid ratio during pregnancy and infant neurodevelopment at 6 months of age: results of the MOCEH cohort study. Nutr J 2017, www.ncbi.nlm.nih.gov/pubmed/28420388

26 McDougle DR et al: Anti-inflammatory omega-3 endocannabinoid epoxides. Proc Natl Acad Sci USA 2017, 114:6034–6043; Araque A et al: Synaptic functions of endocannabinoid signaling in health and disease. Neuropharmacology 2017, 124:13–24; Murillo-Rodriguez, E et al: The emerging role of the endocannabinoid system in the sleep-wake cycle modulation. Cent Nerv Syst Agents Med Chem 2011, 11:189–196

27 Dennis EA & Norris PC: Eicosanoid storm in infection and inflammation. Nat Rev Immunol 2015, 15:511–523

28 Shinohara M et al: Functional Metabolomics Reveals Novel Active Products in the DHA Metabolome. Front Immunol 2012, www.ncbi.nlm.nih.gov/pubmed/22566962

29 Serhan CN et al: Protectins and maresins: New pro-resolving families of mediators in acute inflammation and resolution bioactive metabolome. Biochim Biophys Acta 2015, 1851:397–413

30 Tokuda H et al: Differential effect of arachidonic acid and docosahexaenoic acid on age-related decreases in hippocampal neurogenesis. Neurosci Res 2014, 88:58–66

31 Thomas MH et al: Dietary arachidonic acid as a risk factor for age-associated neurodegenerative diseases: Potenzial mechanisms. Biochimie. 2016, 130:168–177

32 Asatryan A & Bazan NG: Molecular mechanisms of signaling via the docosanoid neuroprotectin D1 for cellular homeostasis and neuroprotection. J Biol Chem 2017, 292:12390–12397

33 Das UN: Essential fatty acids and their metabolites could function as endogenous HMG-CoA reductase and ACE enzyme inhibitors, anti-arrhythmic, anti-hypertensive, anti-atherosclerotic, anti-inflammatory, cytoprotective, and cardioprotective molecules. Lipids Health Dis 2008, www.ncbi.nlm.nih.gov/pmc/articles/PMC2576273

34 Schuchardt JP & Hahn A: Bioavailability of long-chain omega-3 fatty acids. Prostaglandins Leukot Essent Fatty Acids 2013, 89:1–8

35 www.omegametrix.eu

36 von Schacky C & Harris WS: Cardiovascular benefits of omega-3 fatty acids. Cardiovasc Res 2007, 73:310–315; Harris WS: The omega-3 index as a risk factor for coronary heart disease. Am J Clin Nutr 2008, 87:1997–2002

37 Martínez M & Mougan I: Fatty acid composition of human brain phospholipids during normal development. J Neurochem 1998, 71:2528–2533

38 www.lgl.bayern.de/lebensmittel/warengruppen/wc_13_fette_oele/ue_2007_trans_fettsaeuren.htm

39 Wallace SK & Mozaffarian D: Trans-fatty acids and nonlipid risk factors. Curr Atheroscler Rep 2009; www.ncbi.nlm.nih.gov/pubmed/19852883; Mozaffarian D et al: Health effects of trans-fatty acids: experimental and observational evidence. Eur J Clin Nutr 2009, 63:5–21

40 Sommerfeld M et al: Trans unsaturated fatty acids in natural products and processed foods. Prog Lipid Res 1983, 22:221–233; Pfalzgraf A et al: Gehalte an trans-Fettsäuren in Lebensmitteln. Z Ernährungswiss 1993, 33:24–43

41 November 2014; S.6: www.verbraucherzentrale-niedersachsen.de/sites/default/files/medien/141/dokumente/Lebensmittelinformationsverordnung_VO________.pdf

42 Nehls M: Kopfküche. Das Anti-Alzheimer-Kochbuch: 50 unvergessliche Rezepte gegen Alzheimer & Co. Systemed 2017

43 Zárate J et al: A study of the toxic effect of oxidized sunflower oil containing 4-hydroperoxy-2-nonenal and 4-hydroxy-2-nonenal on cortical TrkA receptor expression in rats. Nutr Neurosci 2009, 12: 249–259; Gwon AR et al: »Oxidative lipid modification of nicastrin enhances amyloidogenic γ-secretase activity in Alzheimer's disease«, Aging Cell 2012: 559–568; Di Domenico F et al: Role of 4-hydroxy-2-nonenal (HNE) in the pathogenesis of Alzheimer disease and other selected age-related neurodegenerative disorders. Free Radic Biol Med 2017, 111:253–261

44 Sinclair HM. The diet of Canadian Eskimos. Proc Nutr Soc 1953, 12:69–82

PANDEMIEN INFOLGE VON AQUATISCHEM OMEGA-3-MANGEL

1 Dobbing J & Sands J: Quantitative growth and development of human brain. Arch Dis Child 1973, 48:757–767

2 Clandinin MT et al: Intrauterine fatty acid accretion rates in human brain: implications for fatty acid requirements. Early Hum Dev 1980, 4:121–129

3 Salem N Jr et al: Arachidonic and docosahexaenoic acids are biosynthesized from their 18-carbon precursors in human infants. Proc Natl Acad Sci USA 1996, 93:49–54

4 Lauritzen L et al: The essentiality of long chain n-3 fatty acids in relation to development and function of the brain and retina. Prog Lipid Res 2001, 40:1–94

5 Innis SM: Dietary omega 3 fatty acids and the developing brain. Brain research 2008, 1237:35–43; Farquharson J et al: Infant cerebral-cortex phospholipid fatty-acid composition and diet. Lancet 1992, 340:810–813; Grantham-McGregor S et al: Developmental potential in the first 5 years for children in developing countries. Lancet 2007, 369:60–70

6 Birch EE et al: Visual acuity and cognitive outcomes at 4 years of age in a double-blind, randomized trial of long-chain polyunsaturated fatty acid-supplemented infant formula. Early Hum Dev 2007, 83:279–284

7 Burdge GC & Wootton SA: Conversion of alpha-linolenic acid to eicosapentaenoic, docosapentaenoic and docosahexaenoic acids in young women. Br J Nutr 2002; 88:411-420; Burdge GC: Eicosapentaenoic and docosapentaenoic acids are the principal products of alpha-linolenic acid metabolism in young men. Br J Nutr 2002;88:355–363

8 Francois CA et al: Supplementing lactating women with flaxseed oil does not increase docosahexaenoic acid in their milk. Am J Clin Nutr 2003, 77:226–733

9 Brenna JT et al: Alpha-Linolenic acid supplementation and conversion to n-3 long-chain polyunsaturated fatty acids in humans. Prostaglandins Leukot Essent Fatty Acids 2009, 80:85–91

10 Cunnane SC et al: Breast-fed infants achieve a higher rate of brain and whole body docosahexaenoate accumulation than formula-fed infants not consuming dietary docosahexaenoate. Lipids 2000, 35:105–111

11 Pittet PG et al: Site differences in the fatty acid composition of subcutaneous adipose tissue of obese women. Br J Nutr 1979, 42:57–61; Malcom GT et al: Fatty acid composition of adipose tissue in humans: differences between subcutaneous sites. Am J Clin Nutr 1989, 50:288–291

12 Singh D et al: Did the perils of abdominal obesity affect depiction of feminine beauty in the sixteenth to eighteenth century British literature? Exploring the health and beauty link. Proc Biol Sci 2007, 274:891–894

13 Storck Lindholm E et al: Different fatty acid pattern in breast milk of obese compared to normal-weight mothers. Prostaglandins Leukot Essent Fatty Acids 2013, 88:211–217

14 Lasseka WD & Gaulin SJC: Waist-hip ratio and cognitive ability: is gluteofemoral fat a privileged store of neurodevelopmental resources? Evolution and Human Behavior 2008, 29:26–34

15 Lassek WD & Gaulin SJ: Changes in body fat distribution in relation to parity in American women: a covert form of maternal depletion. Am J Phys Anthropol 2006, 131:295–302

16 Butovskaya M et al: Waist-to-hip ratio, body-mass index, age and number of children in seven traditional societies. Sci Rep 2017, www.ncbi.nlm.nih.gov/pmc/articles/PMC5431669

17 Bourre JM: Dietary omega-3 fatty acids for women. Biomed Pharmacother 2007, 61:105–112

18 Brenna JT et al: Docosahexaenoic and arachidonic acid concentrations in human breast milk worldwide. Am J Clin Nutr 2007, 85:1457–1464

19 Del Prado M et al: Contribution of dietary and newly formed arachidonic acid to human milk lipids in women eating a low-fat diet. Am J Clin Nutr 2001, 74:242–247

20 Oken E et al: Associations of maternal fish intake during pregnancy and breastfeeding duration with attainment of developmental milestones in early childhood: a study from the Danish National Birth Cohort. The American journal of clinical nutrition. 2008, 88:789–796

21 Helland IB et al: Maternal supplementation with very-long-chain n-3 fatty acids during pregnancy and lactation augments children's IQ at 4 years of age. Pediatrics 2003, 111:39–44

22 Dunstan JA et al: Cognitive assessment of children at age 2(1/2) years after maternal fish oil supplementation in pregnancy: a randomised controlled trial. Arch Dis Child Fetal Neonatal Ed 2008, 93:45–50; Jensen CL et al: Effects of maternal docosahexaenoic acid intake on visual function and neurodevelopment in breastfed term infants. Am J Clin Nutr 2005, 82:125–132

23 Ramakrishnan U et al: Effects of docosahexaenoic acid supplementation during pregnancy on gestational age and size at birth: randomized, double-blind, placebo-controlled trial in Mexico. Food Nutr Bull 2010, 31:108–116

24 Veena SR et al: Association of birthweight and head circumference at birth to cognitive performance in 9-10 year old children in South India: prospective birth cohort study. Pediatr Res 2010, 67: 424–429

25 Boucher O et al: Neurophysiologic and neurobehavioral evidence of beneficial effects of prenatal omega-3 fatty acid intake on memory function at school age. Am J Clin Nutr 2011, 93:1025–1037

26 Cohen JT et al: A quantitative analysis of prenatal intake of n-3 polyunsaturated fatty acids and cognitive development. Am J Prev Med 2005, 29:366–374

27 Helland IB et al: Effect of supplementing pregnant and lactating mothers with n-3 very-long-chain fatty acids on children's IQ and body mass index at 7 years of age. Pediatrics 2008, 122:472–479

28 Lassek WD, Gaulin, SJC: Linoleic and docosahexaenoic acids in human milk have opposite relationships with cognitive test performance in a sample of 28 countries. Prostaglandins Leukot Essent Fatty Acids 2014; 91:195–201

29 Blencowe H et al: Born Too Soon: The global epidemiology of 15 million preterm births. Reprod Health 2013, www.ncbi.nlm.nih.gov/pmc/articles/PMC3828585

30 Baack ML et al: Long-chain polyunsaturated fatty acid levels in US donor human milk: meeting the needs of premature infants? J Perinatol 2012, 32:598–603

31 Baack ML et al: What is the relationship between gestational age and docosahexaenoic acid (DHA) and arachidonic acid (ARA) levels? Prostaglandins Leukot Essent Fat Acids 2015, 100:5–11

32 De Rooy L et al: Extremely preterm infants receiving standard care receive very low levels of arachidonic and docosahexaenoic acids. Clin Nutr 2016; www.ncbi.nlm.nih.gov/pubmed/27756480

33 Henriksen C et al: Improved cognitive development among preterm infants attributable to early supplementation of human milk with docosahexaenoic acid and arachidonic acid. Pediatrics. 2008, 121:1137–1145

34 Davidoff MJ et al: Changes in the gestational age distribution among U.S. singleton births: impact on rates of late preterm birth, 1992 to 2002. Semin Perinatol 2006, 30:8–15

35 Greenberg JA et al: Omega-3 fatty acid supplementation during pregnancy. Rev Obstet Gynecol 2008, 1:162–169; Olsen, S.F., Sorensen JD et al: Randomized controlled trial of effect of fish-oil supplementation on pregnancy duration. Lancet 1992, 339:1003–1007

36 Kar S et al: Effects of omega-3 fatty acids in prevention of early preterm delivery: a systematic review and meta-analysis of randomized studies. Eur J Gynecol Reprod Biol 2016, 198:40–46

37 Sarah R. Murray SR et al: Long term cognitive outcomes of early term (37-38 weeks) and late preterm (34-36 weeks) births: A systematic review. Wellcome Open Res 2017, www.ncbi.nlm.nih.gov/pmc/articles/PMC5721566

38 Shireman TI et al: Docosahexaenoic acid supplementation (DHA) and the return on investment for pregnancy outcomes. Prostaglandins Leukot Essent Fat Acids 2016, 111:8–10

39 Vannucci RC et al: Frontal brain expansion during development using MRI and endocasts: Relation to microcephaly and Homo floresiensis. Anat Rec 2013, 296: 630–637

40 Hill J et al: Similar patterns of cortical expansion during human development and evolution. Proc Natl Acad Sci USA 2010, 107:13135–13140

41 Adaptiert nach: Martínez M & Mougan I: Fatty acid composition of human brain phospholipids during normal development. J Neurochem 1998, 71:2528–2533

42 Hilger K et al: Intelligence is associated with the modular structure of intrinsic brain networks. Sci Rep 2017, www.ncbi.nlm.nih.gov/pmc/articles/PMC5700184

43 Brown TT & Jernigan TL: Brain development during the preschool years. Neuropsychol Rev 2012, 22:313–333

44 Macadam PS & Dettwyler KA: Breastfeeding: Biocultural Perspectives. Transaction Publishers 1995

45 Barkley RA: The executive functions and self-regulation: An evolutionary neuropsychological perspective. Neuropsychol Rev 2001, 11:1–29; Anderson V et al: Attentional skills following traumatic brain injury in childhood: A componential analysis. Brain Inj 1998, 12:937–949

46 Barkley RA: The executive functions and self-regulation: An evolutionary neuropsychological perspective. Neuropsychol Rev 2001, 11:1–29; Steinberg L: Psychological control: Style or substance? New Dir Child Adolesc Dev 2005, 108:71–78

47 Gałecki P & Talarowska M: The Evolutionary Theory of Depression. Med Sci Monit 2017, 23:2267–2274

48 Hart SL et al: Brief report: Newborn behavior differs with decosahexaenoic acid levels in breast milk. J Pediatr Psychol 2006, 31:221–226

49 Mulder KA et al: Omega-3 fatty acid deficiency in infants before birth identified using a randomized trial of maternal DHA supplementation in pregnancy. PLoS One 2014, www.ncbi.nlm.nih.gov/pmc/articles/PMC3888379

50 Colombo J et al: Maternal DHA and the development of attention in infancy and toddlerhood. Child Dev 2004, 75:1254–1267; Jensen CL et al: Effects of early maternal docosahexaenoic acid intake on neuropsychological status and visual acuity at five years of age of breast-fed term infants. J Pediatr 2010, 157:900–905

51 Boucher O et al: Neurophysiologic and neurobehavioral evidence of beneficial effects of prenatal omega-3 fatty acid intake on memory function at school age. Am J Clin Nutr. 2011, 93:1025–1037

52 Hibbeln JR et al: Maternal seafood consumption in pregnancy and neurodevelopmental outcomes in childhood (ALSPAC study): an observational cohort study. Lancet 2007, 369:578–585

53 McNamara RK et al: Docosahexaenoic acid supplementation increases prefrontal cortex activation during sustained attention in healthy boys: A placebo-controlled, dose-ranging, functional magnetic resonance imaging study. Am J Clin Nutr 2010, 91:1060–1067; Boucher O et al: Neurophysiologic and neurobehavioral evidence of beneficial effects of prenatal omega-3 fatty acid intake on memory function at school age. Am J Clin Nutr 2011, 93: 1025–1037; Jackson PA et al: Docosahexaenoic acid-rich fish oil modulates the cerebral hemodynamic response to cognitive tasks in healthy young adults. Biol Psychol 2012, 89:183–190

54 Richardson AJ et al:. Docosahexaenoic acid for reading, cognition and behavior in children aged 7–9 years: A randomized, controlled trial (the DOLAB Study). PLoS One 2012, www.ncbi.nlm.nih.gov/pubmed/22970149

55 Dalton A et al: A randomised control trial in schoolchildren showed improvement in cognitive function after consuming a bread spread, containing

fish flour from a marine source. Prostaglandins Leukot Essent Fatty Acids 2009, 80:143–149

56 Portillo-Reyes V et al: Clinical significance of neuropsychological improvement after supplementation with omega-3 in 8-12 years old malnourished Mexican children: a randomized, double-blind, placebo and treatment clinical trial. Res Dev Disabil 2014, 35:861–870

57 Liu J et al: The mediating role of sleep in the fish consumption - cognitive functioning relationship: a cohort study. Sci Rep 2017, www.ncbi.nlm.nih.gov/pubmed/29269884

58 Pusceddu MM et al: N-3 Polyunsaturated Fatty Acids through the Lifespan: Implication for Psychopathology. Int J Neuropsychopharmacol 2016, www.ncbi.nlm.nih.gov/pmc/articles/PMC5203760

59 Kim SW et al: Relationship between Erythrocyte Fatty Acid Composition and Psycho-pathology in the Vienna Omega-3 Study. PLoS One 2016, www.ncbi.nlm.nih.gov/pmc/articles/PMC4786267

60 Franke B et al: The genetics of attention deficit/hyperactivity disorder in adults, a review. Mol Psychiatry 2012, 17:960–987

61 Asherson P et al: Adult attention-deficit hyperactivity disorder: key conceptual issues. Lancet Psychiatry 2016, 3:568–578

62 Gray C & Climie EA: Children with Attention Deficit/Hyperactivity Disorder and Reading Disability: A Review of the Efficacy of Medication Treatments. Front Psychol 2016, www.ncbi.nlm.nih.gov/pmc/articles/PMC4932103

63 Burleson W: A Review of Co-Morbid Depression in Pediatric ADHD: Etiologies, Phenomenology, and Treatment. J Child Adolesc Psychopharmacol 2008, 18: 565–571

64 Angold A et al: Co-morbidity. J Child Psychol Psychiatry 1999, 40:57–87

65 Xia W et al: Comorbid anxiety and depression in school-aged children with attention deficit hyperactivity disorder (ADHD) and selfreported symptoms of ADHD, anxiety, and depression among parents of school-aged children with and without ADHD. Shanghai Arch Psychiatry 2015, 27:356–367

66 Yang TX et al: Impaired Memory for Instructions in Children with Attention-Deficit Hyperactivity Disorder Is Improved by Action at Presentation and Recall. Front Psychol 2017, www.ncbi.nlm.nih.gov/pmc/articles/PMC5258743

67 Alchanatis M et al: Frontal brain lobe impairment in obstructive sleep apnoea: a proton MR spectroscopy study. Eur Respir J 2004, 24980–986

68 Liu J et al: The mediating role of sleep in the fish consumption - cognitive functioning relationship: a cohort study. Sci Rep 2017, www.ncbi.nlm.nih.gov/pubmed/29269884

69 Hawkey E & Nigg JT: Omega-3 fatty acid and ADHD: blood level analysis and meta-analytic extension of supplementation trials. Clin Psychol Rev 2014, 34:496–505

70 Milte CM et al: Eicosapentaenoic and docosahexaenoic acids, cognition, and behavior in children with attention-deficit/hyperactivity disorder: A randomized controlled trial. Nutrition 2012, 28:670–677

71 Derbyshire E: Do Omega-3/6 Fatty Acids Have a Therapeutic Role in Children and Young People with ADHD? J Lipids 2017, www.ncbi.nlm.nih.gov/pmc/articles/PMC5603098

72 Woo HD et al: Dietary patterns in children with attention deficit/hyperactivity disorder (ADHD). Nutrients 2014, 6:1539–1553

73 Sharif MR et al: The Relationship between Serum Vitamin D Level and Attention Deficit Hyperactivity Disorder. Iran J Child Neurol 2015, 9: 48–53

74 Spikins P: How our autistic ancestors played an important role in human evolution. The Conversation 2017, https://theconversation.com/how-our-autistic-ancestors-played-an-important-role-in-human-evolution-73477

75 Fombonne E: Epidemiology of pervasive developmental disorders. Pediatr Res 2009, 65:591–598

76 van Elst K et al: Food for thought: dietary changes in essential fatty acid ratios and the increase in autism spectrum disorders. Neurosci Biobehav Rev 2014, 45:369–378

77 Chen J et al: Synaptic proteins and receptors defects in autism spectrum disorders. Front Cell Neurosci 2014, www.ncbi.nlm.nih.gov/pmc/articles/PMC4161164

78 James S et al: Omega-3 fatty acids supplementation for autism spectrum disorders (ASD). Cochrane Database Syst Rev 2011, www.ncbi.nlm.nih.gov/pubmed/22071839

79 Meguid NA et al: Role of polyunsaturated fatty acids in the management of Egyptian children with autism. Clin Biochem 2008, 41:1044–1048

80 Kinney DK et al: Relation of schizophrenia prevalence to latitude, climate, fish consumption, infant mortality, and skin color: a role for prenatal vitamin d deficiency and infections? Schizophr Bull 2009, 35:582–595

81 Pawełczyk T et al: Omega-3 fatty acid supplementation may prevent loss of gray matter thickness in the left parieto-occipital cortex in first episode schizophrenia: A secondary outcome analysis of the OFFER randomized controlled study. Schizophr Res 2017, www.ncbi.nlm.nih.gov/pubmed/29079060

82 Mossaheb N et al: Polyunsaturated fatty acids in emerging psychosis. Curr Pharm Des 2012, 18:576–591

83 Amminger GP et al: Long-chain omega-3 fatty acids for indicated prevention of psychotic disorders: a randomized, placebo-controlled trial. Arch Gen Psychiatry 2010, 67:146–154

84 Amminger GP et al: Longer-term outcome in the prevention of psychotic disorders by the Vienna omega-3 study. Nature Communications 2015, www.nature.com/articles/ncomms8934.pdf

85 Hensch TK: Critical period plasticity in local cortical circuits. Nat Rev Neurosci 2005, 6:877–888; Arain M et al: Maturation of the adolescent brain. Neuropsychiatr Dis Treat. 2013, 9:449–461

86 Patrick RP & Ames BN: Vitamin D and the omega-3 fatty acids control serotonin synthesis and action, part 2: relevance for ADHD, bipolar disorder, schizophrenia, and impulsive behavior. FASEB J 2015, 29:2207–2222

87 Gałecki P & Talarowska M: The Evolutionary Theory of Depression. Med Sci Monit 2017, 23:2267–2274; Snyder JS et al: Adult hippocampal neurogenesis buffers stress responses and depressive behaviour. Nature 2011, 476:458–461; Hill AS et al: Increasing Adult Hippocampal Neurogenesis is Sufficient to Reduce Anxiety and Depression-Like Behaviors. Neuropsychopharmacology 2015, 40:2368–2378

88 Spalding KL et al: Dynamics of hippocampal neurogenesis in adult humans. Cell 2013, 153:1219–1227

89 Ryu JR et al: Control of adult neurogenesis by programmed cell death in the mammalian brain. Mol Brain 2016, www.ncbi.nlm.nih.gov/pmc/articles/PMC4839132; Lin YT et al: Oxytocin stimulates hippocampal neurogenesis via oxytocin receptor expressed in CA3 pyramidal neurons. Nat Commun 2017, www.ncbi.nlm.nih.gov/pmc/articles/PMC5599651; Su K-P et al: Omega-3 Polyunsaturated Fatty Acids

90 in Prevention of Mood and Anxiety Disorders. Clin Psychopharmacol Neurosci 2015, 13:129–137

91 Golding J et al: High levels of depressive symptoms in pregnancy with low omega-3 fatty acid intake from fish. Epidemiology 2009, 20:598–603

92 Markhus MW et al: Low omega-3 index in pregnancy is a possible biological risk factor for postpartum depression. PLoS One 2013, www.ncbi.nlm.nih.gov/pmc/articles/PMC3701051

93 Monk C: Stress and mood disorders during pregnancy: Implications for child development. Psychiatr Quarterly 2001, 72:347–357

94 Coletta JM et al: Omega-3 Fatty Acids and Pregnancy. Rev Obstet Gynecol 2010, 3: 163–171

95 Kaviani M et al: The Effect of Omega-3 Fatty Acid Supplementation on Maternal Depression during Pregnancy: A Double Blind Randomized Controlled Clinical Trial. Int J Community Based Nurs Midwifery 2014, 2:142–147; Makrides M et al: Effect of DHA supplementation during pregnancy on

maternal depression and neurodevelopment of young children: a randomized controlled trial. JAMA 2010, 304:1675–1683; Su KP et al: Omega-3 fatty acids for major depressive disorder during pregnancy: results from a randomized, double-blind, placebo-controlled trial. J Clin Psychiatry 2008, 69:644–651

96 Hibbeln JR et al: Fish consumption and major depression. Lancet 1998, 351:1213

97 Nemets H et al: Omega-3 treatment of childhood depression: A controlled, double-blind pilot study. Am J Psychiatry 2006, 163:1098–1100

98 Nehls M: Unified theory of Alzheimer's disease (UTAD): implications for prevention and curative therapy. J Mol Psychiatry 2016, www.ncbi.nlm.nih.gov/pmc/articles/PMC4947325

99 Stonehouse W: Does Consumption of LC Omega-3 PUFA Enhance Cognitive Performance in Healthy School-Aged Children and throughout Adulthood? Evidence from Clinical Trials. Nutrients 2014, 6: 2730–2758; Bhatia HS et al: Omega-3 fatty acid deficiency during brain maturation reduces neuronal and behavioral plasticity in adulthood. PLoS One 2011, www.ncbi.nlm.nih.gov/pmc/articles/PMC3233581

100 Klein RG et al: Clinical and functional outcome of childhood attention-deficit/hyperactivity disorder 33 years later. Arch Gen Psychiatry 2012, 69:1295–1303

101 Gottfredson LS & Deary IJ: Intelligence Predicts Health and Longevity, but Why? Curr Dir Psychol 2004, 13:1–4

102 Morrison F & Cosden M: Risk, resilience, and adjustment of individuals with learning disabilities. Learn Disabil Q 1997, 20:43–60

103 Armbruster B et al: Putting Reading First. In The Research Building Blocks for Teaching Children to Read: Kindergarten through Grade 3, 3rd ed.; Adler, R., Ed.; Diane Publishing Co.: Darby, PA, USA, 2010

104 Snow C et al: Preventing Reading Difficulties in Young Children. National Academies Press: Washington, DC, USA, 1998

105 Nehls M: Unified theory of Alzheimer's disease (UTAD): implications for prevention and curative therapy. J Mol Psychiatry 2016, www.ncbi.nlm.nih.gov/pmc/articles/PMC4947325

106 Conquer JA et al: Fatty acid analysis of blood plasma of patients with Alzheimer's disease, other types of dementia, and cognitive impairment. Lipids 2000, 35:1305–1312; Lin PY et al: A meta-analytic review of polyunsaturated fatty acid compositions in dementia. J Clin Psychiatry 2012, 73:1245–1254; Schaefer et al:
Plasma phosphatidylcholine docosahexaenoic acid content and risk of dementia and Alzheimer disease: the Framingham Heart Study. Arch Neurol 2006, 63:1545–1550

107 Eriksdotter M et al: Plasma Fatty Acid Profiles in Relation to Cognition and Gender in Alzheimer's Disease Patients During Oral Omega-3 Fatty Acid Supplementation: The OmegAD Study. J Alzheimers Dis 2015, 48:805–812; Famenini S et al: Increased intermediate M1-M2 macrophage polarization and improved cognition in mild cognitive impairment patients on ω-3 supplementation. FASEB J 2017, 31:148–160; Yurko-Mauro K et al: Docosahexaenoic acid and adult memory: a systematic review and meta-analysis. PLoS ONE 2015, www.ncbi.nlm.nih.gov/pmc/articles/PMC4364972
108 Belkouch M et al: The pleiotropic effects of omega-3 docosahexaenoic acid on the hallmarks of Alzheimer's disease. J Nutr Biochem 2016, 38:1–11; Asatryan A & Bazan NG: Molecular mechanisms of signaling via the docosanoid neuroprotectin D1 for cellular homeostasis and neuroprotection. J Biol Chem 2017, 292:12390–12397
109 Zhao Y et al: Docosahexaenoic acid-derived neuroprotectin D1 induces neuronal survival via secretase- and PPARγ-mediated mechanisms in Alzheimer's disease models. PLoS One 2011, www.ncbi.nlm.nih.gov/pmc/articles/PMC3016440
110 Bazan NG: The docosanoid neuroprotectin D1 induces homeostatic regulation of neuroinflammation and cell survival. Prostaglandins Leukot Essent Fatty Acids 2013, 88:127–179
111 Yassine HN et al: Association of Serum Docosahexaenoic Acid With Cerebral Amyloidosis. JAMA Neurol 2016, 73:1208–1216
112 Agrawal R & Gomez-Pinilla F: Metabolic syndrome in the brain: deficiency in omega-3 fatty acid exacerbates dysfunctions in insulin receptor signalling and cognition. J Physiol 2012, 590:2485–2499
113 Nehls M: Die Alzheimer-Lüge – Die Wahrheit über eine vermeidbare Krankheit. Heyne 2014
114 Nehls M: Alzheimer ist heilbar – Rechtzeitig zurück in ein gesundes Leben. Heyne 2015; Nehls M: Die Formel gegen Alzheimer. Heyne 2018; Braszus M: Therapien gegen das große Vergessen. Was hilft bei Alzheimer? SWR2 21.9.2017, www.swr.de/swr2/programm/sendungen/wissen/alzheimer-stand/-/id=660374/did=17944114/nid=660374/4hadoa/index.html
115 Maiti P et al: Current understanding of the molecular mechanisms in Parkinson's disease: Targets for potential treatments. Transl Neurodegener 2017, www.ncbi.nlm.nih.gov/pmc/articles/PMC5655877
116 Bridi JC & Hirth F: Mechanisms of α-Synuclein Induced Synaptopathy in Parkinson's Disease. Front Neurosci. 2018, www.ncbi.nlm.nih.gov/pmc/articles/PMC5825910
117 Seidl SE et al: The emerging role of nutrition in Parkinson's disease. Front Aging Neurosci 2014, www.ncbi.nlm.nih.gov/pmc/articles/PMC3945400

118 Romano A et al: Linking lipid peroxidation and neuropsychiatric disorders: focus on 4-hydroxy-2-nonenal. Free Radic Biol Med 2017, 111:281–293

119 Mischley LK et al: Role of Diet and Nutritional Supplements in Parkinson's Disease Progression. Oxid Med Cell Longev 2017, www.ncbi.nlm.nih.gov/pmc/articles/PMC5610862 nih.gov/pmc/articles/PMC5610862www.ncbi.nlm.nih.gov/pmc/articles/PMC5610862

120 Fabelo N et al: Severe alterations in lipid composition of frontal cortex lipid rafts from Parkinson's disease and incidental Parkinson's disease. Mol Med 2011, 17:1107–1118

121 Mischley LK et al: Role of Diet and Nutritional Supplements in Parkinson's Disease Progression. Oxid Med Cell Longev 2017, www.ncbi.nlm.nih.gov/pmc/articles/PMC5610862 nih.gov/pmc/articles/PMC5610862www.ncbi.nlm.nih.gov/pmc/articles/PMC5610862

122 Michael-Titus AT & Priestley JV: Omega-3 fatty acids and traumatic neurological injury: from neuroprotection to neuroplasticity? Trends Neurosci 2014, 37:30–38; Chen X et al: Omega-3 polyunsaturated fatty acid supplementation attenuates microglial-induced inflammation by inhibiting the HMGB1/TLR4/NF-κB pathway following experimental traumatic brain injury. J Neuroinflammation 2017, www.ncbi.nlm.nih.gov/pmc/articles/PMC5525354

123 Haar CV et al: Vitamins and nutrients as primary treatments in experimental brain injury: Clinical implications for nutraceutical therapies. Brain Res 2016, 1640:114–129

124 Bang HO et al: The composition of the Eskimo food in north western Greenland. Am J Clin Nutr 1980, 33:2657–2661

125 Sinclair HM: Deficiency of essential fatty acids and atherosclerosis, etcetera. Lancet 1956, 270:381–383

126 Sinclair HM: Advantages and disadvantages of an Eskimo diet. Drugs Affecting Lipid Metabolism. Amsterdam: Elsevier/North-Holland Biomedical Press 1980, 363–370

127 Kromhout D et al: Fish oil and omega-3 fatty acids in cardiovascular disease: do they really work? Eur Heart J 2012, 33: 436–443

128 Ander BP et al.: Polyunsaturated fatty acids and their effects on cardiovascular disease. Exp Clin Cardiol 2003, 8: 164–172

129 Capó X et al: Resolvins as proresolving inflammatory mediators in cardiovascular disease. Eur J Med Chem 2017, www.ncbi.nlm.nih.gov/pubmed/28732558; Fredman G & Tabas I: Boosting Inflammation Resolution in Atherosclerosis: The Next Frontier for Therapy. Am J Pathol 2017, 187:1211–1221

130 Harris WS: The omega-3 index as a risk factor for coronary heart disease. Am J Clin Nutr.2008, 87:1997–2002; von Schacky C: Omega -3 Index and Cardiovascular Health. Nutrients 2014, 6: 799–814

131 Calzolari I et al: Polyunsaturated fatty acids and cardiovascular disease. Curr Pharm Des 2009, 15:4094–4102; Fuhrmann W: Reduktion des plötzlichen Herztodes durch Omega-3-Fettsäuren in der Sekundärprävention des Myokardinfarktes. Austrian Journal of Cardiology 2003, 10: 504–508
132 Micha R et al: Mozaffarian, D. Association Between Dietary Factors and Mortality From Heart Disease, Stroke, and Type 2 Diabetes in the United States. JAMA 2017, 317:912–924
133 Rommelfanger J: Fischöl floppt erneut in der kardiovaskulären Risikoprävention. Medscape 17.3.2013, https://deutsch.medscape.com/artikel/4901083
134 Saber H et al: Omega-3 Fatty Acids and Incident Ischemic Stroke and Its Atherothrombotic and Cardioembolic Subtypes in 3 US Cohorts. Stroke 2017, 48:2678–2685
135 Kuszewski JC et al: Effects of Long-Chain Omega-3 Polyunsaturated Fatty Acids on Endothelial Vasodilator Function and Cognition-Are They Interrelated? Nutrients 2017, www.ncbi.nlm.nih.gov/pmc/articles/PMC5452217
136 Mozaffarian D & Wu JH: (n-3) fatty acids and cardiovascular health: are effects of EPA and DHA shared or complementary? J Nutr 2012, 142:614–625
137 GBD 2015 Obesity Collaborators et al: Health Effects of Overweight and Obesity in 195 Countries over 25 Years. N Engl J Med 2017, 377:13–27
138 Rommelfanger J: Dicke Welt: Die Zahl der Übergewichtigen hat sich – auch in vielen Entwicklungsländern – in 35 Jahren verdoppelt. Medscape 13.7.2017, https://deutsch.medscape.com/artikelansicht/4906184
139 Simopoulos AP: An Increase in the Omega-6/Omega-3 Fatty Acid Ratio Increases the Risk for Obesity. Nutrients 2016, www.ncbi.nlm.nih.gov/pmc/articles/PMC4808858
140 Amri EZ et al: Fatty acids as signal transducing molecules: Involvement in the differentiation of preadipose to adipose cells. J Lipid Res 1994, 35:930–937
141 Mennitti LV et al: Type of fatty acids in maternal diets during pregnancy and/or lactation and metabolic consequences of the offspring. J Nutr Biochem 2015, 26:99–111
142 Rudolph MC et al: Early infant adipose deposition is positively associated with the n-6 to n-3 fatty acid ratio in human milk independent of maternal BMI. Int J Obes 2017, 41:510–517
143 Parra D et al: A diet rich in long chain omega-3 fatty acids modulates satiety in overweight and obese volunteers during weight loss. Appetite 2008, 51:676–680
144 Wang L et al: A prospective study of erythrocyte polyunsaturated fatty acid, weight gain, and risk of becoming overweight or obese in middle-aged and older women. Eur J Nutr 2015, www.ncbi.nlm.nih.gov/pmc/articles/

PMC4587992; Thorsdottir I et al: Randomized trial of weight-loss-diets for young adults varying in fish and fish oil content. Int J Obes 2007, 31:1560–1566; Parra D et al: A diet rich in long chain omega-3 fatty acids modulates satiety in overweight and obese volunteers during weight loss. Appetite 2008, 51:676–680; Krebs JD., Browning LM et al: Additive benefits of long-chain n-3 polyunsaturated fatty acids and weight-loss in the management of cardiovascular disease risk in overweight hyperinsulinaemic women. Int J Obes 2006, 30:1535–1544; Kunesova M et al: The influence of n-3 polyunsaturated fatty acids and very low calorie diet during a short-term weight reducing regimen on weight loss and serum fatty acid composition in severely obese women. Physiol Res 2006, 55:63–72

145 Simopoulos AP & DiNicolantonio JJ: The importance of a balanced ω-6 to ω-3 ratio in the prevention and management of obesity. Open Heart 2016, www.ncbi.nlm.nih.gov/pmc/articles/PMC5093368

146 Knapton S: Obese three-year-old becomes youngest child diagnosed with Type 2 diabetes. The Telegraph 17.11.2015, www.telegraph.co.uk/news/health/news/11869249/Obese-three-year-old-becomes-youngest-child-diagnosed-with-Type-2-diabetes.html

147 In Deutschland wächst die Zahl der Patienten mit Diabetes mellitus. Versorgungsatlas 23.2.2017, www.versorgungsatlas.de/fileadmin/pdf/VA_Newsletter_Nr1-2017_Diabetes_Web.pdf

148 Fricke A: Jeder sechste Todesfall in Deutschland durch Diabetes. Ärzte Zeitung 17.2.2017, www.aerztezeitung.de/medizin/krankheiten/diabetes/article/929875/neue-untersuchung-jeder-sechste-todesfall-durch-diabetes.html

149 Steven S et al: Very Low-Calorie Diet and 6 Months of Weight Stability in Type 2 Diabetes: Pathophysiological Changes in Responders and Nonresponders. Diabetes Care 2016, 39:808–815

150 Albert BB et al: Higher omega-3 index is associated with increased insulin sensitivity and more favourable metabolic profile in middle-aged overweight men. Sci Rep 2014, www.ncbi.nlm.nih.gov/pmc/articles/PMC5381193

151 Jacobo-Cejudo MG et al: Effect of n-3 Polyunsaturated Fatty Acid Supplementation on Metabolic and Inflammatory Biomarkers in Type 2 Diabetes Mellitus Patients. Nutrients 2017, www.ncbi.nlm.nih.gov/pmc/articles/PMC5490552

152 Derosa G et al: Effects of n-3 pufas on fasting plasma glucose and insulin resistance in patients with impaired fasting glucose or impaired glucose tolerance. Biofactors 2016, 42:316–322

153 Sala-Vila A et al: Dietary Marine ω-3 Fatty Acids and Incident Sight-Threatening Retinopathy in Middle-Aged and Older Individuals With Type 2 Diabetes: Prospective Investigation From the PREDIMED Trial. JAMA Ophthalmol 2016, 134:1142–1149

154 Rook GA: Hygiene hypothesis and autoimmune diseases. Clin Rev Allergy Immunol 2012, 42:5–15
155 Okada H et al: The 'hygiene hypothesis' for autoimmune and allergic diseases: an update. Clin Exp Immunol 2010, 160:1–9
156 Flint HJ et al: The impact of nutrition on intestinal bacterial communities. Curr Opin Microbiol 2017, 38:59–65
157 Han M et al: Dietary Fiber Gap and Host Gut Microbiota. Protein Pept Lett 2017, 24:388–396
158 Markle JG et al: Sex differences in the gut microbiome drive hormone-dependent regulation of autoimmunity. Science 2013, 339:1084–1088; Thion MS et al: Microbiome Influences Prenatal and Adult Microglia in a Sex-Specific Manner. Cell 2018, 172:500–516
159 Costantini L et al: Impact of Omega-3 Fatty Acids on the Gut Microbiota. Int J Mol Sci 2017, www.ncbi.nlm.nih.gov/pmc/articles/PMC5751248
160 Menni C et al: Omega-3 fatty acids correlate with gut microbiome diversity and production of N-carbamylglutamate in middle aged and elderly women. Sci Rep 2017, www.ncbi.nlm.nih.gov/pmc/articles/PMC5593975
161 Niinistö S et al: Fatty acid status in infancy is associated with the risk of type 1 diabetes-associated autoimmunity. Diabetologia 2017, 60:1223–1233
162 Lamb M et al: The effect of childhood cow's milk intake and HLA-DR genotype on risk of islet autoimmunity and type 1 diabetes: The Diabetes Autoimmunity Study in the Young. Pediatr Diabetes 2015, 16: 31–33; Chia JSJ et al: A1 beta-casein milk protein and other environmental pre-disposing factors for type 1 diabetes. Nutr Diabetes 2017, www.ncbi.nlm.nih.gov/pmc/articles/PMC5518798
163 Fitzgerald KC et al: Diet quality is associated with disability and symptom severity in multiple sclerosis. Neurology 2018, 90:1–11
164 persönliche Kommunikation
165 Prietl B et al: Vitamin D and Immune Function. Nutrients 2013, 5: 2502–2521; Munger KL et al: 25-Hydroxyvitamin D deficiency and risk of MS among women in the Finnish Maternity Cohort. Neurology 2017 89:1578–1583
166 Simopoulos AP: Omega-3 fatty acids in inflammation and autoimmune diseases. J Am Coll Nutr 2002, 21:495–505
167 Rajaei E et al: The Effect of Omega-3 Fatty Acids in Patients With Active Rheumatoid Arthritis Receiving DMARDs Therapy: Double-Blind Randomized Controlled Trial. Glob J Health Sci 2016, 8: 18–25
168 Thomsen SF: Epidemiology and natural history of atopic diseases. Eur Clin Respir J 2015, www.ncbi.nlm.nih.gov/pmc/articles/PMC4629767
169 Furuhjelm C et al: Allergic disease in infants up to 2 years of age in relation to plasma omega-3 fatty acids and maternal fish oil supplementation in

pregnancy and lactation. Pediatr Allergy Immunol 2011, 22:505–514; Bisgaard H et al: Fish Oil-Derived Fatty Acids in Pregnancy and Wheeze and Asthma in Offspring. N Engl J Med 2016, 375:2530–2539

170 Warstedt K et al: High levels of omega-3 fatty acids in milk from omega-3 fatty acid-supplemented mothers are related to less immunoglobulin E-associated disease in infancy. Acta Paediatr 2016, 105:1337–1347

171 Bhanegaonkar A et al: Economic Burden of Atopic Dermatitis in High-Risk Infants Receiving Cow's Milk or Partially Hydrolyzed 100% Whey-Based Formula. J Pediatr 2015, 166:1145–1151

172 D'Vaz N et al: Fish oil supplementation in early infancy modulates developing infant immune responses. Clin Exp Allergy 2012, 42:1206–1216

173 Hansen S et al: Fish oil supplementation during pregnancy and allergic respiratory disease in the adult offspring. J Allergy Clin Immunol 2017, 139:104–111

174 Serhan CN et al: The resolution code of acute inflammation: Novel pro-resolving lipid mediators in resolution. Semin Immunol 2015, 27:200–215; Calder PC: Marine omega-3 fatty acids and inflammatory processes: effects, mechanisms and clinical relevance. Biochim Biophys Acta 2015;1851:469–484; Kunisawa J et al: Dietary ω3 fatty acid exerts anti-allergic effect through the conversion to 17,18-epoxyeicosatetraenoic acid in the gut. Sci Rep 2015, www.ncbi.nlm.nih.gov/pmc/articles/PMC446425

175 Ramsden CE: Breathing Easier with Fish Oil - A New Approach to Preventing Asthma? N Engl J Med 2016, 375:2596–2598

176 Maroon JC & Bost JW: Omega-3 fatty acids (fish oil) as an anti-inflammatory: an alternative to nonsteroidal anti-inflammatory drugs for discogenic pain. Surg Neurol 2006, 65:326–331

177 Cancer. WHO February 2018, www.who.int/mediacentre/factsheets/fs297/en/

178 Jing K et al: Omega-3 polyunsaturated fatty acids and cancer. Anticancer Agents Med Chem 2013, 13:1162–1177

179 Hunter P: The inflammation theory of disease. The growing realization that chronic inflammation is crucial in many diseases opens new avenues for treatment. EMBO Rep 2012, 13: 968–970

180 Patterson WL 3rd & Georgel PT: Breaking the cycle: the role of omega-3 polyunsaturated fatty acids in inflammation-driven cancers. Biochem Cell Biol 2014, 92:321–328; Zhang Q et al: Resolution of Cancer-Promoting Inflammation: A New Approach for Anticancer Therapy. Front Immunol 2017, www.ncbi.nlm.nih.gov/pmc/articles/PMC5288347

181 Huerta-Yépez S et al: Role of diets rich in omega-3 and omega-6 in the development of cancer. Bol Med Hosp Infant Mex 2016, 73:446–456

182 Rather IA et al: The Sources of Chemical Contaminants in Food and Their Health Implications. Front Pharmacol 2017, www.ncbi.nlm.nih.gov/pmc/articles/PMC5699236

183 Ghorbanihaghjo A et al: Protective effect of fish oil supplementation on DNA damage induced by cigarette smoking. J Health Popul Nutr 201, 31:343–349
184 Gallagher RP et al: Plasma levels of polychlorinated biphenyls and risk of cutaneous malignant melanoma: a preliminary study. Int J Cancer 2011, 128:1872–1880
185 Donat-Vargas C et al: Dietary polychlorinated biphenyls, long-chain n-3 polyunsaturated fatty acids and incidence of malignant melanoma. Eur J Cancer 2017, 72:137–143
186 Bishop KS et al: An investigation into the association between DNA damage and dietary fatty acid in men with prostate cancer. Nutrients 2015, 7:405–422
187 Torfadottir JE et al: Milk intake in early life and risk of advanced prostate cancer. Am J Epidemiol 2012, 175:144–153; Bouvard V et al: Carcinogenicity of consumption of red and processed meat Lancet Oncol 2015, 16:1599–1600
188 Bernstein C et al: Chapter 16: DNA Damage, DNA Repair and Cancer. New Research Directions in DNA Repair, ISBN 978-953-51-1114-6 2013, www.intechopen.com/books/new-research-directions-in-dna-repair/dna-damage-dna-repair-and-cancer
189 Monzavi-Karbassi B et al: Tumor-Associated Glycans and Immune Surveillance. Vaccines 2013, 1:174–203
190 Liang P et al: Effect of Dietary Omega-3 Fatty Acids on Tumor-Associated Macrophages and Prostate Cancer Progression. Prostate 2016, 76:1293–1302; Pahl J & Cerwenka A: Tricking the balance: NK cells in anti-cancer immunity. Immunobiology 2017, 222:11–20
191 Newell M et al: A Critical Review on the Effect of Docosahexaenoic Acid (DHA) on Cancer Cell Cycle Progression. Int J Mol Sci 2017, www.ncbi.nlm.nih.gov/pmc/articles/PMC5578173
192 Abdi J et al: Omega-3 fatty acids, EPA and DHA induce apoptosis and enhance drug sensitivity in multiple myeloma cells but not in normal peripheral mononuclear cells. J Nutr Biochem 2014, 25:1254–1262
193 Song EA & Kim H: Docosahexaenoic Acid Induces Oxidative DNA Damage and Apoptosis, and Enhances the Chemosensitivity of Cancer Cells. Int J Mol Sci 2016, www.ncbi.nlm.nih.gov/pmc/articles/PMC5000655
194 Jing K et al: Omega-3 polyunsaturated fatty acids and cancer. Anticancer Agents Med Chem 2013, 13:1162–1177
195 Kang JX & Liu A: The role of the tissue omega-6/omega-3 fatty acid ratio in regulating tumor angiogenesis. Cancer Metastasis Rev 2013, 32:201–210
196 Zanoaga O et al: Implications of dietary ω-3 and ω-6 polyunsaturated fatty acids in breast cancer. Exp Ther Med 2018, 15:1167–1176

197 Yang B at el: Ratio of n-3/n-6 PUFAs and risk of breast cancer: a meta-analysis of 274135 adult females from 11 independent prospective studies. BMC Cancer 2014, www.ncbi.nlm.nih.gov/pmc/articles/PMC4016587

198 Lavado-García J et al: Long-chain omega-3 polyunsaturated fatty acid dietary intake is positively associated with bone mineral density in normal and osteopenic Spanish women. PLoS One 2018, www.ncbi.nlm.nih.gov/pmc/articles/PMC5755813

199 Kelly OJ et al: Long-chain polyunsaturated fatty acids may mutually benefit both obesity and osteoporosis. Nutr Res 2013, 33:521–533

200 Reginster JY & Burlet N: Osteoporosis: a still increasing prevalence. Bone 2006, 38:4–9

201 Leboime A et al: Osteoporosis and mortality. Joint Bone Spine 2010, 77:107–112

202 Tachtsis B et al: Potenzial Roles of n-3 PUFAs during Skeletal Muscle Growth and Regeneration. Nutrients 2018, www.ncbi.nlm.nih.gov/pmc/articles/PMC5872727

203 Lalia AZ et al: Influence of omega-3 fatty acids on skeletal muscle protein metabolism and mitochondrial bioenergetics in older adults. Aging 2017, 9:1096–1129

204 Jouris KB et al: The Effect of Omega-3 Fatty Acid Supplementation on the Inflammatory Response to eccentric strength exercise. J Sports Sci Med 2011, 10:432–438

BEDROHUNG DER WELTGESUNDHEIT

1 Grantham-McGregor S et al: Developmental potential in the first 5 years for children in developing countries. Lancet 2007, 369:60–70

2 WHO: Micronutrient deficiency (accessed 24.01.2018), w.who.int/nutrition/topics/vad/en/

3 FAO: Global Trends and Future Challenges for the Work of the Organization. In: 69th Session of the Committee on Commodity Problems 2012, http://fao.org/docrep/meeting/025/md883E.pdf

4 Mashavave G et al: Dried blood spot omega-3 and omega-6 long chain polyunsaturated fatty acid levels in 7-9 year old Zimbabwean children: a cross sectional study. BMC Clin Pathol 2016, www.ncbi.nlm.nih.gov/pmc/articles/PMC4974798

5 Barbarich BN et al: Polyunsaturated fatty acids and anthropometric indices of children in rural China Eur J Clin Nutr 2006, 60:1100–1107; Yakes EA et al. Intakes and breast-milk concentrations of essential fatty acids are low among Bangladeshi women with 24–48-month-old children. Br J Nutr 2011, 105:1660–1670

6 Michaelsen KF et al: Food sources and intake of n-6 and n-3 fatty acids in low-income countries with emphasis on infants, young children (6–24 months), and pregnant and lactating women. Mater. Child Nutr 2011, 7:124–140

7 Cordain L et al: Origins and evolution of the Western diet: health implications for the 21st century. Am J Clin Nutr 2005, 81:341–354

8 Conzade R et al: Prevalence and Predictors of Subclinical Micronutrient Deficiency in German Older Adults: Results from the Population-Based KORA-Age Study. Nutrients 2017, www.ncbi.nlm.nih.gov/pmc/articles/PMC5748727

9 Rabenberg M et al: Vitamin D status among adults in Germany – results from the German Health Interview and Examination Survey for Adults (DEGS1). BMC Public Health 2015, www.ncbi.nlm.nih.gov/pmc/articles/PMC4499202

10 https://ods.od.nih.gov/factsheets/VitaminD-HealthProfessional/; www.dge.de/wissenschaft/referenzwerte/vitamin-d/

11 Nehls M: Alzheimer ist heilbar – Rechtzeitig zurück in ein gesundes Leben. Heyne 2017, S.224–225

12 Bewegung und Omega-3-Fette helfen Hirn kaum. Ärzte Zeitung online 31.08.2015, www.aerztezeitung.de/medizin/krankheiten/demenz/article/892873/demenz-bewegung-omega-3-fette-helfen-hirn-kaum.html

13 Sydenham et al: Omega 3 fatty acid for the prevention of cognitive decline and dementia. Cochrane Database Syst Rev. 2012, www.ncbi.nlm.nih.gov/pubmed/22696350

14 Tao L: Oxidation of Polyunsaturated Fatty Acids and its Impact on Food Quality and Human Health. Advances in Food Technology and Nutritional Sciences 2015, https://openventio.org/Volume1-Issue6/Oxidation-of-Polyunsaturated-Fatty-Acids-and-its-Impact-on-Food-Quality-and-Human-Health-AFTNSOJ-1-123.pdf

15 Albert BB et al: Fish oil supplements in New Zealand are highly oxidised and do not meet label content of n-3 PUFA. Sci Rep 2015, www.ncbi.nlm.nih.gov/pmc/articles/PMC4300506; Albert T et al: Omega-3 fish oil products and responding to a flawed research study. 2015, www.nutraingredients-usa.com/Research/Omega-3-fish-oil-products-and-responding-to-a-flawed-research-study

16 Kitson AP et al: Pan-frying salmon in an eicosapentaenoic acid (EPA) and docosahexaenoic acid (DHA) enriched margarine prevents EPA and DHA loss. Food Chemistry 2009, 114: 927–932

17 Halvorsen BL & Blomhoff R: Determination of lipid oxidation products in vegetable oils and marine omega-3 supplements. Food Nutr Res 2011, www.ncbi.nlm.nih.gov/pmc/articles/PMC3118035

18 Patterson AC et al: The percentage of DHA in erythrocytes can detect non-adherence to advice to increase EPA and DHA intakes. Br J Nutr 2014, 111:270–278;

19 Eckert N: Omega-3-Fettsäuren schützen laut Metaanalyse doch nicht das Herz von Hochrisikopatienten – Experten sind skeptisch. 2018, https://deutsch.medscape.com/artikelansicht/4906739

20 Modifiziert nach: Radcliffe JE et al: Controversies in omega-3 efficacy and novel concepts for application. J Nutr & Intermediary Metab 2016, www.sciencedirect.com/science/article/pii/S2352385916300020

21 Superko HR et al: Omega-3 fatty acid blood levels: clinical significance and controversy. Circulation 2013, 128:2154–2161

22 Ameur A et al: Genetic adaptation of fatty-acid metabolism: a human-specific haplotype increasing the biosynthesis of long-chain omega-3 and omega-6 fatty acids. Am J Hum Genet 2012, 90:809–820

23 Block RC et al: Determinants of blood cell omega-3 fatty acid content. Open Biomark J 2008, 1:1–6

24 Rizos EC et al: Association between omega-3 fatty acid supplementation and risk of major cardiovascular disease events: a systematic review and meta-analysis. JAMA 2012, 308:1024–1033

25 Itakura H et al: Relationships between plasma fatty acid composition and coronary artery disease. J Atheroscler Thromb 2011, 18:99–107

26 EFSA Panel on Dietetic Products, Nutrition and Allergies (NDA); Scientific Opinion on the substantiation of health claims related to EPA, DHA, DPA and maintenance of normal blood pressure (ID 502), maintenance of normal HDL-cholesterol concentrations (ID 515), maintenance of normal (fasting) blood concentrations of triglycerides (ID 517), maintenance of normal LDL-cholesterol concentrations (ID 528, 698) and maintenance of joints (ID 503, 505, 507, 511, 518, 524, 526, 535, 537) pursuant to Article 13(1) of Regulation (EC) No 1924/2006 on request from the European Commission. EFSA Journal 2009, www.efsa.europa.eu/de/efsajournal/pub/1263

27 Koletzko B et al: The roles of long-chain polyunsaturated fatty acids in pregnancy, lactation and infancy: Review of current knowledge and consensus recommendations. J Perinat Med 2008, 36:5–14; European Food Safety Authority Scientific opinion on dietary reference values for fats, including saturated fatty acids, polyunsaturated fatty acids, monounsaturated fatty acids, trans fatty acids, and cholesterol. EFSA J 2010, http://onlinelibrary.wiley.com/doi/10.2903/j.efsa.2010.1461/epdf

28 Dietary Guidelines for Americans. Washington, DC: U.S. Government Printing Office 2010, https://health.gov/dietaryguidelines/dga2010/dietaryguidelines2010.pdf

29 EFSA bewertet Sicherheit langkettiger Omega-3-Fettsäuren 2012, http://onlinelibrary.wiley.com/doi/10.2903/j.efsa.2012.2815/epdf

30 Coletta JM et al: Omega-3 Fatty acids and pregnancy. Rev Obstet Gynecol 2010, 3:163–171; US Food and Drug Administration Web site, 2010, What

you need to know about mercury in fish and shellfish. www.fda.gov/food/foodsafety/product-specificinformation/seafood/foodbornepathogenscontaminants/methylmercury/ucm115662.htm

31 Frithsen I &Goodnight W: Awareness and implications of fish consumption advisories in a women's health setting. J Reprod Med 2009, 54:267–272; Bloomingdale A et al: A qualitative study of fish consumption during pregnancy. Am J Clin Nutr 2010, 92:1234–1240; Coletta JM et al: Omega-3 Fatty acids and pregnancy. Rev Obstet Gynecol 2010, 3:163–171

32 www.heart.org/HEARTORG/HealthyLiving/HealthyEating/HealthyDietGoals/Fish-and-Omega-3-Fatty-Acids_UCM_303248_Article.jsp#.Wmb8KvlS-1KI

33 Flock MR et al: Long-chain omega-3 fatty acids: Time to establish a dietary reference intake. Nutr Rev 2013, 71:692–707

34 Patterson AC et al: Omega-3 polyunsaturated fatty acid blood biomarkers increase linearly in men and women after tightly controlled intakes of 0.25, 0.5, and 1 g/d of EPA + DHA. Nutr Res 2015, 35:1040–1051

35 Côté S et al: Very high concentrations of n-3 fatty acids in peri- and postmenopausal Inuit women from Greenland. Int J Circumpolar Health 2004, 63:298–301

36 Eckert N: Omega-3-Fettsäuren schützen laut Metaanalyse doch nicht das Herz von Hochrisikopatienten – Experten sind skeptisch. 2018, https://deutsch.medscape.com/artikelansicht/4906739

37 Thuppal SV et al: Discrepancy between Knowledge and Perceptions of Dietary Omega-3 Fatty Acid Intake Compared with the Omega-3 Index. Nutrients 2017, www.ncbi.nlm.nih.gov/pmc/articles/PMC5622690

38 Modifiziert nach: Stark KD et al: Global survey of the omega-3 fatty acids, docosahexaenoic acid and eicosapentaenoic acid in the blood stream of healthy adults. Prog Lipid Res, 2016, 63:132–152

39 Modifiziert nach: Food and Agriculture Organization of the United Nations (FAO): The state of world fisheries and aquaculture 2016, www.fao.org/3/a-i5555e.pdf, Seite 77

40 Pauly D & Zeller D: Catch reconstructions reveal that global marine fisheries catches are higher than reported and declining. Nat Commun 2016, www.ncbi.nlm.nih.gov/pmc/articles/PMC4735634/pdf

41 Mohanty BP et al: DHA and EPA Content and Fatty Acid Profile of 39 Food Fishes from India. Biomed Res Int 2016;2016, www.ncbi.nlm.nih.gov/pmc/articles/PMC4989070

42 Sprague M et al: Impact of sustainable feeds on omega-3 long-chain fatty acid levels in farmed Atlantic salmon, 2006–2015. Scientific Reports 2016, www.nature.com/articles/srep21892; www.heartfoundation.org.au/images/uploads/main/Programs/Sources_of_omega_3.pdf

43 Salem Jr N & Eggersdorfer M: Is the world supply of omega-3 fatty acids adequate for optimal human nutrition? Curr Opin Clin Nutr Metab Care 2015, 18:147–154

44 United Nations: World population projected to reach 9.8 billion in 2050, and 11.2 billion in 2100. 21.06.2017, www.un.org/development/desa/en/news/population/world-population-prospects-2017.html

45 *Seerechtsübereinkommen der Vereinten Nationen* 1982, ww.admin.ch/opc/de/official-compilation/2009/3209.pdf

46 Die Zukunft der Fische – die Fischerei der Zukunft. World Ocean Review: Mit den Meeren leben. 2013, http://worldoceanreview.com/wp-content/downloads/wor2/WOR2_gesamt.pdf

47 FAO: General situation of world fish stocks. 2010, http://fao.org/newsroom/common/ecg/1000505/en/stocks.pdf

48 Bale R: One of the World's Biggest Fisheries Is on the Verge of Collapse. National Geographic Wildlife Watch 29.08. 2016, https://news.nationalgeographic.com/2016/08/wildlife-south-china-sea-overfishing-threatens-collapse/

49 Worm B et al: Impacts of biodiversity loss on ocean ecosystem services. Science 2006, 314:787–790

50 Aquakultur – Proteinlieferant für die Welt. World Ocean Review 2013, http://worldoceanreview.com/wor-2/aquakultur/proteinlieferant-fuer-die-welt/

51 Sargent JR et al: The metabolism of phospholipids and polyunsaturated fatty acids in fish. Aquaculture: Fundamental and Applied Research. Coastal and Estuarine Studies 1993, 43:103–124

52 Sprague M et al: Impact of sustainable feeds on omega-3 long-chain fatty acid levels in farmed Atlantic salmon, 2006-2015. Sci Rep 2016, www.ncbi.nlm.nih.gov/pubmed/26899924

53 Mozaffarian D & Rimm EB: Fish intake, contaminants and human health-evaluating the risks and the benefits. JAMA 2006, 296:1885–189

54 Hackshaw A et al: Low cigarette consumption and risk of coronary heart disease and stroke: meta-analysis of 141 cohort studies in 55 study reports. BMJ 2018, https://doi.org/10.1136/bmj.j5855

55 www.umweltbundesamt.de/themen/chemikalien/dioxine

56 www.bmub.bund.de/fileadmin/Daten_BMU/Download_PDF/Gesundheit_Umwelt/stockholmer_uebereinkommen_pop.pdf

57 Schneutz R: Milliarden Tonnen an biologisch nicht abbaubaren Plastikmüll haben sich in der Umwelt angesammelt. Telepolis 2017, www.heise.de/forum/Telepolis/Kommentare/Milliarden-Tonnen-an-biologisch-nicht-abbaubaren-Plastikmuell-haben-sich-in-der-Umwelt-angesammelt/Weichmacher-PCB-das-dreckige-Dutzend-verbotener-Chemikalien/posting-30740056/show/

58 Seynsche M: PCB hat katastrophale Folgen für Meeressäuger. Deutschlandfunk 2016, www.deutschlandfunk.de/schwertwale-pcb-hat-katastrophale-folgen-fuer-meeressaeuger.676.de.html?dram%3Aarticle_id=357572

59 Meeker JD & Hauser R: Exposure to polychlorinated biphenyls (PCBs) and male reproduction. Syst Biol Reprod Med 2010, 56:122–131

60 Cohn BA et al: Polychlorinated biphenyl (PCB) exposure in mothers and time to pregnancy in daughters. Reprod Toxicol. 2011 31:290–296

61 Pocar P et al: Effects of polychlorinated biphenyls in CD-1 mice: reproductive toxicity and intergenerational transmission. Toxicological Sciences 2012, 126:213–226

62 Lindemann K: Scientists confirm the existence of another ocean garbage patch. Research Gate 2017, www.researchgate.net/blog/post/scientists-confirm-the-existence-of-another-ocean-garbage-patch

63 World Economic Forum: The New Plastics Economy Rethinking the future of plastics. 2017, www3.weforum.org/docs/WEF_The_New_Plastics_Economy.pdf

64 Rochman CM et al: Polybrominated diphenyl ethers (PBDEs) in fish tissue may be an indicator of plastic contamination in marine habitats. Sci Total Environ 2014, 476–477:622–633

65 Savoca MS et al: Odours from marine plastic debris induce food search behaviours in a forage fish. Proc Biol Sci 2017, www.ncbi.nlm.nih.gov/pmc/articles/PMC5563810

66 www.independent.co.uk/environment/ocean-plastic-cleanup-rubbish-seas-take-out-23-year-old-boyan-slat-north-sea-pacific-microplastics-a7880321.html

67 do Costa S et al: Endocrine interruption instigated by triorganotin (IV) mixes: Impacts in the regenerative and hereditary capacity. Int J Genetics and Genomics 2014, 1:1–9

68 Heblik D: Ist Fisch noch genießbar? UGB Forum, www.ugb.de/lebensmittel-im-test/ist-fisch-noch-geniessbar/druckansicht.pdf

69 Repossi A et al: Bisphenol A in Edible Part of Seafood. Ital J Food Saf 2016, www.ncbi.nlm.nih.gov/pmc/articles/PMC5076740; Cabado AG et al: Migration of BADGE (bisphenol A diglycidyl-ether) and BFDGE (bisphenol F diglycidyl-ether) in canned seafood. Food Chem Toxicol 2008, 46:1674–1680

70 Acconcia F et al: Molecular Mechanisms of Action of BPA. Dose Response 2015, www.ncbi.nlm.nih.gov/pmc/articles/PMC4679188

71 Rahman MS et al: Bisphenol-A Affects Male Fertility via Fertility-related Proteins in Spermatozoa. Sci Rep 2015, www.ncbi.nlm.nih.gov/pmc/articles/PMC4360475

72 Zheng H et al: Genome-wide alteration in DNA hydroxymethylation in the sperm from bisphenol A-exposed men. PLoS One 2017, www.ncbi.nlm.nih.gov/pmc/articles/PMC5459435

73 Focardi S et al: PCB congeners, DDTs and hexachlorobenzene in Antarctic fish from Terra Nova Bay (Ross Sea). Antarctic Science 1992, 4:151–154

74 Nash B et al: A nutritional-toxicological assessment of Antarctic krill oil versus fish oil dietary supplements. Nutrients 2014, 6:3382–3402

75 Atkinson A et al: A re-appraisal of the total biomass and annual production of Antarctic krill. Deep-Sea Research I 2009, 56:727–740

76 Nicol S et al: The fishery for Antarctic krill – recent developments. Fish and Fisheries 2012, 13:30–40

77 www.krill-wiki.com/diverses/nachhaltigkeit-und-oekologie-in-der-krill-fischerei/

78 Moranmarch S: Team Tracks a Food Supply at the End of the World. New York Times 2012, www.nytimes.com/2012/03/13/science/tracking-antarctic-krill-as-more-is-harvested-for-omega-3-pills.html

79 Hill SL et al: Modelling Southern Ocean ecosystems: krill, the food-web, and the impacts of harvesting. Biol Rev Camb Philos Soc 2006, 81:581–608

80 Boyce DG et al: Global phytoplankton decline over the past century. Nature 2010, 466:591–596

81 www.coolantarctica.com/Antarctica%20fact%20file/science/global_warming.php

82 Trivelpiece WZ et al: Variability in krill biomass links harvesting and climate warming to penguin population changes in Antarctica. Proc Natl Acad Sci USA. 2011, 108:7625–7628

MIT DEM ÖL DER MIKROALGEN RAUS AUS DER GLOBALEN KRISE

1 Wells ML et al: Algae as nutritional and functional food sources: revisiting our understanding. J Appl Phycol 2017, 29:949–982

2 Guiry MD: How many species of algae are there? J Phycol 2012, 48:1057–1063

3 Cardozo KH et al: Metabolites from algae with economical impact. Comp Biochem Physiol C Toxicol Pharmacol 2007, 146:60–78

4 Abdo SM: Potenzial Production of Omega Fatty Acids from Microalgae. Int J Pharm Sci Rev 2015, 35:210–215; Hu H et al: Isolation and Characterization of a Mesophilic Arthrospira maxima Strain Capable of Producing Docosahexaenoic Acid. J Microbiol Biotechnol 2011, 21:697–702

5 Shapiro JA: Living Organisms Author Their Read-Write Genomes in Evolution. Biology 2017, www.ncbi.nlm.nih.gov/pmc/articles/PMC5745447

6 McFadden GI: Origin and evolution of plastids and photosynthesis in eukaryotes. Cold Spring Harb Perspect Biol 2014, www.ncbi.nlm.nih.gov/pmc/articles/PMC3970417

7 Belasco W: Algae Burgers for a Hungry World? The Rise and Fall of Chlorella Cuisine. Technology and Culture 1997, 3: 608–634
8 Subramoniam A et al: Chlorophyll revisited: anti-inflammatory activities of chlorophyll a and inhibition of expression of TNF-α gene by the same. Inflammation.2012, 35:959–966
9 Becker EW: Micro-algae as a source of protein. Biotechnol Adv 2007, 25:207–210
10 Vazhappilly R & Chen F: Eicosapentaenoic Acid and Docosahexaenoic Acid Production Potenzial of Microalgae and Their Heterotrophic Growth. JAOCS 1998, 75:393–397; Yongmanitchai W & Ward OP: Screening of algae for potential alternative sources of eicosapentaenoic acid. Phytochemistry 1991, 9:2963–2967
11 Sharma K & Schenk PM: Rapid induction of omega-3 fatty acids (EPA) in Nannochloropsis sp. by UV-C radiation. Biotechnol Bioeng 2015, 112:1243–1249
12 Tessari P et al: Essential amino acids: master regulators of nutrition and environmental footprint? Sci Rep 2016, www.ncbi.nlm.nih.gov/pmc/articles/PMC4897092
13 Moomaw W et al: Cutting Out the Middle Fish: Marine Microalgae as the Next Sustainable Omega-3 Fatty Acids and Protein Source. Industrial Biotechnology 2017, 13:234–243
14 Ren LJ et al: Development of a stepwise aeration control strategy for efficient docosahexaenoic acid production by Schizochytrium sp. Appl Microbiol Biotechnol 2010, 87:1649–1656
15 DSM Nutritional Products, propiertärer Stamm: Kyle DJ: 20 – Future Development of Single Cell Oils. Single Cell Oils 2010, 2:439–451
16 Raghu-Kumar S: Schizochytrium mangrovei sp. nov., a thraustochytrid from mangroves in India. Transact Bri Myc Soc 1988, 90:627–631
17 Leyland B et al: Are Thraustochytrids algae? Fungal Biol 2017, 121:835–840
18 Durchführungsbeschluss der Kommission vom 14.Juli 2014 zur Genehmigung des Inverkehrbringens von Öl aus der Mikroalge Schizochytrium sp. als neuartige Lebensmittelzutat im Sinne der Verordnung (EG) Nr. 258/97 des Europäischen Parlaments und des Rates und zur Aufhebung der Entscheidungen 2003/427/EG und 2009/778/EG. http://eur-lex.europa.eu/legal-content/DE/TXT/PDF/?uri=CELEX:32014D0463&from=DE
19 Barclay WR et al: Heterotropic production of long chain omega-3-fatty acids utilizing algae and algae-like microorganism. J Appl Phycol 1994; 6:123–129
20 Zhang Y et al: Effect of malate on docosahexaenoic acid production from Schizochytrium sp. B4D1. Electronic Journal of Biotechnology 2016, 19: 56–60
21 Pro-Kopf-Konsum von Zucker in Deutschland in den Jahren 1950/51 bis 2014/15 (in Kilogramm Weißzuckerwert), https://de.statista.com/statistik/

daten/studie/175483/umfrage/pro-kopf-verbrauch-von-zucker-in-deutschland/

22 Adarme-Vega TC et al: Microalgal biofactories: a promising approach towards sustainable omega-3 fatty acid production. Microb Cell Fact 2012, www.ncbi.nlm.nih.gov/pmc/articles/PMC3465194

23 Fraunhofer Institut für Grenzflächen- und Bioverfahrenstechnik: Algen – Nachhaltige Rohstoffquelle für Wertstoffe und Energie. www.igb.fraunhofer.de/content/dam/igb/de/documents/broschueren/ubt/1506_BR-ubt_algen_de.pdf

24 Bergmann P et al: Suspension Culture of Microorganisms (Algae and Cyanobacteria) Under Phototrophic Conditions. In: Industrial Scale Suspension Culture of Living Cells. Wiley-VCH 2014, 6:199–222

25 Medipally SR et al: Microalgae as sustainable renewable energy feedstock for biofuel production. Biomed Res Int 2015, www.ncbi.nlm.nih.gov/pmc/articles/PMC4385614

26 Wright CK & Wimberly MC: Recent land use change in the Western Corn Belt threatens grasslands and wetlands. Proc Natl Acad Sci USA 2013, 110:4134–4139

27 Carstens P: Erneuerbare Energien Biogas aus der Algenfabrik. (Seite besucht 02/2018), www.geo.de/natur/nachhaltigkeit/3806-rtkl-erneuerbare-energien-biogas-aus-der-algenfabrik

28 Schrader C: Wie steht es um die Einlagerung von Kohlendioxid? Spektrum.de 14.3.2018, www.spektrum.de/news/wie-steht-es-um-die-einlagerung-von-kohlendioxid/1549421

29 Glaser B: Prehistorically modified soils of central Amazonia: a model for sustainable agriculture in the twenty-first century. Biological Sciences 2007, 362:187–196

30 Scheub U & Stefan Schwarzer S: Die Humusrevolution: Wie wir den Boden heilen, das Klima retten und die Ernährungswende schaffen. oekom 2017

31 Wen Z & Johnson MB: Microalgae as a Feedstock for Biofuel Production. Virginia Cooperative Extension 2009, http://pubs.ext.vt.edu/content/dam/pubs_ext_vt_edu/422/442-886/442-886_pdf.pdf

32 Wen Z & Johnson MB: Microalgae as a Feedstock for Biofuel Production. Virginia Cooperative Extension 2009, http://pubs.ext.vt.edu/content/dam/pubs_ext_vt_edu/422/442-886/442-886_pdf.pdf

33 Ryckebosch E et al: Stability of omega-3 LC-PUFA-rich photoautotrophic microalgal oils compared to commercially available omega-3 LC-PUFA oils. J Agric Food Chem 2013, 61:10145–10155

34 Ryckebosch E et al: Nutritional evaluation of microalgae oils rich in omega-3 long chain polyunsaturated fatty acids as an alternative for fish oil. Food Chem 2014, 160:393–400

35 Kagan ML et al: Acute appearance of fatty acids in human plasma – a comparative study between polar-lipid rich oil from the microalgae Nannochloropsis oculata and krill oil in healthy young males. Lipids Health Dis. 2013, www.ncbi.nlm.nih.gov/pmc/articles/PMC3718725

36 Ulven SM & Holven KB: Comparison of bioavailability of krill oil versus fish oil and health effect. Vasc Health Risk Manag. 2015, 11:511–524

37 Lang I et al: Fatty acid profiles and their distribution patterns in microalgae: a comprehensive analysis of more than 2000 strains from the SAG culture collection. BMC Plant Biol 2011, www.ncbi.nlm.nih.gov/pmc/articles/PMC3175173

38 Steinrücken P et al: Bioprospecting North Atlantic microalgae with fast growth and high polyunsaturated fatty acid (PUFA) content for microalgae-based technologies. Algal Res 2017, www.ncbi.nlm.nih.gov/pmc/articles/PMC5614095

39 Lane J: Big Algae chases Omega-3 dominance: DSM, Evonik underway on $200M algae project in Nebraska. Biofuels Digest 2018, www.biofuelsdigest.com/bdigest/2018/02/15/big-algae-chases-omega-3-dominance-dsm-evonik-underway-on-200m-algae-project-in-nebraska

40 Fan J et al: Genomic Foundation of Starch-to-Lipid Switch in Oleaginous Chlorella spp. Plant Physiol 2015, 169:2444–2461

41 Amjad Khan W et al: Bioengineered Plants Can Be a Useful Source of Omega-3 Fatty Acids. Biomed Res Int 2017, www.ncbi.nlm.nih.gov/pmc/articles/PMC5339522

42 Sprague M et al: Microbial and genetically engineered oils as replacements for fish oil in aquaculture feeds. Biotechnol Lett 2017, 39:1599–1609

43 Coxworth B: Scientists take the fish out of fish food. New Atlas 2016, https://newatlas.com/microalgae-fish-oil/43707; Sarker PK et al: Towards Sustainable Aquafeeds: Complete Substitution of Fish Oil with Marine Microalga Schizochytrium sp. Improves Growth and Fatty Acid Deposition in Juvenile Nile Tilapia (Oreochromis niloticus)". PLoS One 2016, www.ncbi.nlm.nih.gov/pmc/articles/PMC4892564

44 DSM and Evonik establish Veramaris joint venture. 2018, http://corporate.evonik.com/en/media/press_releases/Pages/news-details.aspx?newsid=72670

45 www.dge.de/wissenschaft/referenzwerte/jod

46 www.onmeda.de/naehrstoffe/kupfer-kupferbedarf-2274-2.html

47 Marshall TM: Lithium as a nutrient. J Am Phys Surg 2015, 20: 104–109, www.jpands.org/vol20no4/marshall.pdf

48 www.dge.de/wissenschaft/referenzwerte/selen; www.vitalstoff-lexikon.de/Spurenelemente/Selen/Lebensmittel.html

49 www.vitalstoff-lexikon.de/Vitamine-A-C-D-E-K/Vitamin-A/Lebensmittel.html

50 www.vitalstoff-lexikon.de/Vitamin-B-Komplex/Thiamin-Vitamin-B1-/Lebensmittel.html
51 www.vitalstoff-lexikon.de/Vitamin-B-Komplex/Riboflavin-Vitamin-B2-/Lebensmittel.html
52 www.vitalstoff-lexikon.de/Vitamin-B-Komplex/Niacin-Vitamin-B3-/Lebensmittel.html
53 Zeisel SH et al: Choline, an essential nutrient for humans. FASEB J 1991, 5:2093–2098
54 Zeisel SH & da Costa KA: Choline: an essential nutrient for public health. Nutr Rev 2009, 67:615–623
55 Norris J: Choline in Vegetarian Diets. 2015, http://extension.oregonstate.edu/coos/sites/default/files/FFE/documents/choline-rd.pdf
56 www.vitalstoff-lexikon.de/Vitamin-B-Komplex/Pantothensaeure-Vitamin-B5-/Lebensmittel.html
57 www.vitalstoff-lexikon.de/Vitamin-B-Komplex/Pyridoxin-Vitamin-B6-/Lebensmittel.html
58 www.vitalstoff-lexikon.de/Vitamin-B-Komplex/Biotin/Lebensmittel.html
59 Fang H et al: Microbial production of vitamin B12: a review and future perspectives. Microb Cell Fact 2017, www.ncbi.nlm.nih.gov/pmc/articles/PMC5282855
60 Watanabe F et al: Pseudovitamin B(12) is the predominant cobamide of an algal health food, spirulina tablets. J Agric Food Chem 1999, 47:4736–4741
61 Wells ML et al: Algae as nutritional and functional food sources: revisiting our understanding. J Appl Phycol 2017, 29:949–982
62 Chen JH & Jiang SJ: Determination of cobalamin in nutritive supplements and chlorella foods by capillary electrophoresis-inductively coupled plasma mass spectrometry. J Agric Food Chem 2008, 56:1210–1215
63 Rotter D: www.vitaminb12.de/tagesbedarf
64 Holick MF: Vitamin D: A millenium perspective. J Cell Biochem 2003, 88:296–307
65 Nehls M: Alzheimer ist heilbar – Rechtzeitig zurück in ein gesundes Leben. Heyne 2015
66 www.norsan.de/omega-3-vegan-2
67 https://sinoplasan.de/Omega-3-Algenoel-DHA-EPA-100-ml
68 www.myfairtrade.com/omega-3-epa-dha-vegan.html
69 https://wp.dogenesis.de/?product=omega-3-algenoel-100-mlneu
70 www.medizinfuchs.de/preisvergleich/norsan-omega-3-vegan-100-ml-san-omega-gmbh-pzn-13476394.html; www.medizinfuchs.de/preisvergleich/omega-3-algenoel-dha-300-mg-epa-150-mg-100-ml-sinoplasan-ag-pzn-14291900.html

DIE ZUKUNFT EINER FRONTALHIRN-GESCHWÄCHTEN MENSCHHEIT

1 Dowbiggin IR: High anxieties: the social construction of anxiety disorders. Can J Psychiatry 2009, 54:429–436; Stein DJ et al: The cross-national epidemiology of social anxiety disorder: Data from the World Mental Health Survey Initiative. BMC Med 2017, www.ncbi.nlm.nih.gov/pmc/articles/PMC5535284

2 Friedrich M & Weik M: Die Digitalisierung macht das Grundeinkommen unumgänglich. Focus 23.3.2017, www.focus.de/finanzen/experten/weik_und_friedrich/arbeitsplaetze-bedroht-die-digitalisierung-macht-das-grundeinkommen-unumgaenglich_id_6761830.html

3 Reena & Bhatia PK: Application of Genetic Algorithm in Software Engineering: A Review. Journal of Engineering and Science (IRJES) 2017, 6:63–69

4 Cellan-Jones R: Stephen Hawking warns artificial intelligence could end mankind. BBC 2014, www.bbc.com/news/technology-30290540

5 Angerer C: Neuronale Netze: Revolution für die Wissenschaft? Spektrum der Wissenschaft 2018, 1:12–21

6 Wen H et al: Neural Encoding and Decoding with Deep Learning for Dynamic Natural Vision, Cereb Cortex 2017, 1–25

7 Angerer C: Neuronale Netze: Revolution für die Wissenschaft? Spektrum der Wissenschaft 2018, 1:12–21

8 Dönges J: Computer erzeugt Gemälde aus Fotos. Spektrum.de 16.4.2016, www.spektrum.de/news/computer-erzeugt-gemaelde-aus-fotos/1407867

9 Zum Anhören: AIVA – »Letz make it happen«, Op. 23, www.youtube.com/watch?v=H6Z2n7BhMPY

10 Nielsen M: Künstliche Intelligenz: Alpha Go – Computer lernen Intuition. Spektrum der Wissenschaft 2018, 1:22–27

11 Eppinger U: Mit künstlicher Intelligenz gegen Depressionen und Angstzustände: Was kann »Dr. Bot" leisten? Medscape 4.4.2018, https://deutsch.medscape.com/artikelansicht/4906868

12 Kermany DS et al: Identifying Medical Diagnoses and Treatable Diseases by Image-Based Deep Learning. Cell 2018, 172:1122–1131

13 Langemak S: Versorgung am laufenden Band: Mit AI verbringen Sie noch weniger Zeit mit dem Patienten. Medscape 27.11.2015, https://deutsch.medscape.com/artikelansicht/4904331

14 Krauth O: www.techrepublic.com/article/the-10-tech-companies-that-have-invested-the-most-money-in-ai

15 www.youtube.com/watch?v=0g9SlVdv1PY

16 Kurzweil R: Menschheit 2.0: Die Singularität naht. Lola Books 2014

17 Wolf C: Vorbild Gehirn. Gehirn & Geist 2018, 4:56–61
18 Martin S: AI WARNING: Google chief predicts DIFFICULT TIMES with rise of artificial intelligence. Sunday Express 8.11.2017, www.express.co.uk/news/science/877124; Kurzweil R: Das Geheimnis des menschlichen Denkens: Einblicke in das Reverse Engineering des Gehirns. Lola Books 2014
19 Artificial intelligence experts sign open letter to protect mankind from machines. 2015, www.cnet.com/news/artificial-intelligence-experts-sign-open-letter-to-protect-mankind-from-machines; Autonomous Weapons: an Open Letter from AI & Robotics Researchers, 2015, https://futureoflife.org/open-letter-autonomous-weapons/
20 Woll S: Transhumanismus und Posthumanismus – Ein Überblick. Oder: Der schmale Grat zwischen Utopie und Dystopie. J New Frontiers in Spatial Concepts 2013, 5:43–48
21 Martin S: AI robot version of Albert Einstein warns humanity is destroying itself. Sunday Express 7.11.2017, www.express.co.uk/news/science/876663
22 Noordermeer SD et al: A Systematic Review and Meta-analysis of Neuroimaging in Oppositional Defiant Disorder (ODD) and Conduct Disorder (CD) Taking Attention-Deficit Hyperactivity Disorder (ADHD) Into Account. Neuropsychol Rev 2016, 26:44–72
23 Riess H: The Science of Empathy. J Patient Exp 2017, 4:74–77
24 Konrath SH et al: Changes in Dispositional Empathy in American College Students Over Time: A Meta-Analysis. Personality and Social Psychology Review 2011, 15:180–198
25 Decety J: The neurodevelopment of empathy in humans. Dev Neurosci 2010, 32:257–267
26 Watson PJ et al: Narcissism and empathy: validity evidence for the Narcissistic Personality Inventory. J Pers Assess 1984, 48:301–305
27 Niose D: Beware America's Shocking Loss of Empathy. Psychology Today 6.3.2016, www.psychologytoday.com/blog/our-humanity-naturally/201603/beware-americas-shocking-loss-empathy
28 Streit über Essener Tafel – Dobrindt widerspricht Merkel. Spiegel online 27.2.2018, www.spiegel.de/panorama/gesellschaft/essener-tafel-alexander-dobrindt-widerspricht-angela-merkel-a-1195633.html
29 Popp M: Flüchtlingsdrama im Mittelmeer Abgestumpft. Spiegel Online 31.5.2016, www.spiegel.de/politik/ausland/fluechtlinge-europa-ist-abgestumpft-kommentar-a-1095136.html
30 Ceballos G et al: Biological annihilation via the ongoing sixth mass extinction signaled by vertebrate population losses and declines. Proc Natl Acad Sci USA 2017, 114:6089–6096

31 Jordan B: Scientists Say Humans' 'Lack of Empathy' Is Leading to Global Species Annihilation. Alternet 21.12.2017, www.alternet.org/environment/scientists-say-humans-lack-empathy-leading-global-species-annihilation
32 Riess H: The Science of Empathy. J Patient Exp 2017, 4:74–77
33 Baudson TG. Der IQ reicht nicht mehr aus. Spektrum 15.9.2017, www.spektrum.de/kolumne/der-iq-reicht-nicht-mehr-aus/1502371
34 www.medizinfuchs.de/preisvergleich/norsan-omega-3-vegan-100-ml-san-omega-gmbh-pzn-13476394.html
35 https://de.statista.com/statistik/daten/studie/74364/umfrage/umsatz-von-google-seit-2002/
36 Ehring G: Weltweiter CO2-Ausstoß so hoch wie noch nie. Deutschlandfunk 22.3.2018, www.deutschlandfunk.de/neue-rekordwerte-weltweiter-co2-ausstoss-so-hoch-wie-noch.697.de.html?dram:article_id=413722

LITERATURHINWEISE

Bostrom, Nick: *Superintelligenz. Szenarien einer kommenden Revolution*, Berlin: Suhrkamp 2016

Damasio, Antonio: *Im Anfang war das Gefühl: Der biologische Ursprung menschlicher Kultur*, München: Siedler Verlag 2017

Diamond, Jared: *Der dritte Schimpanse. Evolution und Zukunft des Menschen*, Frankfurt am Main: Fischer 2012

Fukuoka, Masanobu: *Der Große Weg hat kein Tor. Nahrung, Anbau, Leben*, Darmstadt: Pala 2007

Gøtzsche, Peter Christian: *Tödliche Medizin und organisierte Kriminalität. Wie die Pharmaindustrie unser Gesundheitswesen korrumpiert*, München: Riva 2016

Harari, Yuval Noah: *Eine kurze Geschichte der Menschheit*, München: Pantheon 2015

Harari, Yuval Noah: Homo Deus: *Eine Geschichte von Morgen*, München: C. H. Beck 2018

Kopp, Thomas: *Auf Kosten Anderer? Wie die imperiale Lebensweise ein gutes Leben für alle verhindert*, München: Oekom 2017

Kurzweil, Ray: *Menschheit 2.0: Die Singularität naht*, Berlin: Lola Books 2014

Kreiß, Christian: *Gekaufte Forschung: Wissenschaft im Dienst der Konzerne*, München: Europa 2015

Liebke, Frank: *Doktor Chlorella! Die Alge fürs Leben. Kompendium zur Mikroalge Chlorella*, Holm: RL-Verlagskontor 2007

Limberg, Axel: *Das Plankton-Manifest: Wie ein neuer Rohstoff die Welt verändern wird*, Hamburg: Zaunkönig 2007

Mau, Steffen: *Das metrische Wir. Über die Quantifizierung des Sozialen*, Berlin: Suhrkamp 2017

Miegel, Meinhard: *Exit. Wohlstand ohne Wachstum*, Berlin: List 2012

Sapolsky, Robert: *Gewalt und Mitgefühl: Die Biologie des menschlichen Verhaltens*, München: Carl Hanser 2017

Scheub, Ute, und Schwarzer, Stefan: *Die Humusrevolution. Wie wir den Boden heilen, das Klima retten und die Ernährungswende schaffen*, München: Oekom 2017

Shubin, Neil: *Der Fisch in uns*, Frankfurt am Main: Fischer 2009

Stieglitz, Joseph: *Der Preis der Ungleichheit. Wie die Spaltung der Gesellschaft unsere Zukunft bedroht*, München: Siedler 2012

Wilson, Edward Osborne: *Die soziale Eroberung der Erde. Eine biologische Geschichte des Menschen*, München: C. H. Beck 2013

REGISTER

BILDNACHWEIS

Innenteilbilder:
Alle Rezeptfotos stammen von Sabine Nehls

Weitere Motive:

Moga, Veronika: 188 (unter Verwendung von Shutterstock / Pyty); Nehls, Michael: 25, 37, 76, 97, 101, 118, 155, 179, 189, 194, 211, 225, 259, 261, 263 (Michael Nehls), 41 (unter Verwendung von Shutterstock / NoPainNoGain), 70 (unter Verwendung von Shutterstock / Thorsten Rust); Qualitas Health: 220 re. (Ryan Reid, 2016 for Qualitas Health); Sapphire Energy: 220 li. (David Buttaro, 2012 for Sapphire Energy); Shutterstock: 13 a, 223 (Perception7), 13b (Dmytro Pylypenko), 13 c (wildestanimal), 13 d (Geet Theerawat), 15, 20, 45, 85, 167, 207, 247 (Choksawatdikorn), 17 (Nicolas Primola), 21 (petarg), 24 (Alex Mit), 35 (NoPainNoGain), 38 (Petr Student), 48, 49, 50 (chromatos), 51, 56, 59, 61 li., 61 re., 62, 78 (molekuul_be), 67 (Thorsten Rust), 74 li., 74 re., 132 (Kateryna Kon), 98 (CLIPAREA l Custom media), 138 (MarShot), 159 (Juan Gaertner), 192 (Andrey Armyagov), 196 (Sundry Photography), 212 (PongsadhornJR), 213 (Sakurra); Subitec GmbH: 209, 221 li. (Copyright Subitec GmbH), 221 re. (Copyright Subitec GmbH, mit freundlicher Genehmigung von Algamo s.r.o.)